Behandlung chronischer
Ängste und Phobien

Klinische Psychologie und Psychopathologie

Herausgeber: Prof. Dr. med. Dr. phil. Helmut Remschmidt

Band 28

Behandlung chronischer Ängste und Phobien

Erfahrensorientiertes Lernen, systematische Konfrontation, kognitive Verhaltenstherapie

Willi Butollo und Siegfried Höfling

14 Abbildungen

Ferdinand Enke Verlag Stuttgart 1984

o. Professor Dr. phil. Willi Butollo
Dr. phil. Siegfried Höfling, Dipl.-Psych., Akad.-Rat
Institut für Klinische Psychologie
Kaulbachstraße 93
8000 München 40

CIP-Kurztitelaufnahme der Deutschen Bibliothek

Butollo, Willi H.:
Behandlung chronischer Ängste und Phobien : erfahrensorientiertes Lernen, systemat. Konfrontation, kognitive Verhaltenstherapie / Willi Butollo u. Siegfried Höfling. – Stuttgart : Enke, 1984.
(Klinische Psychologie und Psychopathologie ; Bd. 28)
ISBN 3-432-94101-3

NE: Höfling, Siegfried:; GT

Druck: Johannes Illig, Buch- und Offsetdruckerei, Göppingen
5 4 3 2 1 0

Für Simon, ya habibi!

Geleitwort

Chronische Ängste und Phobien beanspruchen in Klinik und Praxis einen hohen Anteil an psychotherapeutischen Maßnahmen und psychotherapeutischer Kompetenz. Sie waren auch seit Beginn dieses Jahrhunderts von großer Bedeutung für die Theoriebildung und haben sowohl in der Psychoanalyse als auch in der Verhaltenstherapie zu Weiterentwicklungen Anlaß gegeben. Zugleich ist es, gerade bei diesen Störungsmustern, bislang wohl am besten gelungen, eine einigermaßen begründete Aussage zur differentiellen Indikation von Psychotherapiemethoden zu machen. So ist es mittlerweile als gesichert anzusehen, daß die Verhaltenstherapie moderner Prägung bei monosymptomatischen Phobien anderen Behandlungsmethoden überlegen ist. Verhaltenstherapie moderner Prägung heißt dabei, daß man den ursprünglichen streng-experimentellen und aus dem Tierversuch abgeleiteten Ansatz um die Erlebniskomponente erweitert und auch die Beziehung zwischen Patienten und Therapeuten als eine in *jeder* Form der Therapie relevante Größe einbezieht.

Um einen solchen Ansatz geht es auch in diesem Buch. Die Verfasser haben, nach einer kritischen Analyse bisheriger Behandlungsformen, den verhaltenstherapeutischen Ansatz um wesentliche Gesichtspunkte erweitert. Zu ihnen gehören: ein Abrücken vom streng behavioristischen Vorgehen, die bewußte Einbeziehung von Erlebnissen und Erfahrungen – insbesondere der „Störungsbiographie" – die Einführung besonderer Formen der „Therapeuten-Rückkopplung" und eine Stellungnahme zum Menschenbild, das der Therapie implizit zugrunde liegt.

Dieser Ansatz war die Folgeentwicklung einer größeren Studie an 96 Patienten mit verschiedenen Angstzuständen, in der sich zeigte, daß, bei recht gutem globalem Erfolg, zwischen den vier angewandten Therapiemethoden (in-vivo-Konfrontation, systematische Desensibilisierung und zwei verschiedenen Formen der kognitiven Therapie) in ihrem Ergebnis nicht zu unterscheiden war.

Aus der Analyse der Ergebnisse dieser Studie resultierte der Ansatz des *erfahrensorientierten Lernens,* das sich auf die Einbeziehung von Vorgängen der *Selbstwahrnehmung* im weitesten Sinne stützt. Das Aufgreifen dieses Elementes und verschiedener hierfür erforderlicher Übungen (z.B. Rollenspiel, Selbstbeobachtung) führen zu einem pragmatischen Vorgehen, das gleichermaßen nahe an der Symptomatik wie auch an den Erlebnissen und Erfahrungen bleibt, nicht zu theorielastig und zugleich praktikabel wie erfolgreich zu sein scheint. Unter diesem pragmatischen Aspekt sind auch die fünf Stadien der Therapie einleuchtend: Symptomarbeit, Gewahrwerden der problemerzeugenden Prozesse, biographische Arbeit, Integration und Generalisierung.

Die im Anhang ausführlich geschilderten Fälle sind geeignet, das therapeutische Vorgehen im Detail zu exemplifizieren.

Das Buch bringt allen, die sich mit der Behandlung von Ängsten befassen, zahlreiche Einsichten, Anregungen und praktische Hilfen.

Ich wünsche ihm daher im Interesse der vielen Patienten mit Angstzuständen eine weite Verbreitung.

Marburg, Januar 1984 *Helmut Remschmidt*

Inhalt

1 Einleitung

Angst ist ein wichtiges lebenserhaltendes Gefühl, das uns drängt, gefährliche Situationen durch Flucht oder Angriff zu lösen oder in der Erwartung unsere Vorbeugungsmaßnahmen anregt. Angst als irrationales, keine vernünftige Lebensanpassung erlaubendes Gefühl ist aber auch klinisch von großem Interesse. Sie kann den Betroffenen in seiner Lebensgestaltung wesentlich behindern und auch eine Reihe sekundärer Folgen in den Bereichen Berufs-, Sozial- und Familienleben sowie Gesundheit nach sich ziehen.

Die über die Alltagsängste hinausgehenden Formen manifester und latenter Angst haben das Interesse von Forschern und Psychotherapeuten angeregt. Es gibt kaum eine psychische Störung oder Erkrankung, aber auch kaum einen Entwicklungsschritt in der persönlichen Reifung, der nicht mit Angst und der Art ihrer Bewältigung in Beziehung steht. Einen neuen Aufschwung hat die Erforschung dieses Phänomens in den 60er Jahren erfahren, als die Verhaltenstherapie im Gegensatz zu den damals vorherrschenden Denkweisen mit sehr einfachen lernpsychologischen Modellen neue Therapieverfahren anregte, deren spezifische Effektivität dem bislang dagewesenem überlegen zu sein schien. Die Methoden der „Systematischen Desensibilisierung" und der „Systematischen Konfrontation (Flooding)" wurden vielfach empirisch getestet und verfeinert. In dem Maße in dem sich die Therapietechniken hinsichtlich ihrer positiven Wirkung bestätigen liesen, trat eine theoretische Verunsicherung ein. So konnte es kommen, daß heute die Theorien, die das praktische Vorgehen eingeleitet haben, verworfen werden müssen, obwohl die durch sie angeregte Arbeitsweise therapeutisch brauchbar ist.

Wirkparameter verhaltenstherapeutischer Angstmodifikation werden mittlerweile weit weg vom traditionellen Konditionierungsparadigma gesucht (*Bandura Adams, Hardy* und *Howells,* 1980; *Butollo,* 1979, 1981; *Lang,* 1979). Kognitive Konzepte, wie Kontrollerwartung, Vertrauen in die eigene Kompetenz etc. wurden und werden ob ihres Erklärungswertes für die therapeutische Effektivität von Flooding und Systematischer Desensibilisierung getestet. Die Hereinnahme kognitiver Therapieelemente in die Verhaltenstherapie hat viele Forscher zu neuen experimentellen Therapievergleichsstudien angeregt. Einerseits versucht eine Gruppe von Forschern die Überlegenheit von Flooding und Systematischer Desensibilisierung gegenüber reinen kognitiven Therapietechniken, wie Problemlösen, kognitive Restrukturierung, Modifikation von inneren Dialogen, zu belegen, andererseits werden die Reizüberflutungs- und Desensibilisierungsmethoden eben mit diesen kognitiven Therapieansätzen kombiniert, um eine höhere Therapieeffizienz zu erzielen.

Die experimentelle Suche der ergebnisorientierten Vergleichsforschung nach der besten generellen Angstreduktionsmethode läßt den praktisch tätigen Klinischen Psychologen gewöhnlich unbeeindruckt. In der Klinischen Praxis finden sich meist die verschiedensten verhaltenstherapeutischen und kognitiven Angstbehandlungsverfahren gleichberechtigt nebeneinander. Der erfahrene Therapeut betont, daß die geeignetste Angstreduktionsstrategie nur individuell in Zusammenarbeit mit dem Klienten ausgewählt und erprobt werden kann. Wie dieser Entscheidungsprozeß für oder gegen eine Methode bei welchem Klienten mit welcher Angstgeschichte zustande kommt, bleibt wiederum für den experimentell arbeitenden Psychologen im Dunkeln. Klagen über die wachsende Kluft zwischen klinischer und experimenteller Psychologie sind von beiden Seiten zu hören.

Im konzeptuellen Rahmen der Verhaltenstherapie besitzt die Therapeut-Klient-Beziehung immer noch eine relativ untergeordnete Bedeutung in Bezug auf die Gestaltung des Therapieablaufs und der Klärung der Wirkkomponenten der jeweils ausgewählten Therapie. Das wird besonders deutlich, wenn man humanistische Therapieformen, wie die Gestalttherapie oder die körperorientierte Psychotherapie, der Verhaltenstherapie gegenüberstellt. Dort erhält das Therapeut-Klient-Verhältnis zentrale Bedeutung im gesamten Therapieprozeß.

Eine Ergänzung des technologischen Ansatzes der Verhaltenstherapie, auch der kognitiven Verhaltenstherapie, um die Beziehungskomponente halten wir für unumgänglich.

Im vorliegenden Buch wird die Entwicklung der Therapie der Angst aus den Anfängen der Verhaltenstherapie bis hin zu den kognitiven und experientialistischen Arbeitsweisen dargestellt. Die beschriebenen Verfahren werden hinsichtlich ihrer Praktikabilität und Effizienz diskutiert. In den letzten Kapiteln werden unsere Erfahrungen mit einem erweiterten lernpsychologischen Ansatz dargestellt: Eine experientialistische Therapiehaltung innerhalb einer intensiven Therapeut-Klient-Beziehung unter Beibehaltung grundsätzlich lernpsychologischer Problemanalyse und pragmatischer Therapiegestaltung.

2 Angstbewältigung durch Verhaltenstherapie

2.1 Die Systematische Desensibilisierung (SD)

2.1.1 Überblick

Die Systematische Desensibilisierung ist wohl die am meisten untersuchte, in ihrer therapeutischen Wirksamkeit empirisch vielfach belegte, Therapietechnik zur Behandlung neurotischer Angstreaktionen. Sie gehört zum „Handwerkszeug" eines jeden Verhaltenstherapeuten. Nach einer Zusammenstellung von *Bergold* und *Rachmann* (1969) wurden im Zeitraum zwischen 1959 und 1969 – hier wurden die meisten systematischen Untersuchungen zur SD publiziert – mit der Systematischen Desensibilisierung hauptsächlich folgende Angststörungen behandelt:

- Agoraphobie: *Agras,* 1967; *Meyer* u. *Gelder,* 1962;
- Angst vor Katastrophen: *Ashem,* 1963;
- Frigidität: *Brady,* 1966; *Madsen* u. *Ullman,* 1967;
- Angst vor Unfällen und Zittern: *Cautela,* 1965;
- Schulphobien: *Chapel,* 1967;
- Impotenz: *Friedman,* 1968;
- Alpträume: *Silverman* u. *Geer,* 1968;
- post-traumatische Phobie: *Kushner,* 1965;
- phobische Reaktionen: *Meldman,* 1969;
- Angst vor öffentlichem Sprechen: *Miger* u. *Wolpe,* 1967; *Paul,* 1966, 1967;
- Herzneurosen: *Rifkin,* 1968;
- Stottern: *Rosenthal,* 1968;
- phobische Störungen: *Wolpe,* 1958;
- Prüfungsangst: *Cohen,* 1969; *Donner* u. *Guerney,* 1969; *Suinn,* 1968; *Garlington* u. *Cotler,* 1968; *Johnson* u. *Sechrest,* 1968; *Kondas,* 1967;
- Spinnenphobie: *Lanyon* et al., 1968; *Rachman,* 1965;
- Schlangenphobie: *Cooke,* 1966; *Davison,* 1968; *Lang* u. *Lazovik,* 1963; *Lang* et al., 1965;
- Tierphobien: *Ramsay* et al., 1966;
- Akrophobie: *Lazarus,* 1961;
- Mischphobien: *Kann* u. *Baker* 1968.

2.1.2 Theoretische Grundlage

Wolpe (1958) entwickelte die Technik der Systematischen Desensibilisierung auf der Basis des Prinzips der klassischen Konditionierung für neurotische Ängste. Eine neurotische Angst liegt dann vor, wenn ein Individuum auf solche Situationen oder Objekte mit exzessiver Angst reagiert, gegenüber denen die meisten Menschen sich neutral verhalten oder nur „milde" Angst zeigen. Diese exzessive Angstreaktion ist eine neurotische Gewohnheit (habit) und das Ergebnis der assoziativen Verknüpfung einer ursprünglich natürlich ausgelösten Angst- oder Erregungsreaktion mit einem neutralen Reiz (Situation oder Objekt), der zufällig, während die Angst erlebt wurde, präsent war. Das verhaltenstherapeutische Ziel besteht nach *Wolpe* nun darin, den spezifischen konditionierten Angstreiz von der Angstreaktion zu trennen, und somit den vorangegangen fehlerhaften Lernprozeß rückgängig zu machen. In der Systematischen Desensibilisierung gelingt die Aufbrechung der konditionierten Angstreiz-Angstreaktions-Verknüpfung dadurch, daß der Angstpatient mit seinen angstauslösenden Situationen und/oder Objekten systematisch konfrontiert wird, während ein induzierter physiologischer Zustand die konditionierte Angstantwort hemmt. Die angsterregenden Situationen oder Objekte werden in hierarchischer Ordnung in der Vorstellung oder „In-Vivo", oder kombiniert, präsentiert. Der Therapeut beginnt mit dem am wenigsten angstintensiven Reiz und konfrontiert seinen Patienten schrittweise mit immer stärkeren angsterregenden Stimuli. Die angsthemmenden physiologischen Zustände können durch Muskelentspannung, Tranquilizer, sexuelle Erregung, Ärger oder durch Essen während der Angstreaktion hervorgerufen werden.

Die angstreduzierende Wirkung der Systematischen Desensibilisierung erklärt *Wolpe* mit dem Prinzip der reziproken Hemmung. „Wenn eine zur Angst antagonistische Reaktion in der Gegenwart angstauslösender Reize erzeugt werden kann, folgt darauf eine völlige oder teilweise Unterdrückung der Angstreaktion, die Verbindung zwischen diesen Reizen und den Angstreaktionen wird dadurch geschwächt" (nach *Wolpe,* 1958, p. 71).

In der muskulären Entspannung sah *Wolpe* einen derartigen Reaktions-Antagonisten zur Angstreaktion. Er bezog sich dabei auf eine von *Jacobson* (1938) formulierte Hypothese, nach der jegliche emotionale Reaktion nicht nur von muskulärer Aktivität begleitet sei, sondern sogar von ansteigender muskulärer Aktivität abhängt (eine Art Neuformulierung der Emotionstheorie von *James* (1884) und *Lange* (1887)). Eine totale Entspannung ist demnach mit einer Angstempfindung gänzlich inkompatibel. *Wolpe* übernahm das von *Jacobson* entwickelte systematische Muskelentspannungstraining, die sogenannte Progressive Muskelentspannung, und kombinierte diese mit der oben beschriebenen graduellen Angstkonfrontationsmethode. Grundsätzlich ist jedoch jedes Verhalten, jede Reaktion, die mit Angst unvereinbar ist, zur Verwendung in der reziproken Hemmung geeignet (u.a. Ärgerausdruck, körperliche Aktivität, sexuelle Erregung, Konsumverhalten).

Der lerntheoretische Ansatz, unangepaßtes emotionales Verhalten, wie neurotische und phobische Angst, sei das Ergebnis automatisierter Reiz-Reaktionsverkettungen, stieß auf harte Kritik von seiten kognitiv orientierter Verhaltens- und Emotionstheoretiker bzw. -forscher.

Schachter und *Singer* (1962) betonten, daß physikalische Reize allein keinen klar definierten emotionalen Zustand auszulösen vermögen, sondern nur eine unspezifische physiologische Aktivierung. Das aktivierte Individuum nimmt nun diese körperliche Erregung wahr und sucht nach plausiblen Ursachen für seine erlebte Erregung. Erst mit den vorgenommenen Wahrnehmungs-, Einschätzungs- und kausalen Urteilsvorgängen (kognitiven Prozessen) wird eine Zuordnung zu vorgegebenen Emotionsetiketten möglich. Die kognitive Interpretation der situativen Gegebenheiten bestimmt, ob ein ungerichteter physiologischer Aktivierungszustand als Angst oder Ärger etc. erlebt wird.

Kognitive Emotionsforscher (z.B. *Valins* und *Ray,* 1967; *Festinger,* 1968; *Lazarus,* 1970) sind sich einig darüber, daß *Wolpe*'s Prinzip der reziproken Hemmung die Wirkweise der SD nicht angemessen erklären kann. Erklärungsmodelle wurden entworfen, die die angstreduzierende Wirkung der SD auf das vielfältige Zusammenspiel verschiedener kognitiver Faktoren zurückführt. (Zusammenfassung einiger theoretischer Ansätze bei *Birbaumer,* 1973; Darstellung experimenteller Untersuchungen s. *Florin* u. *Tunner,* 1975). Die kognitive Sichtweise interpretiert die SD als eine Technik, bei der alle ihre Komponenten: Die Muskelentspannung, die therapeutischen Entspannungsinstruktionen, die Angsthierarchie, die graduelle Angstkonfrontation während des Entspannungszustands, zusammenwirken, um dem Angstpatienten die prinzipielle *Kontrollierbarkeit* seiner Angst zu vermitteln.

Zuerst lernt der Patient durch das Progressive Muskelentspannungs-Training die Eigenarten seiner körperlichen Erregungsreaktionen kennen und wird zunehmend fähig, bereits geringe körperliche Veränderung in Richtung Angsterregung von einem „Nicht-Angst"-Zustand zu diskriminieren. Die Muskelentspannung dient dem Patienten aber auch als *Bewältigungsinstrument,* das bereits beim ersten spürbaren Angstanstieg eingesetzt werden kann. Unterstützt wird der Einsatz der Entspannung in Angstsituationen dadurch, daß der Patient die therapeutischen Entspannungsinstruktionen im Idealfall internalisiert hat, und sich nun in der Angstsituation diese Entspannungsinstruktionen selbst gibt. Die Wirksamkeit von modifizierten Selbstverbalisationen im Rahmen einer kognitiven Angstbehandlung haben u.a. *Meichenbaum* (1977) und *Beck* (1981) bereits eindrucksvoll unter Beweis gestellt.

Die graduelle Darbietung der Angstreize in der Vorstellung oder In-Vivo verhindert zudem ein zu hohes physiologisches Aktivierungsniveau, wie *Lader* und *Mathews* (1968) und *Watts* (1979) nachweisen konnten. Aufgrund ihrer peripherphysiologischen Befunde (vor allem Hautwiderstands- und Muskelspannungsreaktionen: PGR und EMG) kamen obige Autoren zu dem Schluß, daß die, in der SD induzierte muskuläre Entspannung ein niedriges Aktivierungsniveau bewirke, das die Habituation an die phobischen Reize erst ermögliche. *Lader* und *Mathews* (1968) und *Birbaumer* (1970) bezeichneten die SD als einen Therapieprozeß, der maximale Habituation ermögliche. Die Darbietung eines phobischen Reizes, der in der aufgestellten Angsthierarchie um eine Stufe höher liegt als der vorangegangene, bereits bewältigte Angstreiz, provoziert nur einen geringen physiologischen Aktivierungshub, den der Patient durch Entspannung meistern kann.

Das graduelle Vorgehen in der SD verhindert das „Überschwemmen mit Angst" und die Gefahr eines frühen Mißerfolgserlebnisses, so daß der Klient *Vertrauen in die Kontrollierbarkeit seiner Angst entwickeln kann.*

Birbaumer (1970) beobachtete während und nach der SD, daß die herbeigeführte Entspannung eine starke kortikale Hemmung bewirkte, die sich in massivem EEG-Synchronisationsanstieg (α -Wellen-Anstieg) manifestierte. Dieser Synchronisationsanstieg kann als generelle Aktivierungssenkung angesehen werden. Mit zunehmender Bewältigung angstauslösender Situationen verschob sich der Punkt höchster EEG-Erregung (EEG-Desynchronisation) zeitlich von der Angstsituation fort, unmittelbar vor der Angstkonfrontation nahm die kortikale Hemmung zu; *Birbaumer* interpretierte diesen Prozeß als Habituation.

Nach *Thompson* (1981) kann bereits der *Glaube* oder die *Überzeugung,* eine geeignete Angstbewältigungsstrategie zu besitzen, zu einem modifizierten Verhalten gegenüber dem Angstobjekt führen.

Wolpe wehrte sich in neuerer Zeit (1978, 1981) entschieden gegen kognitive Erklärungsprinzipien bezüglich der Wirkungsweise der Systematischen Desensibilisierung. Seiner Ansicht nach sind kognitive Ereignisse, wie Kontrollerwartung, kognitive Bewältigung, Erwartung der Therapieeffizienz etc. eine Subklasse von

Verhalten, aber *kein* Lernmechanismus. Sehr wohl ein Lernmechanismus auf der Basis gesicherter Erkenntnis über die Funktionsweise des zentralen Nervensystems, ist neben dem Verstärkungslernen (durch Triebreduktion) die reziproke Hemmung. Bereits 1906 beobachtete *Sherrington,* daß die Stimulation einer Muskelgruppe automatisch gekoppelt war mit dem Hemmungsvorgang antagonistischer Muskelgruppen. Mittlerweile weiß man, daß dieser reziproke Inhibitionsprozeß durch erregende und hemmende Synapsen an den Nervenfaserenden hervorgerufen wird. Sie wirken in vielfältiger Weise zusammen und steuern über die Ausschüttung von Transmittersubstanzen komplexe Lern- und Verhaltensprozesse (vgl. *Schandry, 1981).* Wenn also eine fundamentale Funktionsweise des Nervensystems das kompetative Spiel zwischen hemmenden und erregenden Prozessen ist, so ist es nach *Wolpe* durchaus plausibel, daß die Erlernung einer Reaktion grundsätzlich begleitet wird durch den gleichzeitigen Lernvorgang der Hemmung aller anderen, zur provozierten Reaktion im Widerspruch stehenden, Reaktionen.

2.1.3 Praktisches Vorgehen

1. Die diagnostische Phase

Foa et al. (1980) schlagen vor, die Systematische Desensibilisierung als Haupttherapieverfahren bei allen spezifischen Phobien, wie z.B. Klaustrophobie, Tierphobie, Angst vor ärztlichen Instrumenten, wie Impfnadel, Spritze, Zahnbohrer etc., anzuwenden. Abgeklärt werden muß zuvor jedoch, ob die Phobie nicht nur auf eine kognitive Fehlinterpretation der Gefährlichkeit einer Situation beruht. Als Beispiel geben die Autoren einen Patienten mit Aufzugsangst an, der nicht wußte, daß Luftlöcher in der Liftkabine gesetzliche Vorschrift sind, so daß die Gefahr des Erstickens bei einem steckengebliebenen Lift nicht gegeben sei.

Bestimmte engumschriebene Ängste in sozialen Situationen, wie sexuelle Dysfunktionen, bei denen Angst eine große Rolle spielt, können ebenfalls durch SD behandelt werden. Nicht indiziert ist die SD nach *Goldstein* (1973) und *Foa* et al. (1980) bei unspezifischen Ängsten, wie den sogenannten frei-flottierenden Ängsten, der Agoraphobie und bei Angst/Zwang-Mischsymptomatiken. Allgemeine Lebensumstände, vor allem die sozialen Beziehungen und sozialen Konflikte, sind bei den unspezifischen Ängsten, vor allem der Agoraphobie, als auslösende und aufrechterhaltende Bedingungen von so großer Bedeutung, daß die alleinige Anwendung der SD für die Heilung nicht ausreichen kann. Eine ausführliche Verhaltensanalyse, die neben der Identifizierung der angstauslösenden Reize die allgemeinen Lebensumstände, die individuelle Lebens- und Lerngeschichte und die soziale Umwelt des Patienten mitberücksichtigt, ist vor der Wahl eines geeigneten Therapieverfahrens von größter Wichtigkeit. Für A. *Lazarus* (1976, 1978) hat sich hier ein von ihm selbst entwickelter Anamnesefragebogen bewährt. *Foa* et al. empfehlen für die Datensammlung den Life History Questionaire (*Foa* et al., 1980, pp. 84–91) zusammen mit der Fear Survey Schedule FSS III (*Wolpe* und *Lang,* 1964 bzw. 1974).

Zu einer anderen Indikationsstellung kommt *Hugdahl* (1981) mit Hilfe des 3 Reaktionskomponenten-Modells der Angst (kognitive, motorische, physiologische Reaktionskomponenten). Seiner Meinung nach profitieren Individuen, die vorwiegend in kognitiver Weise auf ihre Angstreize reagieren („cognitive responder“) von einer kognitiven Umstrukturierungstherapie, Individuen mit ausgeprägten motorischen Angstverhalten („behavioral responder“) von der In-Vivo Kon-

frontation, und Patienten mit übermäßiger physiologischer Angstreaktion („physiological responder") von einer Systematischen Desensibilisierung. Zwei Einwände gegen diese Indikation kommen von *Wilson* (1982):
1. Es gibt keinen Beweis für die Annahme einer isomorphen Beziehung zwischen der Art und Weise, wie ein Problem ausgedrückt wird, und der Behandlungsform.
2. Da der Wirkmechanismus der drei Behandlungsformen bislang nicht eindeutig geklärt ist, ist eine Zuordnung zu einem der drei Reaktionssysteme der Angst voreilig. Akzeptiert man ein kognitives Erklärungsprinzip für die Systematische Desensibilisierung, wäre diese Technik eher beim „cognitive responder" einzusetzen. Außerdem gibt es empirische Belege, daß In-Vivo Konfrontation ebenso deutlich das physiologische Aktivierungsniveau zu reduzieren vermag, wie die Systematische Desensibilisierung in der Vorstellung.

2. Die Therapierationale

Meist ist den Angstpatienten die Irrationalität ihrer Angst bewußt, sie fühlen sich ihr jedoch hilflos ausgeliefert. Verstärkt durch das mangelnde Verständnis ihrer Umwelt und durch falsche oder übertriebene Berichterstattung der Massenmedien, entwickeln diese Patienten die zusätzliche Befürchtung, verrückt zu sein, oder verrückt zu werden, und in der Nervenklinik zu enden. Die lerntheoretische Erklärung der Entstehung und Aufrechterhaltung der Ängste, sowie ihrer therapeutischen Veränderbarkeit, bewirkt oft eine sofortige Angsterleichterung und motiviert den Angstpatienten, aktiv an seiner Therapie mitzuarbeiten. Ein weiteres motivierendes Agens ist, daß der Patient Vertrauen in die Effektivität der Systematischen Desensibilisierung (bzw. in jede andere therapeutische Technik) gewinnt. Dazu ist es unerläßlich, daß der Therapeut seinem Klienten in verständlicher Weise den Wirkmechanismus der Systematischen Desensibilisierung erläutert. Nach wie vor scheint die reziproke Hemmung (*Wolpe,* 1958) das dem Klienten einleuchtendste Wirkprinzip zu sein.

3. Das Angstthermometer

Zur Beschreibung der subjektiven Angstintensität wird der Klient mit einer einfachen Skala vertraut gemacht: das SUD (Subjective Units of Discomfort; *Wolpe,* 1973). Das Angstthermometer (bzw. SUD) reicht von 0 bis 100, wobei 0 den Zustand vollständiger Entspannung, 100 einen Panikzustand bedeutet. Die Handhabung des Angstthermometers bedarf einiger Übung. Am besten ist es, wenn der Klient sich eigene Entspannungs- und Angsterlebnisse vorstellt, einer Zahl zwischen 0 und 100 zuordnet, und mögliche Schwierigkeiten bei der Quantifizierung seines Erregungsniveaus mit dem Therapeuten bespricht. Der Therapeut achtet dabei auf bestimmte Quantifizierungstendenzen. Manche Patienten ordnen ihre Ängste grundsätzlich nur am unteren oder oberen Ende der Angstskala an, andere beschreiben alle ihre Angstempfindungen ausschließlich auf mittlerem Intensitätsniveau. Häufig sind Patienten nicht gewohnt, ihre Angstempfindungen als Angst zu bezeichnen. Hier ist es nützlich, äquivalente Ausdrücke, wie Nervosität, Spannung, Unangenehmheit, zu verwenden.

4. Konstruktion der Angsthierarchie

Gemeinsam versuchen Klient und Therapeut die angstrelevanten Dimensionen der Phobie ausfindig zu machen. Angstrelevante Dimensionen können z.B. die zeitliche oder räumliche Entfernung von der Angstsituation oder vom Angstobjekt, die Größe des Angstobjekts, die Anzahl anwesender Personen, der Status einer Person etc., sein. Unter Verwendung des Angstthermometers werden innerhalb einer identifizierten Angstdimension die einzelnen Angstreize nach steigender Angstintensität angeordnet. *Wolpe* (1973, p.116) gab ein Beispiel für eine eindimensionale Hierarchie bei der Systematischen Desensibilisierung einer Prüfungsangst (Dimension: Zeit):

1. Ein Monat vor der Prüfung
2. Zwei Wochen vor der Prüfung
3. Eine Woche vor der Prüfung
4. Fünf Tage vor der Prüfung
5. Vier Tage vor der Prüfung
6. Drei Tage vor der Prüfung
7. Zwei Tage vor der Prüfung
8. Ein Tag vor der Prüfung
9. Die Nacht vor der Prüfung
10. Die Prüfungsaufgaben liegen vor Augen
11. Warten auf das Austeilen der Prüfungsaufgaben
12. Warten vor den geschlossenen Türen des Prüfungsraumes
13. Während der Prüfung
14. Auf dem Weg zum Prüfungsort.

Foa et al. (1980) wiesen bei der Diskussion dieses Hierarchiebeispiels darauf hin, daß die Beziehung zwischen der angstrelevanten Dimension Zeit und der Angstintensität nicht unbedingt linear sein muß: Die Angst einige Studen vor der Prüfung kann stärker sein, als unmittelbar vor oder während der Prüfung.

Bei einem Patienten mit einer Krokodilphobie – sein Beweggrund zu uns zu kommen war die Angst, sich vor seinem 3jährigen Sohn zu blamieren, wenn sie beide Kasperltheater spielen oder in den Zoo gehen – konnten folgende Dimensionen identifiziert werden:

1. Grad der Lebendigkeit des Krokodils (Bild eines Krokodils; Stoffkrokodil; Film über ein Krokodil: reales Krokodil passiv, reales Krokodil in Bewegung)
2. Räumliche Nähe zum Krokodil
3. Zeitliche Nähe zum Krokodil
4. Perspektive zum Krokodil (Ansicht von hinten, von der Seite, von vorne, mit geschlossenem Maul, mit offenem Maul)

Die einzelnen abgestuften Angstreize der Dimensionen 2, 3 und 4 mußten für die Systematische Desensibilisierung mit jeder Abstufung der Dimension 1 kombiniert werden.

Weitere Beispiele über Angsthierarchien, sowie den Konstruktionsprozeß geben *Florin* (1975) und *Foa* et al. (1980). Ein extremes Beispiel einer Angsthierarchiekonstruktion beschrieb *Wolpe* (1962). Er bildete für die Behandlung einer sehr schweren Phobie vor „seitlich-sich-nähernden-Autos" 33 Angsthierarchien und präsentierte insgesamt 1491 Vorstellungsszenen.

Je komplexer die Phobie, desto schwieriger und umfangreicher kann die Hierarchiebildung sein. Bei Patienten mit multiplen Phobien empfiehlt es sich, nach einen, allen Phobien gemeinsamen Aspekt der Bedrohung Ausschau zu halten, damit nicht für jede Phobie eine komplett neue Hierarchie erstellt werden muß.

Besonders schwierig ist die Hierarchiekonstruktion im unteren und oberen Bereich der Angstintensitätsskala, da die Patienten zum Therapiebeginn eine noch ungenügende Wahrnehmungssensibilität gegenüber ihren Angstreaktionen besitzen. *Florin* (1975) verwies hier auf die Methode des Paarvergleichs. Jede visualisierte Angstszene wird mit jeder anderen Angstszene verglichen und bestimmt, welche von beiden stärker angstauslösend wirkt. Bei Angsthierarchien mit mehr als 15 Angstreizen ist dieses Vorgehen jedoch ziemlich zeitaufwendig. Ob für das Gelingen der Systematischen Desensibilisierung die sorgfältige Konstruktion von individuellen Hierarchien unerläßlich ist, wie *Wolpe* (1966) behauptete, ist umstritten. Eine Reihe von Forschern (z.B. *Nawas* et al. 1970; *Paul, G.L.*, 1975) konnten mit Standardhierarchien im Rahmen einer Gruppendesensibilisierung ebenso gute therapeutische Erfolge erzielen, wie Therapeuten mit Individualhierarchien. Einschränkend muß man jedoch sagen, daß Standardhierarchien vorwiegend bei engumschriebenen Phobien, wie Tierphobien und bestimmte Arten von Sozialängsten (z.B. Redeangst, Angst jemanden anzusprechen etc.) angewandt wurden.

5. Progressive Muskelentspannung

Die Einübung in die Progressive Muskelentspannung nach *Jacobson* (1938) geschieht dadurch, daß man den Klienten einzelne Muskelgruppen in systematischer Folge anspannen und lösen läßt, wobei der Klient seine Aufmerksamkeit auf den „Muskellösungs"-Prozeß lenken soll. Gewöhnlich beginnt man mit den Händen, Unter- und Oberarmen und schreitet dann über Schulter, Hals, Gesicht (Stirn, Backen, Kinn, Lippen, Kiefer), Brust, Bauch zu den Beinen und Füßen. Zum Schluß werden alle Muskelgruppen gleichzeitig angespannt und gelöst. Es empfiehlt sich, daß der Therapeut bei dem Muskelentspannungstraining selbst aktiv mitmacht, da sich Klienten leicht von Therapeuten beobachtet und kontrolliert fühlen, oder Angst haben, im angespannten Zustand (vor allem bei Übungen zur Muskelanspannung im Gesichtsbereich) lächerlich auszusehen. Sie sind dann kaum fähig, sich richtig zu entspannen. Ausführliche Darstellungen des Trainings der Progressiven Muskelentspannung findet man bei *Jacobson* (1938), *Florin* (1975, 1978). Eine Trainingskasette liegt ebenfalls vor (*Burkhard, Peter*).

Seit dem erneuten Aufschwung der Körpertherapie in den letzten Jahren richtet sich die therapeutische Aufmerksamkeit in stärkerer Weise auf den Atemprozeß des Angstpatienten. Nach *Lowen* (1967, dt. 1980) leidet der Neurotiker unter der Unfähigkeit, die eingeatmete Luft völlig wieder auszuatmen. Er bleibt in der Einatmungslage und atmet unter Angst- oder Streßbedingungen stakatoartig auf die eingeatmete Luft auf. Atemübungen lassen sich leicht in das Progressive Muskelentspannungstraining integrieren. Der Klient soll lernen, den Bewegungsablauf von Bauch- und Brustatmung (genauer: Zwerchfell- und Rippenatmung) besser zu koordinieren. Die entspannte Atmung beginnt mit dem Einatmen im Unterleib und wandert dann nach oben zur Brust, beim Ausatmen verläuft die Atmungswelle umgekehrt, von der Brust zum Unterleib (vgl. *Lowen*, 1980, S. 159-165). Die konzentrierte Hinwendung auf den Atmungsvorgang vertieft die Entspannung des Angstpatienten. Ein zweiter Vorteil der Atmungsübung besteht darin, daß dem Patienten seine blockierte Atmung in den relevanten Angstsituationen bewußt wird, und er lernt, durch gezieltes Ausatmen den Angstprozeß zu beeinflussen. Es ist wichtig, daß der Patient die Entspannungs- und Atmungsübungen täglich zuhause etwa 15 Minuten lang durchführt.

6. Durchführung der SD-Sitzungen

Nachdem der Klient die Muskelentspannung beherrscht und die Angsthierarchie feststeht, wird mit der Systematischen Desensibilisierung begonnen. Im entspannten Zustand stellt sich der Patient die Angstszene auf der untersten Angstintensitätsstufe seiner Hierarchie vor. Der Patient signalisiert, z.B. durch Heben eines Fingers, daß er die Angstszene „klar vor Augen" hat. Er soll noch für eine gewisse Zeit das Vorstellungsbild halten, den Grad der erlebten Angst mit Hilfe des Angstthermometers bekannt geben und dann die Visualisierung abbrechen, und sich erneut entspannen. Die Darbietungszeit für die einzelnen Angstszenen variiert in der Literatur zur SD zwischen 1 und 60 Sekunden. *Wolpe* (1969) empfahl eine relativ konstante Expositionszeit von 5–7 Sekunden. Die jeweilige Angstszene wird solange in der Vorstellung wiederholt, bis der Patient diese Szene 2–3mal angstfrei bewältigt hat. Eine verteilte Übung von z.B. nicht mehr als 2–3 Angstszenen pro therapeutischer Sitzung, ist möglicherweise den sogenannten Marathondesensibilisierungen leicht überlegen.

Verschiedentlich wurde darauf hingewiesen (z.B. *Bandura*, 1969; *Wolpe*, 1978), daß Angstpatienten, die sich ihre Angstreize nicht lebendig vorstellen und somit keine emotionale Reaktion auf den vorgestellten Reiz hervorrufen konnten, wenig von einer Systematischen Desensibilisierung profitierten. Eine größere Vorstellungs*lebendigkeit* der Angstszenen erzielte *Lang* (1977), indem er die Aufmerksamkeit des Patienten bei der Visualisierung der Angstszenen mehr auf die emotionalen Reaktionskomponenten richtete. *Lang* stellte in seinen physiologischen Laborexperimenten fest, daß bei der Visualisierung von Reaktionskomponenten der Angst (z.B. Muskelverkrampfung, Zittern, Pulsfrequenzsteigerung, Atemnot), stärkere physiologische Aktivierung auftrat, als bei der reinen Vorstellung von Stimuluskomponenten der Angst. *Lang* empfahl deshalb, den Patienten nicht nur die angstauslösenden Reize, sondern auch die Angstreaktionen vorstellen zu lassen, und dies bereits bei der Angsthierarchie-Bildung zu berücksichtigen. Seiner bioinformationalen Theorie zufolge, die er auf Grund der obigen Beobachtungen entwickelte, ist eine visuelle Vorstellung nicht ein interner Stimulus, auf den das Individuum emotional reagiert, sondern sie ist eine neuronale Struktur, die aus Reiz- und Reaktionspropositionen besteht, und somit die emotionale Reaktion bereits enthält. Vorstellungsinstruktionen, die Reiz- und Reaktionselemente der Angst beinhalten, aktivieren die gesamte neuronale Struktur (das propositionale Netzwerk). Auf diese Weise kann die Wirksamkeit der Systematischen Desensibilisierung erhöht werden.

Im Laufe der Systematischen Desensibilisierung kann es vorkommen, daß die Rangreihe der angstauslösenden Reize mehrmals geändert werden muß, weil der Patient bei einem ursprünglich als weniger angstintensiv eingeschätzten Reiz, starke Angst erlebt, die auch mit wiederholter Entspannung nicht reduziert werden kann. Auch entdeckt der Patient oft neue Angstreize und Angstdimensionen, die in der Angsthierarchie bislang nicht berücksichtigt sind. Z.B. kann der Hundephobiker feststellen, daß kritische Bemerkungen von umstehenden Begleitpersonen für ihn doch bedeutsamer für seine erlebte Angstintensität sind, als er bisher angenommen hatte.

Die Systematische Desensibilisierung in der Vorstellung wird gern mit der Systematischen Desensibilisierung „In-Vivo“ kombiniert. Nachdem der Patient eine gewisse Anzahl von Angstitems in der Vorstellung gemeistert hat, wird er gebeten die entsprechenden Angstsituationen aufzusuchen und sich dabei zu entspannen. An dieser Stelle des Therapieprozesses fließen dann leicht Methoden aus den Reizüberflutungs- und den kognitiven Techniken (s. *Beck,* 1981) mit ein.

2.1.4 Probleme

1. Der Patient kann sich nicht entspannen

Steht der Patient in Opposition zur Entspannung, ist ein Entspannungstraining natürlich sinnlos. *Wolpe* (1958, 1981) wies mehrmals darauf hin, daß verschiedene andere physiologische und emotionale Zustände, (z.B. physiologischer Zustand während der Nahrungsaufnahme; Ärger) mit Angst inkompatibel sind, und anstelle der Entspannung im Rahmen der Systematischen Desensibilisierung treten können.

Gelegentlich kann sich ein Angstpatient nicht entspannen, weil er sich vom Therapeuten beobachtet fühlt. Durch aktive Teilnahme des Therapeuten am Entspannungstraining, oder durch geeignete Platzwahl des Entspannungsstuhls, läßt sich dieses Problem möglicherweise korrigieren. Hängt jedoch das „Sich-Beobachten-Fühlen“ mit grundlegenderen irrationalen Einstellungs- und Bewertungsvorgängen zusammen, wie: „Ich kann es nicht ertragen, wenn mich jemand beobachtet. Er denkt sicherlich schlecht über mich, und ich habe keine Möglichkeit, seine Meinung zu ändern“ (vgl. *Ellis,* 1962), so sind diese vor der Durchführung der SD zu identifizieren und zu modifizieren. Manchmal wird der Patient durch wiederkehrende gleichartige Gedanken oder Vorstellungen an der Entspannung gehindert. Zwanghafte Gedanken und Vorstellungen müssen durch geeignete Therapietechniken zuerst kontrolliert werden, bevor die Systematische Desensibilisierung fortgesetzt werden kann.

Fast immer zu Beginn eines jeden Entspannungstrainings tritt physiologische und psychologische Unruhe auf, weil der Patient plötzlich mit einer Fülle von Körperempfindungen konfrontiert ist, denen er tagsüber keine Aufmerksamkeit schenkt. Manche Angstpatienten, die alltäglich einer Vielzahl von unausweichlichen Angstreizen und Angstsituationen ausgesetzt sind, neigen dazu, die alltäglichen Mißempfindungen durch permanente Muskelanspannung zu meistern.

Muskelanspannung, kombiniert mit einer bestimmten Anti-Atemtechnik (Blockierung des vollständigen Ausatmens), kann kurzzeitig die Wahrnehmung der momentan vorhandenen unangenehmen Empfindungen unterbinden oder erschweren. Damit macht sich der Angstneurotiker psychisch unverwundbar, wie Körpertherapeuten sagen. Wahrscheinlich sind Muskelverkrampfung und Atemblockierung eine unmittelbare normale biologische Reaktion auf Schmerz und andere Mißempfindungen. Jeder von uns hat sicher schon bemerkt, daß er die „Luft anhält“, die Kiefer zusammenpreßt, die Fäuste ballt etc., wenn er mit einem nackten Zeh an die scharfe Bettkante stößt. Kurzfristig wird dadurch der Schmerz als weniger intensiv erlebt. Im nächsten Moment versucht man ein wenig auszuatmen, um sofort wieder einzuatmen und die Atmung anzuhalten, wenn der Schmerz noch spürbar ist. Hat der Schmerz nachgelassen, atmen wir befreit auf. Während dieser Schmerzkontrolle kann man aber beobachten, daß man sich insgesamt unwohler fühlt, d.h. mit Muskelverkrampfung und Atemblockierung unterbindet man zwar die Wahrnehmung des spezifischen Schmerzreizes, generiert aber gleichzeitig eine unspezifische Erregungssteigerung.

Patienten mit derartigem Angstbewältigungsverhalten bedürfen einer langsamen und vorsichtigen Einführung in die Entspannung. Sie müssen der therapeutischen Erklärung Glauben schenken, daß diese, subjektiv als Erregungssteigerung empfundene momentane Unruhe ertragbar ist, und abnehmen wird, wenn sie nicht weiter mit Muskelanspannung und Atemblockierung reagieren. Es hängt von der Schwere der Störung, der Stärke der auftretenden Mißempfindungen und dem Geschick des Therapeuten ab, ob es gelingt, die Vertrauensbasis herzustellen, die dem Patienten ermöglicht, die kurzfristige Erregungssteigerung „in Kauf zu nehmen".

Absolute Kontraindikation für ein Entspannungstraining sah *Vaitl* (1979) bei folgenden Symptomgruppen: „Gefäßspasmen, wie sie z.B. nach Hirnverletzungen auftreten können; bei Extrasystolen – einer bestimmten Form von Herzrhythmusstörungen; bei Symptomatiken, die vorwiegend über das desaktivierende, hemmende parasympathische Nervensystem gesteuert werden, wie etwa Bronchospasmus, sowie während akuter Migräne-Attacken" (*Vaitl,* 1979, S. 33).

Zur Vertiefung der Entspannung applizieren manche Psychotherapeuten (meist Mediziner, wie *Wolpe*) Tranquilizer. Wir stehen dieser Maßnahme sehr skeptisch gegenüber, da weder der unter psychopharmakologischen Zuständen stattfindende Lernprozeß, noch die zweifelsohne auftretenden Wechselwirkungseffekte zwischen Tranquilizer und Expositionstherapien ausreichend theoretisch und empirisch geklärt sind (vgl. Kapitel: psychopharmakologische Angsttherapie). Zudem ist, nach dem Prinzip des „state-bound-learning", ein unter Drogen gewonnener Lerninhalt nicht notwendig ohne Droge reproduzierbar.

2. Der Patient hat eine schlechte Vorstellungsfähigkeit

Lang (1977) ist der Ansicht, daß die Effektivität einer jeden psychotherapeutischen Methode davon abhängt, ob es gelingt, die modifikationsbedürftigen problematischen Emotionen und motorischen Reaktionen zu evozieren. In der Systematischen Desensibilisierung werden die kritischen Erregungsreaktionen durch die bildhafte Vorstellung von Angstreizen hervorgerufen. Der Grad der erlebten Affektivität kovariiert dabei mit der *Lebendigkeit der Vorstellung.* Die Vorstellungslebendigkeit läßt sich durch die therapeutische Instruktion, vorwiegend die Reaktionskomponenten der Angst zu visualisieren, erhöhen. Wie bereits erwähnt, konnten *Lang* und *Kozak* (1977) zeigen, daß durch Vorstellungsinstruktionen, die relevante Reaktionskomponenten der Angst enthielten, deutlichere physiologische Reaktionen ausgelöst wurden, als durch Vorstellungsinstruktionen, die nur die Reizkomponente der Angst enthielten.

Trotz klarer Imaginationsinstruktion gelingt es nicht jedem Patienten, ein stabiles mentales Bild seiner Angstsituation herzustellen. Die Gründe für die mangelnde „Vorstellungsfähigkeit" sieht *Lang* (1977) entweder in einem zu hohen generellem Aktivierungsniveau, das das gesamte kognitive System desorganisiert, oder in der mangelnden verbalen Kontrolle über das somato- und viszerale System. Letzteres ließe sich nach *Lang* durch geeignete Wahrnehmungs- und Benennungsübungen verbessern. Die Vorstellungslebendigkeit könnte auch dadurch gesteigert werden, indem während den Angstvorstellungsübungen reale, angstrelevante Ankerreize eingeführt werden, wie z.B. das Bellen eines Hundes, das Geräusch eines anfahrenden S-Bahn-Zuges, Stimmengewirr im Kaufhaus etc.

Ebenso sind visuelle, olfaktorische und taktile Ankerreize denkbar. Sollten diese Übungen nicht zu einer besseren Imagination der Angstszene mit entsprechend höherer Affektivität führen, dann stehen als alternative Behandlungsmethoden die In-Vivo-Konfrontationstechniken (Desensibilisierung In-Vivo, Reizüberflutung) zur Verfügung.

Der genaue Wirkmechanismus der Systematischen Desensibilisierung ist immer noch nicht befriedigend geklärt, wie namhafte „Angsttherapeuten" und Angstforscher (unter ihnen *Rachman, Marks, Foa, Agras, Borkovec, Meichenbaum, Lang, Goldstein)* auf dem letzten NIMH-SUNY-Kongreß 1980 betonten (s. *Barlow* und *Wolfe,* 1981). Wichtige, in den SD-Theorien bisher nicht berücksichtigte unspezifische Wirkungskomponenten, die auch bei den meisten humanistischen Therapieansätzen eine große therapeutische Rolle spielen, scheinen unserer Ansicht nach zu sein:

a) die Beschäftigung oder Konfrontation mit der aktuellen Problematik (mit dem was Jetzt ist);
b) die Wahrnehmungssensibilisierung (Awareness) auf die kognitiven und körperlichen Prozesse, die während der aktuellen Emotion ablaufen;
c) die Erfolgserwartung von Klient und Therapeut;
d) das Vertrauen des Klienten in den Therapeuten und seine Methoden bzw. die Sicherheit des Therapeuten hinsichtlich seiner Technik.

2.2 Kognitive Verhaltensmodifikation

2.2.1 Theoretischer Status

Der kognitiv-verhaltenstherapeutische Ansatz unternimmt den Versuch, Kognitivismus und Behaviorismus, zwei anscheinend miteinander unvereinbare philosophische und wissenschaftliche Strömungen, zu vereinigen. Für den Begründer der behavioristischen Psychologie, *J. Watson* (1878–1958), war die Bewußtseinspsychologie (eine frühe Form des Kognitivismus) eine beliebte Zielscheibe für polemische Attacken. *Watson* leugnete in seiner radikalen metaphysischen Haltung die Existenz von Bewußtseinsphänomenen. Da er jedes Verhalten als eine Anpassungsleistung an die sich ständig wandelnde Umwelt verstand (philosophische Position des Pragmatismus), sah er in diesen Umweltgegebenheiten auch die einzige Ursache für die Auslösung menschlichen Verhaltens.

Wahrscheinlich zwangen die zahlreichen moralischen und philosophischen Kontroversen über das seelenlose behavioristische Menschenbild die Verhaltenstherapeuten zu einer stärkeren Beschäftigung mit den privaten, inneren Ereignissen, wie Gedanken, Erinnerungen, Wahrnehmungs- und Vorstellungsbilder (Kognitionen). Die humanistische Psychologie (z.B. *Rogers,* 1956, 1961) stellte ihre Vorstellung vom autonomen, dynamischen, aktiven, innengeleiteten Menschen, der an seiner Umwelt in lebendiger Weise interessiert ist, der behavioristischen Auffassung vom kontrollierten, reaktiven, außengeleiteten Menschen gegenüber (Kontroverse zwischen *Rogers* und *Skinner,* 1956; Zusammenfassung s. *Pongratz* 1977).

Zunehmend mehr Verhaltenstherapeuten orientierten sich an den theoretischen Prinzipien des Kognitivismus: Der Mensch erkennt sich selbst und seine Umwelt; diese Erkenntnis vollzieht sich im Medium des Bewußtseins; mittels sich wandelnder kognitiver Ordnungsstrukturen gewinnt er Einsicht in Zusammenhänge und ist somit zu planvollem, einsichtigen, autonomen Handeln fähig.

Um der kognitivistischen Auffassung des Menschen, als autonomen, kontrollierenden, umweltverändernden Organismus als auch dem behavioristischen Bild des kontrollierten, umweltabhängigen Organismus gerecht zu werden, tritt in der kognitiven Verhaltenstherapie an die Stelle des linearen Reiz-Reaktionsverursachungsprinzips (Assoziationismus) die Annahme eines reziproken Determinismus (*Mahoney,* 1974, bzw. 1979). Die Umwelt wirkt auf den Menschen ein, wie auch umgekehrt der Mensch die Umwelt gestaltet.

Nicht aufgegeben wird die Position des methodischen Behaviorismus. Kognitive Phänomene (Wahrnehmungs-, Denk-, Vorstellungsinhalte) werden als Konstrukte betrachtet, die prinzipiell beobachtbar bzw. erschließbar sind. Die wissenschaftliche Schlußfolgerung auf ein kognitives Phänomen läßt sich grundsätzlich quantifizieren. Dabei ist offenes, beobachtbares Verhalten immer noch der beste Indikator für verdeckte Phänomene. So wird z.B. Angst als ein 3-Reaktionsebenen-Konstrukt definiert, das durch Messungen auf der verhaltensmäßig-motorischen, der physiologischen, sowie auf der subjektiv-verbalen Meßebene quantitativ bestimmbar ist. Der klinisch tätige kognitive Verhaltenstherapeut unterwirft sich weiterhin der behavioristischen Forderung nach empirischer Kontrolle seines therapeutischen Handelns. Er wählt nach eingehender Verhaltens- und Kognitionsanalyse verhaltenstherapeutische Maßnahmen aus, die geeignet sind, die problembezogenen Kognitionen sowie das unangepaßte Verhalten zu verändern. Die Effizienz der ausgesuchten Therapiestrategien wird wiederum empirisch überprüft.

Es muß nicht verwundern, daß es bei der Integration zweier Systeme mit unterschiedlicher epistemologischer Basis (Kognitivismus und Behaviorismus) zu theoretischen und methodologischen Konfusionen kommt. So ist auch der aktuelle theoretische Status der Kognitiven Verhaltenstherapie insgesamt unbefriedigend und verwirrend. Einzelne Konzepte und Konstrukte, wie z.B. Personale Kontrolle, Erlernte Hilflosigkeit, Coping (Bewältigungsstrategien) haben keine theoretisch formulierte Bindung zueinander, oder beschreiben unter dem gleichen Begriff zu verschiedenen Zeiten und bei verschiedenen Forschern unterschiedliche Phänomene, wie *Krautzig* und *Linden* (1979) für das Konstrukt „Erlernte Hilflosigkeit“ nachzuweisen versuchten. Beispielsweise wurde Erlernte Hilflosigkeit (vgl. *Seligmann,* 1979) als individuelle Erwartung, daß Verhalten und Verhaltenskonsequenz unabhängig voneinander seien, als Überzeugung, oder als mangelndes Vertrauen in die eigene Kompetenz definiert.

Die Schwierigkeiten, eine kohärente Theorie zu entwickeln entstehen wahrscheinlich auch daraus, daß *einige Protagonisten* der Kognitiven Verhaltenstherapie einerseits dem Bild des rationalen, planenden Menschen Rechnung tragen, andererseits aber das Assoziationsprinzip des Lernens, mit dem damit verbundenen rigiden Kausaldeterminismus, nicht aufgeben wollen.

Mahoney (1974, 1979) betonte immer wieder, daß die Kognitive Verhaltenstherapie erst am Beginn einer erfolgversprechenden Entwicklung stehe, und es gewaltiger wissenschaftlicher Anstrengungen bedürfe, einen empirischen Humanismus in der Verhaltenstherapie zu etablieren. „Es bleibt zu hoffen, daß wir uns in den nächsten zehn Jahren zusammen bemühen, sensible Wissenschaftler zu werden, die sich dazu hergeben, die Menschlichkeit des Menschen sich selber und seinen Mitmenschen gegenüber mit empirischen Mitteln zu verfeinern“ (*Mahoney,* 1974, S. 334).

2.2.2 Therapeutisches Vorgehen

Parallel mit der Integration kognitivistischen Gedankenguts in die Verhaltenstherapie entstanden zwei kognitive Therapieansätze als Ergebnis der Abkehr von der Psychoanalyse: Die Kognitive Therapie von *Beck* und die Rational-Emotive Therapie (RET) von *Ellis.* Im Gegensatz zu ihrer psychoanalytischen Ausbildung bevorzugen beide Therapiegründer eine aktivere therapeutische Vorgehensweise, um ihren Patienten *Einsicht* in ihre problematischen Verhaltensweisen zu vermitteln.

Was das therapeutisch-methodische Vorgehen anbelangt, gibt es zwischen einzelnen Vertretern der Kognitiven Verhaltenstherapie (z.B. *Mahoney,* 1974; *Meichenbaum,* 1977) und der Kognitiven Therapie (*Beck,* 1981; *Ellis* 1977) trotz Unterschiede in der therapeutischen Grundausbildung und den theoretischen Positionen, erstaunlicherweise beträchtliche Übereinstimmungen. Allerdings versuchte *Ellis* in einer langen Auflistung die Rational-Emotive Therapie (RET) als den eleganteren kognitiven Ansatz im Vergleich zur Kognitiven Verhaltenstherapie herauszustellen (*Ellis,* 1980). *Kendall* (1982) deutet daraufhin, daß sich die Rational-Emotive Therapie (RET) allenfalls in der expliziten philosophischen Grundhaltung, im Problemlösungsansatz und in der spärlichen Verwendung operanter Techniken von der Kognitiven Verhaltenstherapie unterscheide. Die RET betont mehr die philosophische Sichtweise des Problems. Sie unterbindet solange Problemlösungsversuche bei ihren Klienten, bis diese mit ihren irrationalen Glaubenssätzen vertraut sind. Die Kognitive Verhaltenstherapie bietet dagegen schon sehr bald Problemlösungstechniken an. Und im Gegensatz zu kognitiven Verhaltenstherapeuten ist *Ellis* sehr skeptisch, was den Wert operanter Verstärkungstechniken in der Klient-Therapeut-Beziehung angeht.

Auf der anderen Seite werfen kognitive Verhaltenstherapeuten (z.B. *Meichenbaum,* 1977) *Ellis* mangelnde empirische Effizienzüberprüfungen vor und konstatieren, daß die RET ein nichtgeprüfter Therapieansatz ist.

Trotz dieser Differenzen ist ein reger Austausch von Therapietechniken zwischen Kognitiver Verhaltenstherapie und kognitiven Therapien zu beobachten. Bei der konkreten Behandlung einzelner Störungsarten, wie den Phobien fließen beide Ansätze ineinander über. Mit diesem gemeinsamen kognitiven bzw. kognitiv-verhaltenstherapeutischen Vorgehen bei der Angstbehandlung wollen wir uns jetzt näher beschäftigen.

1. Das Grundpostulat der Kognitiven Verhaltenstherapie: Das Kognitive Modell

Das Kognitive Modell besagt, daß persistierende, verzerrte Wahrnehmungen, Gedankenabläufe, bildhafte Vorstellungsprozesse (Kognitionen) wesentliche Bestimmungsstücke zeitlich überdauernder, exzessiver Emotionen sind, wie sie z.B. bei chronischen und phobischen Angstreaktionen auftreten.

Diese Formulierung besagt nicht, daß Emotionen von Kognitionen verursacht werden, sondern daß Emotionen und Gefühle nicht ohne Beteiligung kognitiver Prozesse entstehen und ablaufen. Während spontane oder impulsive, also zeitlich kurzbefristete Gefühle eher mit einfachen kognitiven Bewertungsvorgängen, wie angenehm – unangenehm einhergehen, ist die Aufrechterhaltung intensiver Emotionen über einen längeren Zeitraum hinweg, normalerweise nur durch persistente gestörte Denkprozesse möglich (vgl. *Ellis,* 1962). Emotionale Störungen rücken somit in die Nähe von Einstellungen, Haltungen gegenüber der eigenen Person oder Umwelt.

Beck stellte in verschiedenen Studien (1967 und 1972) über freiflottierende Ängste und Angstneurosen fest, daß Angst mit den Gedanken der Bedrohung oder der Gefahr einherging. Es gelang ihm sogar eine klinisch-intuitive Differentialdiagnose zwischen Phobien und Angstneurosen aufgrund der kognitiven Inhalte (1981, S. 150). Andere Emotionen konnte *Beck* ebenfalls bestimmten Gedankeninhalten zuordnen: So ist Traurigkeit durch Gedanken des Verlusts, Ärger durch Gedanken der Verletzung eines Standards, Depression durch *negative Sichtweise* der *eigenen Person,* der *Zukunft* und der *Welt* (kognitive Triade) gekennzeichnet.

Der Angstprozeß bei Angstneurosen und Phobien enthält nach *Beck* zwei kognitive Bestimmungsstücke: Eine anhaltende unrealistische Gefahreneinschätzung und geringfügiges Vertrauen in die eigenen Bewältigungs- und Kontrollmöglichkeiten. Ein ängstliches Individuum bewertet antizipatorisch eine Situation als bedrohlich und diese Bewertung fällt aus irgendwelchen Gründen unrealistisch aus. Es denkt nun wiederholt an die bedrohliche Situation; Worte oder Vorstellungsbilder entstehen scheinbar automatisch und erzeugen Besorgnis vor einer Gefahr, die zum Zeitpunkt dieses kognitiven „falschen Alarms" tatsächlich keine Bedrohung ist. Der Patient ist nun nicht fähig, die alarmierenden Kognitionen durch Logik oder Vernunft herauszufiltern, obwohl er sich ihrer irrationalen Eigenart bewußt ist. Als mögliche Ursache für die Perseveration der unrealistischen Gefahreneinschätzung gibt *Beck* eine niedrige physiologische Habituationsneigung von neurotisch ängstlichen Individuen an, wie sie *Lader* und *Mathews* (1968 bzw. 1973) empirisch nachwiesen.

Gleichzeitig schätzt das ängstliche Individuum seine Möglichkeiten, der vermeintlichen Gefahr begegnen bzw. diese meistern zu können, als sehr gering ein. Es sieht sich selbst sogar in einem katastrophalen Licht (vgl. *Beck,* 1981, S. 14 ff.). Die entstehenden somatischen Aktivierungssymptome, wie Herzklopfen, beschleunigtes Atmen, Muskelanspannung, werden wiederum wahrgenommen und als bedrohlich bewertet. Die neue Gefahreneinschätzung führt zu vermehrter psychischer Angst (Irritiertheit, Hilflosigkeit, geringes Selbstvertrauen oder geringes Selbstwertgefühl) und zu einer Steigerung der somatischen Erregung. Diese Art der Interaktion zwischen kognitiven und somatischen Angstsymptomen schaukelt sich leicht zu einer extremen Panikreaktion auf. Den Interaktionszyklus Kognition – psychische Angstsymptome – somatische Angstsymptome – Kognition . . . versucht der kognitive Verhaltenstherapeut dadurch zu unterbrechen, daß er die angstbezogenen kognitiven Bewertungsvorgänge anvisiert, bewußt macht und zu verändern sucht.

Ellis (1979) beobachtete zwei emotional-kognitive Grundhaltungen bei Patienten mit schweren Phobien: Eine „Mißbehagen-Angst" (Discomfort anxiety) und eine „Ich-Angst" (Ego anxiety).

Die Mißbehagen-Angst definiert er als eine emotionale Spannung, die entsteht, weil Individuen meinen: 1., daß die Annehmlichkeiten ihres Lebens in Gefahr seien; 2., daß sie bekommen müssen oder sollen, was sie sich wünschen (oder daß ihnen *das nicht* geschieht, was sie nicht wollen); und 3., daß es schrecklich oder schlichtweg eine Katastrophe sei (nicht nur einfach unangenehm oder unvorteilhaft), wenn sie nicht bekommen was sie glauben haben zu müssen. Nach *Ellis* richten agoraphobe Personen zuerst folgende absolutistische Forderungen an sich: „Ich darf auf keinen Fall Unannehmlichkeiten oder Mißbehagen fühlen oder erleben, wenn ich mich in öffentlichen Verkehrsmitteln, auf weiten Plätzen und in Kaufhäusern aufhalte. Und es ist schrecklich, wenn ich es doch erlebe".

Diese Phobiker beginnen die Situationen zu vermeiden in denen sie sich unwohl fühlen und reden sich fälschlicherweise ein, daß sie vor diesen Situationen Angst haben. In der Folge fürchten sie sich sogar vor dem Mißbehagen sich zu ängstigen. Mit anderen Worten, sie entwickeln Angst vor ihrer Angst, was sie wiederum noch mehr ängstigt. Sie antizipieren in zwanghafter Weise, daß sie in den entsprechenden Situationen unerträgliche Pein erleben werden. Dem Angstprozeß liegt jedoch die irrationale Einstellung zugrunde, im Leben alle Unannehmlichkeiten vermeiden zu müssen.

Meist mit der Mißbehagen-Angst tritt die Ich-Angst auf. *Ellis* bezeichnet die Ich-Angst als eine emotionale Spannung, die entsteht, wenn das ängstliche Individuum den Eindruck hat, 1., daß sein Selbst oder die persönliche Wertschätzung bedroht ist; 2., daß es sich perfekt verhalten müsse oder soll, um von den anderen anerkannt zu werden; und 3., daß es schrecklich oder katastrophal wäre, wenn es keine guten Leistungen vollbringen würde und/oder von den anderen nicht hochgeschätzt werden würde. Vor allem wiederum agoraphobe Patienten würden von sich perfektes und angstfreies Verhalten verlangen und sähen sich als wertlose Geschöpfe an, wenn sie diesen selbstgestellten Anforderungen nicht genügten.

Der erste Schritt der kognitiv-verhaltenstherapeutischen Angstbehandlung besteht darin, den Klienten von der kognitiven Sichtweise der *Angstaufrechterhaltung* zu überzeugen. Der Therapeut erläutert das kognitive Angstmodell, und versucht durch praktische Beispiele oder Miniexperimente seine Behauptung vom entsprechenden Anteil kognitiver Prozesse an der Angststörung zu belegen. Diese Konzeptualisierungsphase ist *Meichenbaum* (1977) zufolge Bestandteil einer jeden Psychotherapie.

2. Die Identifikation angstbezogener Kognitionen

Anschließend leitet der Therapeut den Patienten an, seine angst- oder panikbezogenen Kognitionen und Selbstgespräche zu entdecken und auszufiltern. In dieser Erziehungsphase (*Meichenbaum:* Educational phase) erweitert der Patient seine Selbstbeobachtung auf den kognitiven Anteil seiner Angst und den verdeckten, verbalen Begleitkommentar seiner Angstreaktionen aus, und protokolliert seine u.U. täglich auftretenden angstbezogenen Gedanken oder Selbstinstruktionen anhand von Fragebögen oder Listen (z.B. das Protokoll der täglich aufgetretenen dysfunktionalen Gedanken, *Beck,* 1981). *Meichenbaum* glaubt, daß selbst automatisch ablaufende Gedanken durch dieses Selbstbeobachtungstraining bewußt gemacht werden können. Die Erziehungsphase setzt bereits eine Umattribuierung der Angst von äußeren situativen Ereignissen auf innere kognitive Ereignisse in Gang.

Die kognitive Umerziehung des Klienten kann nur in einer vertrauensvollen Therapeut-Klient-Beziehung gelingen. Viele automatisch ablaufenden angstbezogenen Gedanken und inneren Dialoge sind nur, wenn überhaupt, in der realen Angstsituation identifizierbar. Der Klient kommt meist mit dem Wunsch der Beseitigung seiner Angst in die Therapie, um sich später angstfrei in seine ursprüngliche Angstsituation zu versetzen. Der Therapeut dagegen muß den Angstpatienten ermuntern, sich zur Identifizierung seiner angstbezogenen Kognitionen mit seiner Angst zu konfrontieren.

Um eine vertrauenswürdige Beziehung zu seinem Klienten herzustellen, verwendet der Therapeut nach *Beck* (1981) verschiedene Techniken (!): Er akzeptiert das Wertesystem (belief system) des Klienten, versucht die Therapie persönlich zu gestalten, indem er sich z.B. der Personennamen erinnert, die der Klient bei der Schilderung seiner Problemlage erwähnt; er paßt sich dem Interaktionsstil des Klienten an (Wahl der Sprache, Gestik), er ist verbindlich (z.B. pünktlich), und hält sich zurück mit wissenschaftlichen Problemetikettierungen. Er gibt Rückmeldung, wie er die Schilderungen seines Patienten verstanden hat, und er betont, daß die Therapie in einem *gemeinsamen* Unternehmen von Therapeut und Patient besteht. Das Therapieziel ist Problemlösung und nicht die Korrektur der Persönlichkeit. Der Therapieplan wird offen diskutiert und nur mit Zustimmung des Patienten durchgeführt.

In der kognitiven Verhaltenstherapie wird also ein sachliches Arbeitsklima erzeugt, indem die gemeinsame Aufgabe im Mittelpunkt steht. Der Patient wird vom Therapeut nicht mit Empathie „überschwemmt".

3. Die „Modifikation" angstbezogener Kognitionen

Nachdem der Angstpatient das kognitive Modell der Angstentstehung und -aufrechterhaltung angenommen hat und seine angstbezogenen Kognitionen erfolgreich identifizieren konnte, diskutieren Therapeut und Patient in der dritten Therapiephase gemeinsam die Irrationalität oder Inadäquatheit dieser Gedanken, Gedankenabläufe, Selbstgespräche und Vorstellungsbilder. Die vorwiegende therapeutische Arbeitsweise ist dabei der sokratische Dialog. „Der Therapeut regt durch zeitlich gut abgestimmte formulierte Fragen den Patienten an, a) zu erkennen, welche Gedanken er hat, b) nach Verzerrungen (Übertreibungen, Katastrophisieren, Verallgemeinerungen) in ihnen Ausschau zu halten, c) sie durch ausgeglichenere Kognitionen zu ersetzen, und d) Pläne zur Veränderung dieser Gedankenmuster zu entwickeln" (*Beck,* 1981, S. 26). Die therapeutische Arbeit der Entdeckung und Modifikation problematischer Gedankengänge ist äußerst diffizil, da die meisten störungsrelevanten Kognitionen scheinbar automatisch ablaufen und vom Patienten unmittelbar nicht wahrgenommen werden. Zudem sind viele Sprach- und Denkforscher (z.B. *Wygotski,* 1934 bzw. 1977) der Ansicht, daß sich automatische Gedanken von der äußeren Sprache oder den verdeckten Selbstgeprächen strukturell unterscheiden: Sie haben eher prädikativen, telegraphischen Charakter und existieren weniger in Form von klar strukturierten Wortsätzen (s. auch *Beck,* 1976). Der Patient braucht daher oft indirekte verbale Hilfestellungen (prompts), damit er lernen kann, seine innersten Gedanken, die er gerade *erlebt* oder *erfühlt,* in für den Therapeuten verständliche Worte zu fassen. Die direktive herausfordernde (challenging) Vorgehensweise von *Ellis* birgt manchmal die Gefahr in sich, daß der Patient sich irrationale Überzeugungen von außen aufdrängen läßt, die Idiosynkrasie seiner kognitiven Struktur aber nicht kennenlernt.

Eine äußerst hilfreiche, nicht-direktive Technik zur Aufdeckung und Bewußtmachung kognitiver Strukturen haben *Bandler* und *Grinder* (1975) entwickelt. Die Forscher prüfen die sprachlichen Äußerungen der Patienten auf Verzerrungen, übermäßige Generalisierungen und Auslassungen, und schließen dann von der identifizierten Sprachstruktur auf das innere kognitive Weltbild des Klienten. Der Klient wird nun mit seiner eingeschränkten kognitiven Interpretation der realen Welt konfrontiert. Der Therapeut zeigt die in der Sprachanalyse entdeckten Wahrnehmungs- und Interpretationsfehler (Auslassungen, Verzerrungen, Verallgemeinerungen) auf, und vermittelt Wege, wie der Patient durch gelenkte Erfahrungen sein eingeschränktes Weltbild erweitern kann.

Die therapeutischen Maßnahmen zur Modifikation störender Kognitionen können vom einfachen Erlernen angstinkompatibler oder angstrelativierender Selbstinstruktionen bis hin zur Einsichtsänderung reichen. *Meichenbaum* (1977, 1980) übt mit seinen Angstklienten auf 4 Stufen Selbstinstruktionen ein, die der kognitiven Angstbewältigung dienen und zu veränderten Reaktionen auf den Angstreiz führen sollen.

Stufe 1: Vorbereitung auf ein angstauslösendes Erlebnis
Hier trainiert der Klient Selbstaussagen, die dem wohlüberlegten schrittweisen Vorgehen dienlich sind, z.B.: Überlege Dir, was Du da machen kannst. Das ist besser als ängstlich zu werden. Keine negativen Selbstaussagen, denke rational. Was Du für Angst hältst, ist einfach die gespannte Erwartung, Dich der Situation zu stellen.

Stufe 2: Begegnung der Angstsituation und Umgang mit ihr
Diese vom Klient und Therapeut gemeinsam formulierten Instruktionen sollen den Klienten in der Angstsituation erinnern, sich zu entspannen, durchzuatmen und schrittweise vorzugehen.

Stufe 3: Bewältigung des Gefühls, überwältigt zu werden
Diese Selbstinstruktionen dienen der Verhinderung von Panikreaktionen. Beispiele: Konzentriere Dich auf das Jetzt; was hast Du zu tun? Es ist nicht das Schlimmste, was Dir passieren kann. Tu etwas, was Dich nicht an die Furcht denken läßt.

Stufe 4: Verstärkende Selbstaussagen
Der Patient soll sich dafür loben, daß er sich der Angstsituation ausgesetzt hat und somit das neuerworbene Verhalten stabilisieren.

Die Rational-Emotive Therapie (RET) von *Ellis* konzentriert sich eher auf die Vermittlung einer grundlegenden rationaleren Einstellung zu sich selbst, der Umwelt und dem Leben gegenüber. *Beck* (1981) zitiert dazu ein schönes Beispiel von *Ellis* über das Thema ‚Es-nicht-mehr-ertragen-können'. Häufig berichten ja phobische Patienten, daß sie der Gedanke, das auftretende Angstgefühl nicht mehr ertragen zu können, zum Rückzug von der Angstsituation oder zur Vermeidung zwinge (Mißbehagen-Angst).

„Sie können Ihre Behauptung, Ihr schlechtes Verhalten nicht ertragen oder tolerieren zu können, anzweifeln, indem Sie sich fragen: ‚inwiefern kann ich es nicht ertragen? Beweise mir, daß ich es nicht kann. In welcher Hinsicht kann ich es nicht?' Wenn Sie auf diesen Fragen bestehen, kommt die ziemlich offensichtliche Erwiderung: ‚Natürlich kann ich mein Verhalten ertragen, egal wie sehr ich es nicht mag. Ich kann sogar alles ertragen, was ich tue, oder was in diesem Universum existiert, solange ich noch existiere. Selbst wenn mir das Allerscheußlichste was nur möglich ist zustoßen sollte – wenn mich eine Dampfwalze etwa überfährt – kann ich es natürlich ertragen, solange ich nicht daran sterbe. Sterbe ich allerdings daran, existiere ich nicht mehr, und die Frage, ob ich es aushalten oder ertragen kann, erübrigt sich dann!'

Mit anderen Worten: Wenn immer Sie behaupten, etwas nicht ertragen oder nicht aushalten zu können, ist diese Aussage sinnlos. Denn noch einmal: Was existiert, existiert wirklich. Sie können alles ertragen, was Ihnen zustößt, bis Sie sterben" (*Ellis,* zitiert nach *Beck,* 1981, S. 52, 53).

4. Das Experimentieren mit verschiedenen Bewältigungsstrategien (Coping)

Der 4. Schritt der kognitiv-verhaltenstherapeutischen Angstmodifikation besteht darin, den Klienten verschiedene Bewältigungsstrategien anzubieten. Der Klient versucht diese in seiner realen Angstsituation anzuwenden und wählt die für ihn wirksamste Bewältigungsstrategie aus.

Die *Ablenkung* von den angstauslösenden externen und internen Ereignissen ist bei *Beck* (1981) eine der wichtigsten Angstbewältigungsmaßnahmen und zählt zu den Hauptverfahren der kognitiven Angstbehandlung. Ablenkung kann erreicht werden durch die Hinwendung der Aufmerksamkeit auf ein äußeres nicht angsterregendes Objekt oder durch Aktivitäten, wie Lesen, Spazierengehen, Saubermachen, Gartenarbeit, lautes Singen, rhythmisches Klatschen der Hände, Kuhglokkenläuten, kalte Dusche etc. Je mehr man sich, nach *Beck,* auf die Ablenkung konzentriere, desto weniger sei man sich seiner Angst bewußt. Der Patient könne lernen, seine Aufmerksamkeit weg von der Angst, auf seine situative Umgebung zu fokussieren und dabei so viele Sinnesmodalitäten wie möglich einzusetzen.

Die von *Beck* empfohlene Ablenkungstechnik ist jedoch auch innerhalb des kognitiven-verhaltenstherapeutischen Forschungsansatzes sehr umstritten.

Eine Untersuchung von *Chaves* und *Barber* (1974) scheint zunächst die Wirksamkeit der Ablenktechnik auf das Schmerz- und Angstempfinden empirisch zu bestätigen.

Chaves und *Barber* setzten 120 Studentinnen dem Laborstreß, einem 2000 g schweren Plexiglasgewicht, das an den Mittelteil des Zeigefingers gehängt wurde, 2 Minuten lang aus. Die empfundene Schmerzintensität wurde nach der ersten und zweiten Minute anhand einer zehnstufigen Schätzskala erfaßt. Die Versuchspersonen unterzogen sich dem Test zweimal. Im Vortest (Baseline) sollten sie ihre Aufmerksamkeit auf die Empfindungen im Zeigefinger richten. Im Haupttest wurden sie folgenden Experimentalbedingungen zugeordnet:

Gruppe 1	sollte sich angenehme Erlebnisse lebhaft vorstellen, wie z.B. am Strand liegen (Ablenktechnik)
Gruppe 2	wurde aufgefordert sich vorzustellen und einzureden, daß ihr Finger unempfindlich gegenüber Schmerz sei
Gruppe 3	sollte durch die Vertrautheit mit dem Stressor aus dem Vortest eine Schmerzreduktion erwarten (Schmerzkontrolle durch Vorhersage der Stärke der Schmerzen)
Gruppe 4	war eine Kontrollgruppe.

Bei der Hälfte der Vpn in jeder Gruppe fungierte der Versuchsleiter als Modell, indem er seine Schmerzempfindungen und kognitive Bewältigungsstrategien laut verbalisierte, die anderen Versuchspersonen erhielten kein Modell (insgesamt gab es also 6 Experimental- und 2 Kontrollgruppen).

Im Vergleich zu den Kontrollgruppen erwiesen sich die kognitiven Strategien: Vorstellung eines angenehmen Ereignisses und Vorstellung der Unempfindlichkeit des Fingers als erfolgreich in der Reduktion des subjektiv eingeschätzten Schmerzempfindens. Ebenso berichteten auch Versuchspersonen die eine Schmerzreduktion im Haupttest erwarteten, ohne die Ablenkungs- oder Unempfindlichkeitsstrategie anzuwenden, über eine signifikante Abnahme der Schmerzempfindung. Ein Modelleffekt (modeling) konnte nur bei Probanden mit *hohen Schmerzwerten* im Vortest unter der *Ablenkungsbedingung* festgestellt werden.

Zu einer differenzierteren Bewertung der Ablenktechniken kommen *Mullen* und *Suls* (1982). Die Autoren analysierten 26 empirische Studien über die generellen Bewältigungsstile (Copingstile): Aufmerksamkeitszuwendung (Attention) zu dem Streßreiz und Aufmerksamkeitsabwendung (Rejection) vom Streßreiz. Die Autoren bewerteten sowohl die kurzfristigen wie langfristigen Wirkungen beider Stile auf das Adaptationsverhalten. Allgemein erzielte die Abwendung vom Stressor (definiert als Vermeidung, wenig Suche nach Information, geringe Wahrnehmung von Empfindungen, Ablenkung, Bagatellisieren, Wegdenken) *kurzfristig* bessere Resultate bezüglich der physischen Anpassung.

Zuwendung zum Stressor (definiert als: Vigilanz, gute Wahrnehmung von Empfindungen, Aufmerksamkeit über Atmung, Verbalisierung von Empfindungen, Selbstbewußtheit, hohes Angstniveau bei gleichzeitig hohem Informationsgehalt über die Streßsituation) hatte *langfristig* eine bessere Wirksamkeit. Physische Anpassung wurde in den analysierten Untersuchungen verschiedentlich operationalisiert, z.B. als muskuläre Anspannung (EMG), Pulsrate (EKG), Elektrodermale Aktivität (PGR), Dauer des Klinikaufenthalts, Schmerztoleranz, Empfindungseinschätzung, Symptome, Anzahl der geforderten analgetischen Präparate.

Es fiel auf, daß die Studien, die über eine höhere Effektivität von Aufmerksamkeitszuwendung bei langfristigen Anpassungsvorgängen berichteten, Life-Stressoren untersuchten, während die umgekehrten Resultate (Abwendung vom Stressor als effektivere Bewältigungsstrategie) bei Laborstressoren erzielt wurden, wie z.B. die Studie von *Chaves* und *Barber* (1974) zeigte. Außerdem war die physische Adaptation bei den Life-Stress-Untersuchungen komplexer definiert (Dauer von Erkrankungen, Schwangerschaftskomplikationen, Dauer des postoperativen Heilungsprozesses). Auch zeigt die klinische Erfahrung, daß bei starken Phobien Ablenkung nur bei peripheren Angstsignalen positiv, also unmittelbar angstreduzierend wirkt. Bei einem bereits voll angelaufenen Angstanfall wirken Ablenkungsversuche eher noch angststeigernd.

Eine sehr interessante Studie zur Effizienz verschiedener Bewältigungsstile bei präoperativen Ängsten stammt von *Burstein* und *Meichenbaum* (1979). Die Forscher untersuchten die Bewältigungsstile und das Angstniveau von 20 Kindern (im Alter zwischen 4.8 und 8.6 Jahren) vor und nach einer chirurgischen Operation. Als Meßinstrumente dienten eine Angstskala, ein Bewältigungsfragebogen (defensive Questionaire von *Wallach* und *Kogan,* 1965) und die Verhaltensbeobachtung einer sechsminütigen Spielsequenz mit krankenhausbezogenem (Arztinstrumente) und neutralem Spielmaterial. Meßzeitpunkte waren eine Woche vor und die Nacht vor der Operation, sowie eine Woche nach und sieben Monate nach der Operation. Als wichtigste Ergebnisse beschrieben die Autoren:

1. Kinder mit niedrigem Angstniveau vor der Operation zeigten emotionale Störungen und vermehrte Angst nach der Operation.
2. Kinder mit „defensivem" Bewältigungsstil („Deniers") beschäftigten sich nicht mit streßbezogenem Spielmaterial und hatten vor der Operation ein niedriges Angstniveau.
3. Kinder, die ihre Angst offen zugaben und mit dem Streßmaterial spielten („work of worrying"), besaßen vor der Operation ein hohes Angstniveau, zeigten jedoch postoperativ minimalen Distress und geringe Angst.
4. Die „work of worrying" Gruppe erinnerte sich sieben Monate nach der Operation ganz genau an verschiedene Angstmomente, wie die Applikation der Spritze, die Schmerzempfindungen, die Fahrt in den Operationssaal etc., und

waren in der Lage, einem fiktiven Freund genaue Beschreibungen über den Ablauf des prä- und postoperativen Geschehens und gute Verhaltensratschläge für den Umgang mit dem Pflegepersonal und den Ärzten zu geben, während die „Denier"-Gruppe das Krankenhaus nur als eine vage, undifferenzierte Bedrohung in Erinnerung hatte. Diese Gruppe würde einem fiktivem Freund, der vor einer Operation stehen würde, nur die positiven Krankenhauserlebnisse erzählen (gutes Essen, schönes Bett).

Janis konnte bereits 1958 ähnliche Bewältigungsstile mit den entsprechenden emotionalen Konsequenzen bei Erwachsenen finden. Patienten mit etwas mehr Angst zum Zeitpunkt der Operationsvorbereitung und realistischer Bewertung der Gefahrensignale (work of worrying) zeigten eine optimale Anpassung an die prä- und postoperative Situation. Patienten, die präoperativ wenig Angst empfanden oder sichtbar zeigten („Verdränger") erlebten nach der Operation negative Stimmungen, was sich u.a. auch in aggressivem Verhalten gegenüber dem Pflegepersonal zeigte.

Nach *Lazarus* (1981) ist möglicherweise die Rigidität eines Copingstils trotz unterschiedlicher situativer Anforderungsstrukturen Ursache für langfristige Adaptationserkrankungen. „In einem wesentlichen Punkt unterscheide ich mich von kognitiven Verhaltenstherapeuten wie *Ellis* (1962), anderen Autoren wie *Haan* (1977) und von dem traditionellen psychiatrischen Zugang. Nach meiner Meinung ist die effektivste Art der Bewältigung nicht notwendigerweise „realitätsnah" sondern sie muß *flexibel* sein. Wenn man wie *Ellis* (1962) annimmt, daß pathologische Formen unseres Erlebens auf falschen oder irrationalen Annahmen über das Leben beruhen, dann muß der Therapeut solche Annahmen an die Realität annähern, und Bewältigungsverhalten muß letztlich auf *akkurate Erfassung der Realität bezogen sein*".

Und: „Es gibt (jedoch) sehr viele Ereignisse, bezüglich derer man wenig oder nichts tun kann, selbst wenn man das Problem in seiner vollen Breite erkennt. In diesen Fällen ist es angemessen oder sogar optimal, wenn wir die starke Mehrdeutigkeit von Situationen tolerieren oder uns sogar in Selbsttäuschungen flüchten" (*Lazarus, R.*, 1981, S. 216).

Auf der Grundlage von *Lazarus*'s Aussagen, ließe sich folgende vorsichtige Empfehlung für Patienten vor einer chirurgischen Operation formulieren: Vor Einlieferung in das Krankenhaus und bis zum Operationstag müßte das Bewältigungsverhalten auf Informationsgewinnung bezüglich des Ausmaßes der Bedrohlichkeit der Situation ausgerichtet sein und die dabei entstehende Unruhe und Angst in Kauf genommen werden. Unmittelbar vor dem Operationszeitpunkt sollte der Patient auf Verdrängung (Ablenkung, Verleugnung, Bagatellisierung) der Angst schalten, um sich sofort nach der Operation wieder der Situationsklärung zuzuwenden.

Eine kognitive Allzweck-Bewältigungsstrategie kann man wohl nicht anbieten. Die Effektivität von Aufmerksamkeitszuwendung oder kognitiven Ablenkungsverhalten ist an die jeweiligen Situationsmerkmale gebunden. Die zumindest *kurzfristige* Wirksamkeit der kognitiven Ablenktechnik scheint jedoch empirisch bewiesen zu sein.

Es stellt sich nun auch die Frage, auf welche Art und Weise kognitive Bewältigungsmaßnahmen auf ängstliches Erleben und Verhalten wirken.

Aufgrund von Einzelfallanalysen, anschließend an verschiedene Studien zur Überprüfung der Wirksamkeit der Selbstinstruktionstechnik von *Meichenbaum* (1977) im „Trockenkurs" und „In-Vivo" bei phobischen Patienten (Agora/Klaustro-, multiple Tierphobien), kamen wir in einer früheren Arbeit (*Butollo,* 1979, S. 217 ff.) zu dem Schluß, daß der *Inhalt* von Selbstinstruktionen zwar für die Vorbereitung auf die Angstsituation für den Klienten relevant sein mag, in der aktuellen Angstkonfrontation völlig unbedeutend zu sein scheint. Man könnte sich anstelle von *Meichenbaum*'s Formeln (wie: „Entspann Dich, Du hast Dich in der Gewalt"; „Tief durchatmen. Deine verdammten Vorstellungen, das ist das Problem. Wenn Du sie kontrollierst, dann kontrollierst Du auch die Furcht"; vgl. *Meichenbaum,* 1980) genauso gut Zaubersprüche vorsagen. Tatsächlich gaben sich die meisten Klienten in der Angstsituation Selbstinstruktionen, die nicht nur nicht mit den eingeübten Instruktionen übereinstimmten, sondern nach Meinung der Therapeuten der Angstreduktion inhaltlich entgegengesetzt waren. Nicht *was* man sich in diesen Augenblicken sagt ist wichtig, sondern *daß* man sich *etwas* sagt, und daß man an die *Wirkung* dieser Aussagen *glaubt.* Wenn man an die angstreduzierende Wirkung einer Selbstinstruktion, einer Bewältigungsstrategie, einer Ablenkung oder eines Stoßgebetes glaubt, tut man kognitiv etwas fundamental anderes als sich Angst-Machen durch Zweifeln an der eigenen Kompetenz. *Frankl* (1975) gelang die Reduktion phobischen Verhaltens bekanntlich dadurch, daß er seinen Patienten, anstatt zur Angstbekämpfung, zur Angstverstärkung (durch Provokation der körperlichen Symptome, z.B. Muskelanspannung) riet (paradoxe Intervention).

Letztlich scheint eine kognitive Bewältigungsstrategie die Bedeutung der Kontrollierbarkeit der Aversivität eines Ereignisses (*Averill,* 1973; *Seligman,* 1979; *Thompson,* 1981) zu vermitteln. Die Kontrolle muß nicht unbedingt ausgeübt werden, um zu beweisen, daß sie effektiv ist, sie muß nicht einmal realistisch sein, es *kann* schon genügen, daß sie als effektiv bewertet wird.

Die Wirksamkeit personaler Kontrolle in einer aversiven Situation hängt wahrscheinlich von der *Bedeutung,* die die Person der Kontrolle zuschreibt, ab.

*Miller*s MINIMAX Hypothese (1979) zufolge bedeutet Kontrollierbarkeit eine Versicherung, daß die Aversivität eines Ereignisses nicht über das Erträgliche hinausgeht. Behaviorale und kognitive Kontrolle kann ein aversives Ereignis zum mehr Ertragbaren verändern, woraus sich weniger Angst und mehr Angsttoleranz ergibt.

Thompson (1981) weist auch auf andere Bedeutungen von Kontrolle hin, wie z.B. aversive Ereignisse als Teil eines höheren Plans (Schöpfung, Existentialismus, Leben ist ein Abenteuer etc.) zu betrachten, oder z.B. Angst als motivationale Kraft umzudefinieren und zu nützen (Angst verleiht Flügel). Diese Formen von Kontrolle haben mit dem individuell gewählten Lebensstil zu tun, der jedoch nicht Gegenstand der kognitiv-orientierten Verhaltenstherapie sein kann (Prinzip 7 der kognitiven Verhaltenstherapie nach *Beck:* Kognitive Therapie ist problemorientiert. Das Konzept ist, dem Patienten Problemlösefertigkeiten zu vermitteln; *Beck,* 1981, S. 29 ff.).

Neben dem aktiven Einüben von Bewältigungsverhalten und der Selbstinstruktionen wird der kognitive Verhaltenstherapeut die prinzipielle Kontrollierbarkeit von aversiven Ereignissen durch seine systematische Arbeitsweise im Umgang mit der Problemsituation vermitteln. Er bereitet den Patienten auf die Angstsituation durch Vorstellungstraining vor. Vorstellungsbilder, Katastrophenphantasien werden angegangen und bereits in der Vorstellung „entkatastrophisiert" (*Beck*, 1981, S. 41 ff.).

Selbst Angstträume werden bearbeitet, indem die auftretenden kognitiven Muster identifiziert und durch gelenkte Phantasien positiv verändert oder durch die „Abschalttechnik" (*Beck*, 1981, S. 66) kontrolliert werden.

Der Therapeut bemüht sich, die „In-Vivo" Angstkonfrontation in kleine, bewältigbare Schritte zu strukturieren, damit kein Versagen auftritt. Vorbereitung auf die Angstsituation, Modifikation der Katastrophenphantasien und Angstträume, Einübung angstreduzierender Selbstinstruktionen, Entspannungstraining, Training der verschiedenen Bewältigungsstrategien (Ablenkung etc.), abgestuftes, systematisches Vorgehen bei der Angstkonfrontation, sowie die positive Selbstbekräftigung nach überstandener Angstkonfrontation, sind alles Teile des Bewältigungsplans, die dem Klienten die persönliche Kontrolle über die Angstsituation vermitteln sollen.

5. Die Vermittlung genereller Problemlösestrategien

Das Ende der Therapie ist erreicht, wenn der Patient seinen auf ihn zugeschnittenen Problemlöse- und Bewältigungsplan beherrscht und selbständig für beliebige Probleme anwenden kann. Die Struktur des vorangegangenen Behandlungsprozesses wird dem Klienten theoretisch erläutert und als ein Problemlösemuster für beliebige Probleme angeboten. Die Problemlösung beginnt zuerst mit einer generellen Orientierung im Problemfeld: Das Problem muß überhaupt als solches wahrgenommen und als normaler Bestandteil des Lebens akzeptiert werden. Zweitens macht sich das Individuum daran, sein Problem genauer zu untersuchen und die einzelnen verursachenden Bedingungen zu identifizieren und zu definieren. Im dritten Schritt sucht das Individuum nach möglichst vielen kognitiven und handlungsmäßigen Alternativen, aus denen es dann viertens, die für ihn besten und adäquatesten auswählt. Die verschiedenen Konsequenzen, die auf die Handlungsalternativen folgen könnten, werden in die Betrachtung miteinbezogen. Im letzten Stadium des Problemlöseverfahrens wird die Entscheidung realisiert und das Ergebnis bewertet. Im Falle von Nichterfolg wird eine neue Strategie ausprobiert.

Das Ziel der kognitiven Verhaltenstherapie ist nicht, alle Probleme des Patienten zu lösen. Aus diesem Grunde ist die Therapie relativ kurz. *Beck* (1981) gibt als typische Zeitdauer einer kognitiven Angsttherapie 5–20 Sitzungen an, die auf einen Zeitraum von 10–25 Wochen verteilt werden. Unter Umständen kann später nochmals ein 1–2stündiger „Auffrischungskurs" notwendig sein.

2.2.3 Kritische Anmerkungen

1. Das kognitive Modell

Als starker empirischer Beweis für die kognitive Evokation von Emotionen wird gern *Velten*'s (1968) Stimmungs-Induktions-Experiment herangezogen, das bereits mehrmals repliziert worden ist (z.B. *Natale*, 1977). In diesem Experiment teilt der Versuchsleiter seinen Versuchspersonen mit, daß er herausfinden möchte, ob diese sich in eine Stimmung hineinreden könnten. Die Probanden lesen sich dann eine lange Liste von Beschreibungen gehobener oder niedergedrückter Stimmung laut vor. Anschließend werden Selbsteinschätzungen der momentanen Stimmung erhoben. Gewöhnlich erzielte dieses Vorgehen signifikante Stimmungsunterschiede zwischen der „niedergedrückten“ (depression) Stimmungsgruppe und der „gehobenen“ (elation) Stimmungsgruppe. Allerdings konnten keine Unterschiede der beiden Experimentalgruppen zu einer neutralen Kontrollgruppe beobachtet werden.

Buchwald et al. (1981) sind dagegen der Ansicht, daß die Stimmungsinduktion in *Velten*'s Experiment gänzlich von den Anforderungscharakteristiken der Laborsituation bewirkt wurde. Die Versuchspersonen, meist Studenten, kannten das Ziel des Experiments und verhielten sich gegenüber dem Versuchsleiter kooperativ.

Eine empirische Demonstration, daß experimentell-induzierte Selbstverbalisationen grundsätzlich emotionale Effekte hervorrufen, fehlt demnach. Den meisten Studien gelang aber eine korrelative Beziehung zwischen Kognitionsinhalten und affektiven Zuständen herzustellen. *Harrell* et al. (1981) legten 436 Studenten einen kombinierten Situations- und Emotionsfragebogen vor. Der Fragebogen schilderte 5 Ereignisse die geeignet waren, affektives Verhalten auszulösen (z.B. interpersonale Konfliktsituationen, Kritik oder Zurückweisung durch eine andere Person). Nach jeder Ereignisbeschreibung waren je 5 Kategorien von Selbstaussagen und Beschreibungen des affektiven Zustandes aufgelistet. Während die Affektivitätsliste über die 5 Ereignisse konstant blieb, war die Selbstverbalisierungsliste situationsspezifisch. Die 5 Kategorien der situationsspezifischen Selbstaussagen waren folgendermaßen definiert: Angstbezogene Selbstaussagen drückten antizipierte soziale Mißbilligung aus, ärgerbezogene Aussagen beinhalteten Resentiments, Argwohn wurde mit Mißtrauensfeststellungen ausgedrückt, depressive Aussagen bestanden aus Beschreibungen über mangelnde persönliche Kompetenz. Rationale Selbstaussagen schließlich bewerteten das beschriebene Ereignis in realistischer Weise.

Die Ergebnisse unterstützen nach Ansicht der Untersucher die Grundannahme des kognitiven Modells, daß rationale und irrationale Selbstverbalisationen mit emotionalen Zuständen korrespondieren. Rationale Selbstaussagen waren negativ, irrationale Aussagen positiv (bis $r = 0.56$ bei der Argwohn-Kategorie) mit Affekten korreliert. Eine spezifische irrationale Kognitionskategorie (Ärger, Angst, Argwohn, Depression) war jedoch nicht an den korrespondierenden Affekt gebunden, sondern korrelierte auch mit den anderen emotionalen Zuständen.

Harrell et al. sahen in diesem Ergebnis eher eine Bestätigung für *Ellis*'s (1977) unspezifische Kognitions-Emotionshypothese. Sie verwarfen *Beck*'s (1976) Hypothese, nach der eine spezifische Kognition den genauen Typus einer emotionalen Reaktion beschreibe.

Die Autoren wiesen selbst darauf hin, daß ihre Daten an einer nicht-klinischen Stichprobe erhoben wurden, während das kognitive Modell ja vorwiegend im Klinischen Bereich Anwendung finde. Eine Übertragung der Laborereignisse auf die klinische Situation ist deshalb nicht ohne weiteres möglich. Es ist auch fragwürdig, ob eine experimentell bzw. durch Fragebogen induzierte „milde“ Angst oder Depression mit einer neurotischen Angst oder Depression verglichen werden kann. *Basabi* et al. (1982) konnten z.B. bei nichtdepressiven Collegestudenten mit *Velten*'s Stimmungsinduktions-Methode zwar eine niedergedrückte Stimmung erzielen, die Studenten übernahmen aber deshalb nicht den für depressive Patienten charakteristischen Attributionsstil (gemessen mit der Attributionsskala von *Seligman* et al., 1979). Die Studenten attributierten nach wie vor negative Ergebnisse oder Ereignisse external und positive Ergebnisse internal. Die depressive Stimmungsinduktion durch niedergedrückte Selbstverbalisierung hatte also keine Veränderung des Attributionsstils zufolge.

Leider konstruieren manche kognitiven Forscher aus der Kognitions-Emotionsbeziehung, wie sie im kognitiven Modell formuliert wurde, eine lineare Kausalbeziehung: Kognitionen verursachen Emotionen. Kritiker weisen dann darauf hin, daß das Postulat der kognitiven Emotions- und Verhaltensverursachung weder empirisch bewiesen (und möglicherweise überhaupt nicht nachweisbar ist), noch geklärt ist, auf welche Weise Kognitionen Emotionen verursachen.

Kausale Hypothesen über Beziehungen zwischen Kognitionen, Emotionen, Motivation und Verhalten führen notgedrungen zur konzeptionellen Konfusion. Bereits 1932 schlug *Coyne* vor, Kognitionen nicht vom gesamten psychischen und interpersonalen Kontext zu isolieren. „Wir müssen nicht lineare theoretische Sequenzen konstruieren (Kognition – Emotion – Verhaltenssequenz), um die Rolle der Kognition in Bezug auf das Verhalten zu verstehen. Eher sollten wir die Willkürlichkeit jeder Interpunktion dessen erkennen, was ein *zirkulärer Prozeß* ist, und all die Fragen nach der letztlichen Verursachung von Verhalten verwerfen" (*Coyne,* 1932, S. 10, übersetzt v. Verf.).

Bandura (1977) bedauerte, daß sich kognitive Verhaltenstherapeuten in letzter Zeit auf die alleinige Veränderung von Kognitionen beschränkt, und die Verhaltensmodifikation im sozialem Kontext zu sehr vernachlässigt haben. *Bandura* schlug vor, der Therapeut solle sich bemühen, das Verhalten seines Patienten dahingehend zu ändern, daß darauf ein positives soziales Feedback erfolgt, was dann wiederum zu der erwünschten kognitiven Veränderung führt (Behavior-feedback-cognitive-change). Und *A. Lazarus* (1978) ist der Ansicht, daß nur eine multimodale Behandlung (des Verhaltens, Affekts, der Empfindung, Vorstellung, Kognition, interpersonalen Beziehungen, körperlichen und medikamentösen Beeinträchtigungen) eine dauerhafte Beseitigung der psychischen Störung gewährleisten könne.

Das gesamte soziale Umfeld des Patienten, seine aktuellen interpersonalen Beziehungen und Konflikte, sein Verhalten im sozialen Raum, sowie seine Empfindungen, Vorstellungen, Kognitionen, die auf den sozialen Kontext ausgerichtet sind, bedürfen der therapeutischen Betrachtung. *Goldstein* (1973) fand z.B. bei agoraphoben Patienten in Einzelfallanalysen folgende Faktoren und setzte sie in einen kausalen Zusammenhang mit der Störung: Die Patienten waren meist weiblich, lebten in einer engen interpersonalen Beziehung, hatten das starke Bedürfnis dieser Beziehung zu entfliehen, fürchteten aber die Konsequenzen bzw. die Alternativen. *Goldstein* definierte daraufhin die Agoraphobie als ein psychologisches Vermeidungsverhalten auf der Grundlage eines physikalisch nicht zu umgehenden Konflikts. Dieses Vermeidungsverhalten könnte sich vom zugrundliegenden interpersonalen Konflikt lösen und sich als Störung verselbständigen, es könnte sogar nach der Lösung des interpersonalen Konflikts noch fortbestehen. Die alleinige Modifikation angstbezogener Kognitionen und Bewältigungsstrategien wäre – auf der Grundlage der *Goldstein*'schen Hypothese – nur bei einer vom ursprünglichen interpersonalen Konflikt losgelösten Agoraphobie erfolgreich.

Für die Therapiezielbestimmung und die Therapieplanung benötigt der Therapeut daher unbedingt hinreichende Informationen aus dem Sozialbereich des agoraphoben Patienten.

2. Therapie als Problemlösungsprozeß

Am obigen Beispiel der Agoraphobie wird deutlich, daß *Becks* Prinzip, im Brennpunkt der kognitiven Therapie stehe grundsätzlich die Lösung desjenigen Problems, mit dem der Patient in die Therapie kommt (vgl. *Beck,* 1981, S. 29), leicht dazu führen kann, daß das wesentlichste Problem des Patienten, seine schwierigen interpersonalen Konflikte, nicht gelöst werden. Wenn die Agoraphobie ein psychologisches Vermeidungsverhalten gegenüber einem sozialen Konflikt darstellt, wie *Goldstein* behauptet, dann wird der Patient von sich aus kaum auf seine unbefriedigende soziale Lage zu sprechen kommen.

Hier wird deutlich, daß der therapeutische Prozeß lange Zeit eher einen *Problemstellungsprozeß* darstellen muß. Im Modell der kognitiven Problem-Löse-Therapie ist die Frage nach der Problemstellung jedoch nicht enthalten. Das Problem wird so, wie es der Patient formuliert, zur Kenntnis genommen. Wie es zu diesem Problem gekommen ist, welche subjektiven und objektiven Hintergründe dabei eine Rolle spielen, wird nicht weiter untersucht. Als Verursachungsprinzip für das vom Patienten vorgestellte Problem wird die mangelnde Problemlösefähigkeit des Klienten gesehen. Beherrscht der Klient einmal die generellen Problemlösestrategien, dann müßte er auch im Stande sein, seine in der Therapie nicht formulierten Probleme lösen zu können. Die Frage bleibt nur, ob er diese Probleme als solche überhaupt wahrnimmt. In der kognitiven Verhaltenstherapie vermißt man die Klärung der Wünsche, Bedürfnisse, Lebensziele, Motive des Klienten. Erst vor diesem Hintergrund seiner ihm bewußt gewordenen Bedürfnisse und Ziele kann der Patient seine Probleme definieren, die im täglichen Umgang mit seiner Umwelt entstehen. In der Herausarbeitung eines Problems aus dem gesamten individuellen Lebens- und Erfahrungsrahmens heraus sehen die humanistischen Psychotherapien (z.B. *Gendlin,* 1981; *Rogers,* 1961, 1979) das Wesentliche des Therapieprozesses.

3. Zugänglichkeit zu kognitiven Inhalten

Eine radikale Kritik an der gegenwärtigen Erforschung kognitiver Vorgänge und damit am kognitiv-therapeutischen Vorgehen formulieren *Nisbett* und *Wilson* (1977, 1981). Für beide Wissenschaftler ist der introspektive Zugang zu mentalen Prozessen sehr begrenzt. Wenn man ein Individuum fragt, weshalb es in einer komplexen Situation auf diese oder jene Weise reagierte, dann können seine Antworten nicht den tatsächlich aktuell ablaufenden kognitiven Informationsaufnahme- und Verarbeitungsprozeß widerspiegeln, da diese internen Prozesse nach Auffassung der beiden Autoren im allgemeinen nicht bewußtseinsfähig sind. Die subjektiven Antworten auf die Frage nach der Verhaltensursache werden vielmehr von einem „Erklärungssystem" erzeugt, das unabhängig von den mentalen Prozessen ist, die das Verhalten mediieren oder kontrollieren. Das Individuum stellt Kausaltheorien über sein Verhalten oder über die Verhaltenseffekte auf. Das sind Urteile oder Theorien, wie plausibel es für das Individuum ist, daß eine bestimmte Situation oder ein bestimmter Reiz eine bestimmte Reaktion hervorruft. *Nisbett* und *Wilson* beziehen sich dabei auf die Theorie der Selbstwahrnehmung von *Bem* (1972). Nach *Bem* erkennen Menschen ihre Gefühle, Einstellungen und andere innere Vorgänge meist dadurch, daß sie aus der Beobachtung ihres eigenen Verhaltens oder aus der Wahrnehmung bestimmter situativer Hinweisreize Schlußfolgerungen ziehen. Je komplexer oder undurchschaubarer eine Situation ist, je schwächer innere Hinweisreize sind, desto mehr befindet sich der Mensch in der Position eines „außenstehenden" Beobachters, der sich anderen Informationsquellen bedienen muß, um seinen inneren Zustand zu ergründen.

Diese Schlußfolgerungen oder Plausibilitätsurteile werden meist nicht im aktuellen Kontakt mit der Situation gezogen bzw. aufgestellt, sondern liegen bereits gefertigt vor. Quellen dieser etablierten Plausibilitätsurteile sind entweder

a) explizite Regeln einer Gesellschaft (z.B. „bei roter Ampel bleibe ich stehen", oder, „so etwas tut man nicht"); oder
b) implizite Regeln einer Gesellschaft (z.B. wird jedem Handelnden ein Ziel, ein Plan, Motiv oder eine Methode attribuiert; oder volkstümliche Redewendungen wie: große Wirkungen haben immer große Ursachen; gleich zu gleich gesellt sich gern; Gegensätze stoßen sich ab etc.; vgl. *Laucken,* 1974); oder
c) individuelle Theorien aufgrund individuell empirischer Kovariationsbeobachtungen. (Ein speziell Münchner Erklärungsprinzip für mißmutiges Verhalten: „Bei Föhn bin ich immer grantig" und „heute bin ich grantig, dann muß heute Föhn sein").

Eine Reihe von empirischen Untersuchungen scheinen die Hypothesen von *Nisbett* und *Wilson* zu bestätigen.

In den Studien von *Zimbardo* et al. (1969) mußten Versuchspersonen eine Lernaufgabe durchführen, bei der sie Elektroschocks erhielten. Danach wurde der Versuch wiederholt. Eine Experimentalgruppe erhielt eine einleuchtende Erklärung für die Versuchswiederholung, die andere Gruppe nur eine ungenügende Erklärung (z.B. der Versuchsleiter wolle sehen, was beim zweitenmal herauskommt). Die „Ungenügende Erklärungs-Gruppe" hatte im zweiten Versuch eine geringere Elektrodermale Aktivität (PGR) und erzielte eine bessere Leistung bei der Lernaufgabe als die Gruppe mit der „einleuchtenden Erklärung". Beide E-Gruppen schätzten subjektiv den Schmerz gleich stark ein. Die Untersucher waren jedoch der Ansicht, daß die „ungenügende" Erklärungsgruppe die Untersuchungssituation meisterten, indem sie beschlossen, die E-Schocks wären weniger schmerzhaft. Der Prozeß würde sich folgendermaßen charakterisieren lassen: Verbale Aussagen des Versuchsleiters – kognitiver Prozeß – Änderung der bewertenden und motivationalen inneren Zustände – Verhaltensänderung.

Genau diesen kognitiven Vorgang der Bewertungsänderung der Schmerzhaftigkeit der erhaltenen E-Schocks konnten die Versuchspersonen verbal nicht mitteilen, da sie ihn gar nicht wahrnehmen konnten.

Nisbett und *Schachter* (1966) gaben Probanden E-Schocks und vorher ein Placebo, von dem behauptet wurde, daß es Herzratensteigerung, Atemunregelmäßigkeiten, Handtremor und flauen Magen verursachen würde. Dies seien gleichzeitig Symptome wie sie beim Erlebnis einer Schockverarbeitung aufträten. Versuchspersonen mit dieser Erklärung tolerierten mehr und stärkere E-Schocks. Auf die Frage, warum sie sich so verhielten, konnten diese keine adäquate Antwort geben (z.B. „Vielleicht habe ich mich an die Schocks gewöhnt" etc.).

Valins und *Ray* (1967) fanden keine empirische Untersuchung, in denen Verbalberichte der Probanden tatsächlich Aufschluß über die Ursachen experimentell erzielter Verhaltensänderung gaben. Untersuchungen zur subliminalen Wahrnehmung (z.B. *Dixon,* 1971; *Wilson,* 1975) und zur kognitiven Dissonanz führten zu ähnlichen Ergebnissen. *Nisbett* und *Wilson* zitierten auch Ergebnisse von

Befragungen über Problemlösungsprozesse und kreative Prozesse bei Künstlern (z.B. *Poincare* und *Picasso*). In den meisten Fällen waren den Befragten die Faktoren und Vorgänge die zur Problemlösung führten nicht bekannt, bzw. hatten nicht einmal eine Vermutung, auf welche Weise das Ergebnis zustande gekommen war.

Akzeptiert man die theoretischen Überlegungen von *Nisbett* und *Wilson,* dann wäre eine kognitive Therapie, die sich an den Selbstaussagen ihrer Patienten bezüglich deren kognitiven Vorgänge (Annahmen, Einstellungen, handlungsbegleitende Selbstgespräche) orientiert, völlig unsinnig. Eine adäquate Therapie wäre neben der klassischen Verhaltenstherapie wohl eine Attributionstherapie, die den Patienten andere Erklärungsmodelle für ihr Verhalten bzw. den Verhaltenseffekten vermittelt. Um dem Bedürfnis nach Selbst- und Umweltkontrolle der Patienten entgegenzukommen, kann man den Patienten konkrete oder generelle Bewältigungsstrategien anbieten, die Kontrolle über einen unangenehmen Gefühlszustand und/oder eine unangenehme Situation versprechen. Wenn der Patient in einer vom Therapeuten kontrollierten Problemsituation dieses Bewältigungsverhalten testet und dieses zum gewünschten Erfolg führt, mag er seine frühere Attribuierung der Hilflosigkeit etc. verwerfen und an deren Stelle den Glauben oder Überzeugung an die eigene Kontrollfähigkeit über die unangenehmen Ereignisse setzen.

Möglicherweise ist das ein Grund, warum das Konzept der personalen Kontrolle derzeit in der psychologischen Theoriebildung, Forschung und Therapie eine solche Popularität besitzt. Eine Popularität, die nach *Cornelius* und *Averill* (1980) nicht wegen des Erklärungswertes des Konzepts zustande kam, oder seiner theoretischen Präzision, sondern wegen seiner „Vagheit".

Eine umfassende Kritik des Ansatzes von *Nisbett* und *Wilson,* sowie *Bem* leistete *White* (1980). Neben den theoretischen Unzulänglichkeiten wies *With* vor allem auf die restriktiven Befragungsmethoden zur Wahrnehmung interner Prozesse in den von obigen Autoren angeführten Experimenten hin.

Ericsson und *Simon* (1980) konnten zeigen, daß – wenn sicher gestellt werden konnte, daß die Versuchspersonen die Versuchsinstruktionen richtig verstanden hatten, der Versuchsleiter möglicherweise noch Beispiele gab, wie man aktuell ablaufende kognitive Prozesse formulieren könne – die Validität der subjektiven Aussagen über mentale Prozesse zunahm. Fragen nach Informationen zu stellen, die nicht direkt vom Individuum registrierbar sind, weil die Aufmerksamkeit (auf körperliche Vorgänge oder gedankliche Abläufe) während des Experiments nicht darauf gelenkt wurde, würden leicht zu subjektiven Berichten führen, in denen interpretatives Verarbeiten oder Theoretisieren bzw. Auffüllen aus vergangenen Erlebnissen dominieren. Auch würde *direktes* Erfragen nach dem kognitiven Prozeß schon zu Schlußfolgerungen bezüglich der Versuchsleiter-Erwartungen und Testanforderungen (demand characteristics) führen.

Valide Selbstberichtdaten über interne Prozesse kann man, wie *Ericsson* und *Simon* in ihren Problemlösungs-Experimenten zu beweisen versuchten, erhalten, indem man durch richtungsgebende Experimentalinstruktionen die Aufmerksamkeit des Individuums auf bestimmte Vorgänge (körperliche oder kognitive Prozesse) richtet, und die Versuchsperson die aktuell registrierten internen Vorgänge laut verbalisieren läßt (synchrone anstatt retrospektive Erfassung kognitiver Vorgänge).

Auf die Behandlung von Angststörungen übertragen würde das bedeuten, daß der Therapeut angsterregende Situationen erzeugen oder mit den Klienten aufsuchen muß, um in der Situation gültige Aussagen über angstbegleitende oder angststeigernde Kognitionen zu erhalten. Zudem wäre möglicherweise vorher eine Wahrnehmungsschulung gegenüber körperlichen und kognitiven Erregungsprozessen notwendig.

Eine gute, vertrauensvolle Therapeut-Klient-Beziehung ist Voraussetzung, damit sich der Patient vorbehaltslos in die angsterregende Situation hineinbegibt. Dazu muß der Therapeut unseres Erachtens genügend Selbsterfahrung besitzen, um die aktuell ablaufenden Interaktionen zwischen ihm und dem Klienten analysieren zu können, sowie etwaige Widerstände gegen sein therapeutisches Vorgehen erkennen und abbauen können. Es erfordert vom Therapeuten viel Geduld, Verständnis und Empathie, den „Herantasteprozeß" des Klienten an die Angstsituation zu begleiten, ohne ihn zu drängen oder unter Druck zu setzen. Es ist zumindest zweifelhaft, ob es mit den von *Beck* beschriebenen interpersonalen Techniken (!) gelingt, eine derartige persönliche und vertrauenswürdige Therapieatmosphäre herzustellen.

2.3 Systematische Konfrontation (Flooding)

2.3.1 Überblick

Flooding als Therapie chronischer Angst, im Deutschen etwas unzureichend auch als Reizüberflutungs-Therapie übersetzt, hat so manche kontroverse Diskussion ausgelöst. Die Bezeichnung steht als Sammelbegriff für alle jene Verfahren, in denen ein forcierter Kontakt mit dem Angstinhalt provoziert wird, wodurch es ziemlich sicher zu mehr oder weniger starken Angstreaktionen kommt.

Diese Vorgehensweise unterscheidet sich von der Systematischen Desensibilisierung in erster Linie dadurch, daß beim Auftreten einer Angstreaktion als Folge der Konfrontation zuerst einmal der Kontakt mit dem Angstinhalt nicht abgebrochen wird. Entweder wird dieser Kontakt eine vorher festgesetzte Zeitspanne ausgehalten oder bis zum spontanen Absinken der Angst fortgesetzt.

Den verschiedenen Spielformen des Floodings, die in der Folge noch kurz dargestellt werden sollen, ist jedoch gemeinsam, daß durch die Konfrontation mit der eigenen Angstreaktion zuerst einmal eine Art Löschung der Angst vor der Angst eintreten soll. Durch die Blockierung der ansonst wie automatisch einsetzenden Vermeidung macht der Patient die Erfahrung, daß er trotz dieser Angst die insgeheim befürchtete Katastrophe nicht erleben muß. Durch wiederholte Konfrontation wird so etwas wie ein *Meistern der Problemsituation* gelernt, wobei der Fortschritt auch für den Patienten deutlich sichtbar wird.

Dieses Prinzip ist nicht spezifisch für diese Art des verhaltenstherapeutischen Ansatzes, sondern kommt, wenn auch in verschiedene theoretische Kontexte gerahmt, in den meisten psychotherapeutischen Richtungen vor. Stets dann wenn ein stark tabuisierter oder verdrängter, emotional schwieriger Erlebnisinhalt wieder in das Bewußtsein des Patienten kommt und der Therapeut in diesem Augenblick die sonst üblichen Vermeidungsrituale verhindert, sind ähnliche Effekte zu erwarten.

Den Anfang machte *Stampfl's Implosionstherapie (Stampfl,* 1966). Der Erfinder dieser Technik hat angeblich zehn Jahre lang, 1956–1966, an Einzelfällen mit dieser Strategie gearbeitet, bevor er die ersten Ergebnisse publiziert hat. Im Wesentlichen geht es dabei darum, daß durch geleitete Vorstellung – verbale Schilderung von Angstinhalten – Angstreaktionen provoziert werden.

Stampfl geht dabei davon aus, daß es so etwas wie „Kernängste" gibt, die in Anlehnung an die psychoanalytische Theorie im Bereich der sexuellen Traumatisierung, der Demütigung, Ablehnung, der Frustration frühkindlicher Bedürfnisse gesucht werden müssen. Er beginnt zwar mit der Konfrontation von sogenannten manifesten Ängsten, tastet sich dann jedoch zu hypothetischen Angstinhalten vor und steigert die Intensität der emotionalen Reaktion durch zum Teil irreale Überhöhung der geschilderten Situation.

Relativ ähnlich ist die Vorgehensweise von *Malleson* (1959), der sein Verfahren als *reaktive Inhibition* bezeichnet, *Leonhard's Individualtherapie* und *Frankl's Logotherapie,* die mit ähnlichen Elementen arbeiten, aber weit über diesen reinen Konfrontationsansatz hinaus gehen. Ihre Ansätze werden nun kurz dargestellt:

Reaktive Inhibition

Diese Vorgehensweise, die *Nicolas Malleson* in Abgrenzung zu *Wolpe*'s Therapie der reziproken Inhibition die Therapie der reaktiven Inhibition genannt hat, ist das erste im englischen Sprachraum publizierte Verfahren zu einer Angst *induzierenden* Behandlungsstrategie. Anhand eines Falles mit massiven Panikanfällen schildert der Autor, wie es zur Entwicklung dieses Verfahrens kam. Ein Student mit extremer Prüfungsangst, die durch verschiedene beratende Maßnahmen nicht mehr kontrollierbar war und auch durch Medikamente nicht zu reduzieren war, sollte folgenden Vorschlag umsetzen. Während er üblicherweise beim Auftreten der Angst alles unternahm um aus dieser Angst zu entkommen, wurde ihm jetzt empfohlen, *das Angstgefühl bewußt zu erleben und nicht zu vermeiden.* Wird er dadurch fähig eine angstmachende Situation zu akzeptieren, dann stoppt er auch den automatisierten Drang sie zu vermeiden, beendet den angststeigernden Mechanismus (Angst vor der Angst).

Der Therapeut erläutert dieses Prinzip und hilft dem Klienten, indem er die vermeintliche Katastrophe ausspricht, die gar nicht so deutlich in seinem Bewußtsein vorhanden sein muß, und ihn dabei zum Erfahren der Angst ermutigt. Beim beschriebenen Fall war es so, daß die Anzeichen der Angsterregung zuerst einmal anstiegen, daß bald jedoch diese besondere Paniksituation aufhörte und die Angst deutlich besser wurde.

Wesentlich war dabei, daß die Fortdauer dieser Vorstellungen, das Aufrechterhalten der Angstinhalte dem Patienten schwer wurde. Dem Studenten wurde empfohlen während der verbleibenden Tage bis zur Prüfung ähnlich vorzugehen. Er sollte immer dann, wenn die Angstreaktion deutlich auftrat, diese nicht wie üblich verdrängen oder sich ablenken. Vielmehr war seine Aufgabe die Angsterregung bewußt zu registrieren, sie als den Ist-Zustand zu akzeptieren, sie vielleicht sogar noch zu verstärken. Tatsächlich konnte er dann mit relativ geringer Angst die Prüfung mit Erfolg bewältigen.

Malleson versuchte sein Vorgehen im Rahmen der lernpsychologischen Theorie von *Clark Hull* (1952) zu erklären. Wir würden heute eher annehmen, daß Angst das Ergebnis zweier widersprechender Impulse ist: *Erregung,* die nach Handlung, nach Lösung, nach Flucht oder Angriff drängt, und *Hemmung* dieser Möglichkeiten der Erregungsausagierung. Diese (gelernte) Hemmung blockiert den Ausdruck und das Ausagieren der Erregung, das Ergebnis dieser so blockierten Erregung ist Angst. In dem Augenblick wo diese Erregung bewußt wahrgenommen werden kann, wird gleichsam der eine der einander widersprechenden Impulse, der hemmende, aufgehoben, die Erregung wird frei und es wird „etwas anderes" daraus als Angst.

Wird das mehrmals wiederholt, ohne daß diese Erregung auch ausagiert wird, so kann es zu einer Art „Löschung“ der automatisierten Angstreaktion kommen. D.h., daß der Klient bei Wahrnehmung oder Vorstellung ursprünglich angstauslösender Situationen keine oder nur geringe Angst erfährt und er gut in der Lage ist, mit dieser Angst angemessen umzugehen.

Implosion

Ausgehend von der Zwei-Stufen-Theorie des Vermeidungslernens von *Mowrer* und *Miller (Mowrer,* 1940) hat *Stampfl* (1960/61) unter Beiziehung psychodynamischer Konzepte den vorhin bereits geschilderten Therapieansatz entwickelt. Wesentlich an seinem Vorgehen ist, daß die entscheidenden Angstauslöser bei Menschen nicht so sehr in den äußeren Wahrnehmungsinhalten, sondern in Vorstellungen, Gedanken, Phantasien zu suchen sind. Erst wenn es gelingt diese heimlichen Auslöser zu identifizieren und auf dem Wege der systematischen Konfrontation die Angst zu provozieren und zu löschen, ist mit dauerhaften Veränderungen des Angstproblems zu rechnen.

Da die Vorstellungen, Gedanken und Phantasien den Patienten selbst häufig nicht voll bewußt sind, bzw. er große Scheu hat, sie zu äußern, ist es ohne ein „Tiefeninterview“ manchmal nicht möglich, an sie heranzukommen. *Stampfl* geht sogar so weit, daß er annimmt, daß die Freilegung verdrängten Materials auch im Rahmen der Konfrontationstherapie eine notwendige Bedingung für die erfolgreiche Therapie sei. Die Freilegung verdrängten Materials allein sei aber auch keine hinreichende Bedingung, vielmehr ist sie erst in Verbindung mit der „lernpsychologisch fundierten“ Konfrontation, mit Angstprovokation und Angstlöschung optimal wirksam; ganz abgesehen von vielen „marginaltherapeutischen“ Maßnahmen.

Lewis (1966) hat das lernpsychologische Konzept der Implosiontherapie weiter entwickelt, und dabei vor allem auf die Existenz serieller Hierarchien von konditionierten Angstauslösern hingewiesen. Aus Tierversuchen ist bekannt, daß bei Vorhandensein einer *Serie* von Hinweisreizen, die ein komplexes Signal für die raum-zeitliche Nähe zum „Angstzentrum“ abgeben, eine enorme *Löschungsresistenz* für gelerntes, angstvermitteltes Vermeidungsverhalten zu beobachten ist.

Das ist vor allem dann der Fall, wenn diese Kette von Hinweisreizen durch Vermeidung abgestellt werden kann. So kann z.B. beim ersten Hinweisreiz in der Serie bereits eine Vermeidung folgen, wodurch die Wahrnehmung der weiteren Kette und des eigentlichen Angstinhaltes (Traumas) unterbunden wird. Durch wiederholtes Nichtauftreten des gefürchteten Traumas kann eine gewisse Nachlässigkeit im Vermeidungsverhalten auftreten („Löschung“), die nächsten Reize in der Serie werden „zugelassen“. Kaum werden diese nächsten Reize jedoch wahrgenommen, kommt es zu einer starken, weil noch nicht gelöschten, Angstreaktion.

Das hat dann eine allgemein stark angstinduzierende Funktion. Das Vermeidungsverhalten wird wieder verstärkt und tritt dann über längere Zeit – wie anfangs – wieder beim *ersten* der Hinweisreize auf.

Auf diese Weise wird die gesamte Serie der Hinweisreize praktisch nie „durchgearbeitet“, sondern immer nur ein, zwei Glieder dieser Kette „desensibilisiert“, um dann wieder von vorne zu beginnen. Das allmähliche Nachlassen der Angstvermeidung mit dem plötzlichen Zurückschnellen auf den Ausgangswert wird auch *Sägezahneffekt* der Vermeidung bei Serien von Angstreizen genannt. Er bietet eine Erklärung für die enorm hohe Löschungsresistenz von extremen Angstreaktionen. Gerade bei Menschen sind die Angstauslöser meist sehr komplexe Serien von Reizen oder Phantasien, die zu allmählichem Angstaufbau führen, der dann schließlich nicht mehr toleriert werden kann, wodurch es zur Vermeidung und zum Ausbruch der Serie kommt. So ist es auch verständlich, daß hier eine spontane Löschung praktisch nicht stattfinden kann. Erst durch systematische Konfrontation mit *allen* Elementen dieser Serien von Hinweisreizen bis zur Aufdeckung des (hoffentlich) ungefährlichen Angst-Schmerz-Traumas, ist eine Löschung des gesamten Komplexes möglich.

Leonhards Individualtherapie

Karl Leonhard hat in seinen bereits 1948 begonnenen Arbeiten viele Aspekte der Konfrontationstherapie entwickelt, bevor im anglo-amerikanischen Raum davon überhaupt die Rede war. Dabei hat er, zuerst noch in Frankfurt/Main, dann an der Humboldt Universität in Berlin, ein letztlich umfangreiches therapeutisches Konzept vorgestellt, das er als Individualtherapie bezeichnet. Diese Therapie besteht aus zwei großen Abschnitten. Der erste entspricht in etwa dem, was in der Verhaltenstherapie auch als graduelle in-vivo-Konfrontation bekannt ist, der zweite Teil hingegen ist eher eine Art klientenzentrierter Psychotherapie, ähnlich dem *Rogers*'schen Ansatz. Diese beiden Aspekte bietet er in einem therapeutischen Gesamtrahmen vereint, dem Patienten an.

Der *Konfrontationsteil* seiner Arbeit basiert auf den Konzepten der *Ablenkung* und der *Habituation.* Dem Patienten wird empfohlen zwanghafte Gedanken oder das *Bedürfnis* zur Ausübung von Zwangsritualen bereits in frühen Stadien zu unterbrechen und durch angenehme Erinnerungen, Vorstellungen oder Tätigkeiten zu ersetzen. *Leonhard* nimmt an, daß diese Unterbrechungen und Ablenkungen nur dann wirksam sind, wenn sie vor dem Einsetzen der Zwangsgedanken auftreten, bzw. wenn sie zum Einsatz kommen, bevor die Zwangsgedanken sich voll entfaltet haben.

Hat der Patient diese Unterbrechungen gut gelernt, werden ihm in der zweiten Phase, der sogenannten Habituationsphase, vom Therapeuten die Angstinhalte nach Möglichkeit in-vivo vorgegeben. Dabei versucht der Therapeut den Klienten von seinem Vermeidungswunsch oder dem Bedürfnis zur Ausübung der Rituale abzulenken. Die Erfahrung zeigt, daß mit fortschreitender Übung diese Aufgabe einfacher wird, und daß die Angstreaktionen, die sonst bei Blockierung der Zwangsrituale auftreten, allmählich verschwinden.

Der umfangreichere Teil der Therapie dient dann der Bearbeitung der *Biographie* des Patienten. Neben der Aufarbeitung alter Konflikte und angsterzeugender Erfahrungen werden aber auch relativ direkte Empfehlungen und Ratschläge gegeben, die allgemein größere Gelassenheit, aber auch raschere Entscheidung in Problemsituationen nahelegen. Es soll dem Patienten leichter fallen mit Ungereimtheiten des Lebens auszukommen.

Insgesamt hat *Leonhard* für diesen Therapieansatz eine relativ kurze Zeit (3 Monate) veranschlagt. Er schränkt jedoch ein, daß in dieser Zeit eine wesentliche Persönlichkeitsveränderung nicht zu erwarten ist, und daß in einer solchen Kurztherapie eine gewisse Rückfallgefahr stets besteht. Dennoch ist bei diesem Vorgehen eine positive Beeinflussung, wenigstens für die extremen Schwierigkeiten zwanghafter Persönlichkeiten zu erwarten. Und mit Hilfe einiger weniger Nachfolgesitzungen sind die Erfolge auch aufrecht zu erhalten.

Paradoxe Intention und Dereflexion

Viktor Frankls Logotherapie bedient sich unter anderem zweier Techniken, die eine gewisse Verwandtschaft zu den Konfrontationstherapien aufweisen, nämlich die paradoxe Intention und die Dereflexion.

Paradoxe Intention ist als eine Art *Symptomverschreibung* zu verstehen, mit der der neurotische Teufelskreis von Angst und Angstvermeidung unterbrochen werden soll. Wenn ein körperliches Symptom oder eine extreme, situationsunangemessene emotionale Reaktion auftritt, ist das für den Betroffenen meist bedrohlich und führt zu Angst. Er möchte dieses Symptom vermeiden. Durch diese Vermeidung und die Art des inneren Umgehens damit (z.B. Abwertung), kommt es erst recht zur Fixierung des Problembereichs. Die aktive Herbeiführung des gefürchteten Zustandes, also eine Art Verschreibung des Symptoms, unterbindet diesen Kreisprozeß und kann zum Aufhören des Symptoms führen.

Unter *Dereflexion* versteht man die Anwendung eben dieses Prinzips auf solche Störungen, bei denen das Problem nicht das Auftreten einer unerwünschten Problemreaktion ist, sondern das *Ausbleiben* der Reaktion. Es ist offensichtlich, daß dieses Vorgehen besonders bei Sexualstörungen zum Einsatz kommt, die ja häufig durch sogenannte „Hyperintentionen" mitbestimmt sind. Das verbissene Streben nach ganz bestimmten sexuellen Leistungen führt leicht zu einer Angsterwartung, die ein befriedigendes Sexualerleben ausschließt.

Die Dereflexion besteht nun darin, den jeweiligen Ist-Zustand zu akzeptieren, mit dem Partner darüber zu sprechen. Um z.B. im Sexualverkehr die Aufmerksamkeit auf den Ist-Zustand der Eigen- und Fremdwahrnehmung zu lenken, wird auch empfohlen, vorübergehend auf die vollständige Abwicklung des Sexualverkehrs zu verzichten, bzw. es wird dieses sogar „therapeutisch" untersagt. Als Ergebnis dieser Maßnahmen soll sich die Fähigkeit, eigene Lustgefühle, die Attraktivität des Partners, die eigenen sexuellen Wünsche, wahrzunehmen, wieder entwickeln. Das ist eine der Voraussetzungen für ein befriedigendes Geschlechtsleben.

Es wäre unvollständig bei den Berichten über die Anfänge der Konfrontationstherapie nicht auch *Sigmund Freud* zu erwähnen. Der Hinweis stammt von Herrn Prof. *Becker* (Wien), der auf die gesammelten Werke, Bd. 12, aus 1917 und 1920, S. 1919, verwies: „Man wird kaum einer Phobie Herr, wenn man abwartet bis sich der Kranke durch die Analyse bewegen läßt, sie aufzugeben. Man kann anders vorgehen. (Den Klienten) bewegen . . . auf die Straße zu gehen und während dieses Versuchs mit der Angst zu kämpfen".

2.3.2 Die wesentlichen Elemente heute verwendeter Formen der systematischen Konfrontation

Wesentlich ist, daß die graduelle Konfrontation mit der Angst kein isoliertes Programm darstellt, sondern ein Bestandteil eines komplexen therapeutischen Vorgehens ist, das der Gesamtpersönlichkeit und der Konfliktlage eines Patienten gerecht wird. Im Zuge der Konfrontation mit manifesten Ängsten lassen sich viele, für den Patienten typische Verhaltensmuster aufgreifen, ihre Beziehung zu vergangenen Erfahrungen herstellen, und dabei sowohl die Bewältigung aktueller Probleme wie auch die Vergangenheitsbewältigung fördern. Kern des Vorgehens ist jedoch stets, daß während der graduellen Annäherung an verschiedenen Angstintensitäten und Angstinhalte, der Patient seine üblichen Vermeidungsrituale nicht einsetzt. Egal ob dies nun äußere oder innere Formen des Vermeidens, wie kognitive Ablenkung, Verdrängung und Verleugnung etc. sind.

Dies geschieht indem dem Klienten zuerst einmal seine verschiedenen Vermeidungsmöglichkeiten, seine Vermeidungstrickkiste aufgezeigt wird. Erst dann wird ihm angeboten ihm bei der Blockierung dieser Vermeidungstricks behilflich zu sein, wobei er aber letztlich stets die Kontrolle über diese Vermeidung behält. Natürlich wird auch keine körperliche Gewalt gegen den Willen des Klienten eingesetzt. Im Gegenteil, es hat sich sogar herausgestellt, daß wenn auf dem Höhepunkt einer besonders intensiven Angsterfahrung der Klient den Wunsch nach Vermeidung äußert und dem Nachgegeben wird, daß er nachher die Folgen dieser Unterbrechung eher als einen Mißerfolg erlebt und beim nächsten Versuch doppelt motiviert ist, die Konfrontation zu ertragen.

1. Graduelle Annäherung oder plötzliche Konfrontation

Die Mehrzahl der Untersuchungen deutet darauf hin, daß die graduelle Annäherung an den Hauptinhalt der Angst der plötzlichen Konfrontation mit diesem Inhalt vorzuziehen ist. Mit gradueller Annäherung ist gemeint, daß man in der Angsthierarchie allmählich, Schritt für Schritt vorgeht. Dabei wird aber, im Gegensatz zur systematischen Desensibilisierung, die Vermeidungsmöglichkeit blokkiert. Graduelle Annäherung verleitet manche Klienten eher dazu, um die Schwierigkeit der Aufgaben zu verhandeln. Dadurch kann sich die Behandlung selbst in die Länge ziehen, manchmal auch an eben diesen Verhandlungen steckenbleiben. Genau dieses Verhalten aber kann dem Klienten rückgespiegelt werden. Es können die Parallelen zur Alltagssituation gesucht und die Funktion dieses Verhandelns aufgedeckt werden. Selbst wenn die konkrete Durchführung der Konfrontationsaufgaben dadurch mühsamer wird, ist es doch wichtig, den Klienten an einem Kompromiß zwischen Schwierigkeit der Aufgabe und seinen Vermeidungstendenzen mitarbeiten zu lassen.

Ein Nachteil der plötzlichen Konfrontation ist, daß das Therapeut-Patient-Verhältnis für diese Art von Arbeit extrem belastbar sein muß, was in einem frühen Stadium der Therapie häufig nicht der Fall ist. Die Wahrscheinlichkeit zu Panikreaktionen und dem Fernbleiben des Patienten sind verhältnismäßig hoch. Darüber hinaus ist die Lernsituation insofern unrealistisch, als der Patient auf sich selbst gestellt diese Schritte wahrscheinlich kaum in Angriff nehmen wird, sondern eher von der Strategie bei gradueller Annäherung profitieren kann. Es ist so, daß bei plötzlicher Konfrontation häufig dramatische Erleichterungseffekte erzielt werden, diese sind jedoch mehr einer Abreaktion als einem tatsächlichen Lösen des Angstkomplexes zuzuschreiben. Abreaktionseffekte sind jedoch nicht von allzulanger Dauer.

2. Konfrontation in der Vorstellung oder Konfrontation in der Realität

Viele unserer Ängste werden durch Vorstellung ausgelöst und es ist daher naheliegend, die Konfrontation mit diesen Ängsten auch in der Vorstellung erfolgen zu lassen. Die Voraussetzung ist jedoch, daß die Vorstellungsfähigkeit des Klienten sehr gut ist, was nicht selbstverständlich ist, und daß er diese Fähigkeit auch in den kritischen Momenten einsetzt, was noch viel weniger selbstverständlich ist.

Ein kurzer Test der Vorstellungsfähigkeit ist daher vor der Entscheidung für die Konfrontation in der Vorstellung oder in der Realität sinnvoll. Grundsätzlich gilt jedoch, daß nach Möglichkeit ein Konfrontationsprogramm zuerst in der Vorstellung und anschließend mit möglichst ähnlichen Übungen „life“ (in-vivo) erfolgen soll. Im allgemeinen ist es nämlich so, daß in beiden Erfahrungsmodalitäten spezifische Angstauslöser gelernt wurden, die es nun gilt, in eben diesen Modalitäten zu entschärfen.

Es kann z.B. sein, daß Ängste in der Vorstellung erfolgreich gelöst wurden, dieser Umstand aber noch keinen Effekt auf die Angstreduktion bei realen Auslösern gezeigt hat. Und ebenso kann es im umgekehrten Fall sein, daß die Angstreduktion in der Realität erfolgreich war, daß jedoch die Vorstellungstätigkeit des Patienten nach wie vor angststeigernd ist und über diesen Prozeß, trotz erfolgreicher in-vivo-Übungen, die Angstreaktionen stets wieder neu aufgebaut werden.

Sofern es die Art des Angstinhaltes erlaubt, ist somit ein stufenweiser Aufbau zu empfehlen, wobei zuerst Konfrontationen in der Vorstellung und dann Konfrontationen in der Realität erfolgen. Es wird Angstinhalte geben, bei denen die in-vivo-Konfrontation nicht ohne weiteres durchzuführen ist. In diesem Fall bleibt keine andere Wahl als auf die eigene Vorstellungsarbeit zurückzugreifen. Dabei ist zu beachten, daß die Vermeidungsprozesse, die in der Vorstellung einsetzen können, häufig besser kaschiert und schwerer zu blockieren sind. Die gute Kooperation des Klienten ist hierbei besonders wichtig.

3. Die Dauer der Konfrontation

Eine Vielzahl von Parameterstudien wurde durchgeführt um die optimale *Dauer* der Konfrontation mit Angstinhalten und auch die günstigste Verteilung der Übungen zu finden. Die Ergebnisse lassen jedoch keine Entscheidung bezüglich einer bestimmten Zeitspanne zu. Vielmehr ist von Fall zu Fall zu entscheiden, welche Dauer an Konfrontation notwendig ist. Grundsätzlich gilt aber, daß die Dauer nicht abhängig gemacht werden soll von der Entscheidung des Klienten, etwa wenn ihm die Angstintensität zuviel wird. Sie sollte zumindest so lange erfolgen, bis ein erstes Absinken bzw. Gleichbleiben der Angstintensität zu beobachten ist. Am günstigsten ist es, bis zu einer Art Hingabe des Patienten an die Angsterfahrung zu arbeiten, d.h., er hört auf die Angst zu bekämpfen und mit sich und dem Therapeuten um eine Beendigung der Konfrontation zu ringen. Diese Hingabe kann von dem Klienten auch formuliert werden, wobei der Therapeut Formulierungshilfe geben kann. Diese Aussage sollte beinhalten, daß die unangenehme Qualität der Angsterfahrung nicht beschönigt, sondern voll wahrgenommen wird, daß aber der Ist-Zustand in dieser Erfahrung bewußt angenommen wird.

Es gibt eine Reihe von Untersuchungen, die Evidenz dafür liefern, daß abrupte Beendigung einer Konfrontation zum Zeitpunkt ansteigender Angst oder höchster Angstintensität das Angstproblem eher verstärkt denn abschwächt. Dann gibt es aber auch hier vereinzelt Gegenbeispiele, etwa daß Patienten den Abbruch der Übungen grundsätzlich selbst bestimmen und dennoch, obwohl sie zu einem aus theoretischer Sicht ungünstigen Zeitpunkt aufhören, Fortschritte machen. Grundsätzlich gilt aber, daß die *Angstintensität* ein wichtiger Indikator für die zeitliche Begrenzung der Übung ist.

Noch ein Wort zur Bedeutung hoher Angstintensität bei den Konfrontationsübungen. Es stimmt nicht, daß hohe Angstintensität vorkommen muß, um eine bessere Angstlösung zu finden. Wichtig ist die bewußte Wahrnehmung der Situation und der dabei auftretenden körperlich-sensorischen und emotionalen Erfahrung, sowie der mit diesen verbundenen kognitiven Prozesse.

4. Wiederholungen

Die Ungeduld der Patienten und häufig auch der Therapeuten geht manchmal davon aus, daß eine einmal gemachte intensive Angsterfahrung ohne Vermeidung so etwas wie ein Durchbruch sei und von nun an alle Probleme sich von selbst lösen würden. Richtig ist vielmehr, daß jeder Schritt erarbeitet und durch ständige Wiederholung gefestigt werden muß. Es ist wichtig auch die leichteren, bereits bewältigten Schritte häufig zu wiederholen und auf diese Weise eine breite Basis für die sogenannten „Top-Items" zu schaffen. Die Erfahrung der erfolgreichen Angstbewältigung ist für den Klienten selbst sehr beeindruckend und verstärkend, er neigt dazu, diese Erfahrung überzubewerten und weitere Übungen zu vernachlässigen.

Für die Generalisation des Erreichten in die Alltagssituation sind Wiederholungen unter leichter Variation der Übungen in eben diesen Situationen unerläßlich, vermutlich sogar wichtiger als die vorübergehende Konfrontation mit dem Hauptauslöser der Angst. In diesem Zusammenhang ist es auch sinnvoll, den Patienten über einige lernpsychologische Prinzipien der „Generalisation konditionierter Reaktionen" aufzuklären. Er soll eine Denkhilfe haben, die seine Aufmerksamkeit auf diesen Lernschritt richtet, und auf diese Weise der Rückfallgefahr selbst vorbeugen.

5. Sitzungsverteilung

Sowohl aus verschiedenen Erprobungen in der Praxis wie auch aus Parameterstudien ist einiges über den Effekt verteilter oder massierter Anordnung der Therapiesitzungen bekannt. In Übereinstimmung mit allgemein-lernpsychologischen Erfahrungen ist die verteilte Übung grundsätzlich dann günstiger als die massierte, wenn für die Übungsfortschritte keine „*qualitativen* Sprünge" mehr gefordert sind. Das heißt, daß eine Fertigkeit erworben ist, jedoch noch weiter ausgefeilt und verfestigt werden muß. Ist jedoch der Lernerfolg davon abhängig, daß etwas qualitativ Neues abgeschlossen, also ein qualitativ neues Stadium erreicht wird, dann ist es sinnvoll solange zu arbeiten, bis dieses Stadium tatsächlich erreicht ist. Ist das nicht möglich, sollen die Lernschritte in Zwischenstadien aufgeteilt werden, die in sich einen Abschluß bilden.

Das wird unmittelbar einsichtig, wenn man an das Erlernen von ganz bestimmten kognitiven Fertigkeiten denkt, etwa Dividieren. Man kann zwar zuerst Bausteine einüben, dann aber ist es wichtig die ganze Rechenoperation darzulegen um diese dann zu wiederholen. Ähnlich ist es in der Behandlung von phobischen Ängsten. Es hat sich erwiesen, daß eine *massierte Darbietung* von Konfrontationen dann förderlich ist wenn es gilt, ein bestimmtes Ziel in der Angstbewältigung zu erreichen, nämlich das sogenannte Top-Item wenigstens einmal erfolgreich bewältigt zu haben. Dabei ist es sinnvoll einwöchige, unter Umständen zwei- oder dreiwöchige *Intensivphasen* einzubauen, in denen der Patient nicht nur die üblichen 50 Minuten Sitzungen erhält, sondern täglich zwei, drei Stunden arbeitet. Sitzungen können dabei auch zweimal am Tag stattfinden. Dieser Intensivblock mit seiner massierten Form der Konfrontation soll in eine längere Serie von verteilten Sitzungen eingebettet sein.

Vor den Intensivphasen ist es günstig den Patienten mit ersten Übungen auf diese Arbeit vorzubereiten, etwa durch leichtere in-vivo-Übungen, das Vermitteln von Entspannungsübungen, die Erläuterung der Therapierationale und die entsprechenden diagnostischen Erhebungen. Nach der Intensivphase empfiehlt es sich, die weitere Generalisation der erreichten Angstbewältigung in verteilten Sitzungen, etwa ein- bis zweimal wöchentlich auszubauen. Die Häufigkeit dieser Sitzungen kann später weiter abnehmen, um den Therapeutenkontakt allmählich auszublenden.

Es hat sich außerdem bewährt in gewissen Abständen, etwa Halb- oder Jahresabständen, eine Auffrischungssitzung einzuplanen, auch ohne akuten Anlaß eines Rückfalles.

Intensivblocks sind für den Patienten sehr anstrengend und es ist sinnvoll, ihn für diese Phase aus dem üblichen Lebenskontext herauszunehmen. Selbst dann, wenn er am Therapieort wohnhaft ist, empfiehlt es sich, ihn für diese Zeit stationär zu behandeln, bzw. in einem Hotel oder einer Pension einzuquartieren. Er benötigt außerhalb der Konfrontationssitzungen viel Ruhe, um die Erfahrungen zu verarbeiten. Er soll auch hinreichend frei von Tagesroutinen sein, um die durch die intensive emotionale Erfahrung stimulierten Prozesse bewußt wahrnehmen oder aufarbeiten zu können.

Für die verteilten Sitzungen hingegen ist es wichtig, daß der Patient in seinem Alltagsbereich bleibt, und so die Anwendung der Erfahrung aus den Sitzungen tatsächlich zu Hause vornehmen kann. Zu lange Abschirmung aus dem üblichen Lebensraum hat sich als ungünstig erwiesen, zumal bei Rückkehr in die alten Lebensbedingungen häufig die im Schonraum der Isolation erarbeiteten Fortschritte zusammenbrechen.

Im Falle massiver Zwangshandlungen hat sich Einsatz von richtigen „home-treatments“, Behandlungen zu Hause, bewährt (*Röper,* 1976).

6. Kognitive Unterstützung

Die kognitive Therapie der Angst ist mittlerweile ein eigener therapeutischer Ansatz geworden. Im Rahmen der Konfrontationstherapien haben kognitive Maßnahmen ein besonderes Gewicht. *Emmelkamp* (1977) hat die Kombination kognitiver Therapien mit in-vivo-Konfrontation speziell bei Agoraphobien untersucht und gefunden, daß diese Form der Behandlung sehr effektiv ist. Angesichts dieser Bedeutung ist dem Ansatz ein eigener Abschnitt gewidmet. Deshalb seien nur kurz die wesentlichen Aufgaben der kognitiven Unterstützung in der Konfrontationstherapie zusammengefaßt.

A. Die Förderung angstunspezifischer Kompetenz bei der Streßbewältigung.
B. Das Bewußtmachen angststeigernder Gedanken*inhalte* (Kognitionen).
C. Das Bewußtmachen angststeigernder Gedanken*prozesse* (Modulationen der kognitiven Vorgänge, etwa Verschieben der Aufmerksamkeit in Focus und Sinnesmodulatät, Unterbrechung ablaufender Vorgänge).
D. Förderung von Kognitionen, die sowohl in der Vorstellung wie auch in der Realität der Angstlösung dienen.

Bei dem erstgenannten Ziel (A) geht es darum, die Belastbarkeit des Patienten unspezifisch zu fördern, d.h. seine Fähigkeit unterstützen, sich gegen Belastung aufzurichten. U.a. soll das eine kämpferische Einstellung gegenüber Belastungen mobilisieren. Diese Fähigkeit wirkt sich auch gegenüber Angstbelastungen positiv aus. Damit einher geht eine Änderung des Selbstkonzeptes, die weg von Inkompetenz und Hilflosigkeit gegenüber Angstanfällen und hin zu einer erhöhten Kompetenz im Bewältigen von schwierigen Situationen, insbesondere Angstsituationen führt.

Das unspezifische Selbstbewältigungstraining wird üblicherweise mit physischen oder sensorischen Belastungen durchgeführt, die in keinem unmittelbaren Zusammenhang mit Angstauslösung stehen. Erst allmählich werden diese Belastungen in Verbindung mit Angstauslösern eingesetzt, um auf diese Weise die aktive Bewältigung auch des Angststresses zu unterstützen (*Butollo* u. *Mittelstaedt,* 1977).

Die nächsten beiden Ziele (B und C) dienen der Förderung der Selbstwahrnehmung in Hinblick auf die *Funktion* der eigenen Gedankentätigkeit. Dabei geht es nicht nur um die Gedankeninhalte, sondern auch um den Denkvorgang an sich. *Wie* machen wir uns Probleme? Es ist richtig, daß die Gedankeninhalte, z.B. Katastrophenphantasien, eine angststeigernde und damit phobienerzeugende Funktion haben können. Aus diesem Grunde muß mit diesen Angstinhalten auch gearbeitet werden. Gleichzeitig ist es jedoch wichtig, die Funktion der kognitiven Prozesse selbst, und nicht nur deren Inhalte, anzusehen. Welche Funktion haben Ablenkungen, welche Formen der Ablenkung werden gewählt, welche Formen der Unterbrechung von ablaufenden Gedanken oder Wahrnehmungen werden gewählt etc.?

Es ist sinnvoll diese Prozesse zu identifizieren und unter Umständen damit zu experimentieren, d.h., daß man zu dieser *Selbsterfahrung* der eigenen kognitiven Prozesse auch eine Art *Kontrolle* über diese Prozesse erwirbt.

Das letzte der angegebenen Ziele (D) ist die Vorbereitung von kognitiven Haltungen und Prozessen, die den bisherigen Mechanismus der Angstblockierung und indirekten Angstfixierung auflösen und eine allmähliche Löschung des Angstkomplexes ermöglichen. Dabei geht es wieder darum, daß hier ganz bestimmte Gedankeninhalte, aber auch gedankliche Vorgänge hilfreich sind, also etwa der Gedankeninhalt der eigenen Bewältigungsmöglichkeit, der genauen Einschätzung der tatsächlichen Fähigkeiten und der nichtvorhandenen Kompetenzen. Sie sind für eine realistische Planung der Problembewältigung, aber auch die bewußte Steuerung der internen, also kognitiven Angstvermeidung notwendig. Wichtig dabei ist das Erkennen und Verändern derjenigen Selbst- und Fremdaussagen, durch die das Angstproblem erst geschaffen wird.

Diese verschiedenen Formen der kognitiven Unterstützung können sowohl direkt geübt oder auch im Gespräch vermittelt werden. Letztlich geht es darum, daß der Klient, wenn er die entsprechenden Prozesse an sich selber wahrgenommen hat, durch ad-hoc-Übungen und -Veränderungen in den Situationen einen langfristigen *Lernprozeß in Gang* setzt, der für die dauerhafte Lösung seiner Ängste erforderlich ist.

7. Biographisches Material

Vermutlich hat jede Art von therapeutischem Kontakt, besonders aber die intensive Beschäftigung mit manifesten Ängsten die Eigenschaft, daß alte, bisher nicht bewußt gewesene Erfahrungen und auch Emotionen wieder bewußt werden. Gerade die Konfrontation mit intensiver Angst hat auch so etwas wie eine emotionale Lockerung zur Folge. Sie führt unter anderem zu häufigerem Auftreten von Emotionen, die in Verbindung mit Erinnerungen an die Vergangenheit auftreten. Das so zu Tage geförderte Material, seien es Phantasien, Erinnerungen oder Träume, ist sehr wichtig für die kognitiv-emotionale Einordnung des gesamten therapeutischen Geschehens.

Es wäre falsch, etwa aus einem engen verhaltenstherapeutischen Ansatz her, diese Information zu ignorieren anstatt bei der Verarbeitung behilflich zu sein. Im Gegenteil, es ist notwendig gedankliche Querverbindungen zwischen den akuten Manifestängsten und den alten Erfahrungen zu fördern, und so dem Klienten auch sein dynamisch-psychologisches Verständnis seiner Behinderung nahezubringen.

So gibt es z.B. kaum eine agoraphobische Frau, die nicht Konflikte aus ihrer Kindheit, speziell im Kontakt zum Vater, verbirgt. Meist sind es Erfahrungen, die entweder manifest oder zumindest stark latent erotisch gefärbt waren, und vermutlich von Seiten des Vaters strikt geleugnet wurden. Es ist dabei nicht selten, daß der so geleugnete Konflikt durch besonders strenges Erziehungsverhalten, unter Umständen sogar körperliche Züchtigung, kaschiert wurde. Der Annäherungs-Vermeidungs-Konflikt mit diesen ersten erotischen Kontakten des Kindes hat die weitere Entwicklung der Persönlichkeit vermutlich mitgeprägt. Ob – in Übereinstimmung mit der psychoanalytischen Theorie – dieser Umstand die Phobie verursacht, ist bislang nicht bestätigt.

Bei der Bearbeitung der möglichen Zusammenhänge von frühkindlicher Sexualität und Angstentwicklung wird dann häufig auch das akute Partnerverhalten zum Gegenstand der Aufmerksamkeit in der Therapie. Auch hier gibt es Parallelen zwischen dem Angstvermeidungsverhalten in manifesten Situationen und den latenten Beziehungsproblemen. Diese Arbeit führt dann meist über den klassischen Rahmen des verhaltenstherapeutischen Ansatzes hinaus, wenn er auch theoretisch sehr wohl in einem lernpsychologischen Kontext interpretiert werden kann. Der in unserem Institut entwickelte Ansatz des *Erfahrensorientierten Lernens* hat hier ausgiebige Anleihen bei erfahrensorientierten Therapieformen, vor allem der Gestalttherapie und der Körperpsychotherapie genommen. Darüber jedoch mehr in einem eigenen Abschnitt.

8. Generalisation: Selbststeuerung der Konfrontation durch den Patienten

Der lernpsychologische Ansatz in der Therapie birgt in sich das Konzept, daß der Patient zum Experten in seiner eigenen Problematik ausgebildet und letztlich in der Lage sein soll sich selbst „in Therapie zu nehmen". So ist es notwendig, daß er die therapeutischen Prinzipien erlernt, an sich selbst anwenden kann, und damit, zuerst unter der Aufsicht des Therapeuten, dann zunehmend allein, in die Alltagssituation geht, und sich den jeweilig gegebenen Angst- und Lebenssituationen stellt. Diese aktive Generalisation des unmittelbaren Therapeutenverhaltens durch Selbststeuerung der Konfrontation bedarf jedoch der systematischen Anleitung. Dabei kann schriftliches Material hilfreich sein („Manuale", Selbsthilfeanleitungen). Es ist wichtig festzuhalten, daß mit dem Erfolg der Generalisation das Langzeitergebnis der Therapie steht und fällt. Ohne Übernahme der Therapieprinzipien in das Bewußtsein und das Handeln des Patienten ist eine bleibende Lösung der Angstproblematik nicht zu erwarten.

9. Indikation

Die beschriebene Form der Konfrontationstherapie ist bei verschiedensten Formen von Ängsten indiziert, vor allem bei solchen Ängsten, in denen konkrete Angstauslöser *real* „in der Außenwelt" des Patienten gegeben sind. Das betrifft vor allem multiple Phobien, Agora/Klaustrophobien, Tier-, Höhen-, Körper- und

Krankheitsphobien, um nur einige zu nennen. Schwieriger ist es bei sehr diffusen Ängsten, Zukunftsängsten, sogenannten freiflottierenden Existenzängsten und Beziehungsängsten. Hier haben einige Studien darauf hingewiesen, daß eine Erweiterung des Verfahrens notwendig ist. Diese Erweiterung, vor allem für den Bereich der Beziehungsängste, wurde durch die Einbeziehung des gestalttherapeutischen Ansatzes an unserem Institut seit einigen Jahren erprobt und ein brauchbarer Ansatz dafür entwickelt. Dieser Ansatz wird in einem späteren Kapitel ausführlich erörtert. Bleibt man im Rahmen des verhaltenstherapeutischen Konzeptes, so ist auch hier für die Sozial- und Beziehungsängste das Verfahren des Trainings sozialer Fertigkeiten (Selbstsicherheitstraining, social-skills-training) nachweisbar wirksamer als diese Form der im Einzelfall durchgeführten Angstkonfrontation. Im Rahmen verhaltenstherapeutischer Gruppenverfahren finden zwar auch systematische Konfrontationen statt, jedoch in einem anderen therapeutischen Gesamtkontext.

10. Effektivität

Neben einer Vielzahl von Analogstudien, Therapieanalogstudien und Studien mit sehr selegierten Stichproben, liegen im deutschen Sprachraum zwei größere Studien an klinischen Populationen vor (*Bartling, Fiegenbaum* u. *Krause,* 1980; *Butollo, Burkhardt, Müller* u. *Himmler,* 1978; *Butollo,* 1979). Die Bochumer Studie untersuchte den Erfolg und den Behandlungsverlauf zweier Variationen einer Reizüberflutungstherapie. Es wurde unmittelbare Konfrontation mit gradueller Konfrontation im Hinblick auf das Endergebnis und auf den Verlauf der Therapie verglichen. Das Programm selbst bestand aus vier Phasen: einer diagnostischen Phase, einer kognitiven Vorbereitungsphase, einer Phase des Intensivtrainings und einer Selbstkontrollphase. Die diagnostische Phase beinhaltete Explorationen in einem teilstandardisierten Interview, einem Fragebogen und einem Test, und erstreckte sich über mehrere Sitzungen. Die kognitive Vorbereitung bestand darin, daß den Klienten die Züge der Angsttheorie dargestellt und die Therapieprinzipien erläutert wurden. Gleichzeitig wurde versucht die Erfolgserwartung positiv zu beeinflussen und eine Art vertragliche Kontrolle über die Mitarbeit in der Therapie zu etablieren (Therapievertrag). Das sollte die Wahrscheinlichkeit eines Therapieabbruches reduzieren.

Das Intensivtraining wurde von den Autoren wie folgt beschrieben: „Kernpunkt des Programms war das dreitägige Intensiv-Training. Im folgenden möchten wir die Elemente des Behandlungsprogramms erläutern.

a) Nach dem Prinzip der Reizüberflutung bestand unser therapeutisches Vorgehen aus einer direkten Konfrontation mit den angstauslösenden Reizen oder Situationen. Durch Verhinderung von Flucht- und Vermeidungsverhalten konnte sich der Klient dieser Konfrontation nicht entziehen und blieb den phobischen Reizen ausgesetzt, bis das Erregungsniveau wieder abgeklungen war. Während des ersten und zweiten Tages des Intensivtrainings wurde seitens des Therapeuten starke Fremdkontrolle ausgeübt, um den Klienten das Aufsuchen und Verbleiben in den Situationen zu erleichtern.
b) Die Behandlung wurde als massierte Übung durchgeführt, die an drei aufeinanderfolgenden Tagen mit jeweils sechs Stunden Training (plus eine halbe Stunde Pause) stattfand. Vorerfahrungen aus individuellen Einzelbehandlungen sowie Hinweise von *Ullrich de Muynck* und *Ullrich* ließen erwarten, daß

es besonders effektiv ist, das Training an aufeinander folgenden Tagen durchzuführen. Während des *Intensiv-Trainings* sollten soviel angstbesetzte Situationen wie möglich aufgesucht und geübt werden.

c) Die Art der Konfrontation war eine reine in-vivo-Darbietung der phobie-relevanten Reize.

d) Die emotionale Aktivierung des Klienten wurde nicht gezielt beeinflußt, d.h. die Therapeuten sollten die Erregung des Klienten weder bewußt erhöhen noch niedrig halten. Grundsätzlich sollte während der Konfrontationssituation nicht gesprochen werden. Nur wenn der Klient offensichtlich Ablenkungsstrategien zur Angstreduktion einsetzt, kann der Therapeut ihn auffordern, sich nicht abzulenken.

e) Die Dauer der Konfrontation in den einzelnen Übungssituationen wurde nicht standardisiert, da nicht zu erwarten ist, daß die Geschwindigkeit der Angstreduktion bei verschiedenen Klienten und Reizen identisch ist.
Statt einer vorherigen Festlegung der Darbietungsdauer wählten wir als Abbruchkriterium für eine Übungssituation das deutliche Absinken der Angst, das wir mit Hilfe von vier Kriterien operationalisierten:
   1. Absinken der angstanzeigenden Werte der Befindlichkeitsliste (BL),
   2. Rückgang der mit einer automatischen Registriereinrichtung erhobenen Pulsfrequenzwerte des Klienten auf die Ausgangsbasis (nur bei Abwesenheit externer „Störbedingungen" wie Bewegung sinnvoll),
   3. Eigeneinschätzung des Klienten,
   4. Fremdeinschätzung durch die beiden Therapeuten.

   Die Entscheidung für die Beendigung der Situation traf grundsätzlich der Therapeut; erst in der Phase der Selbstkontrolle übernahm der Klient dies. Zweifellos gingen dabei subjektive Urteile der Therapeuten ein, was in der Problematik von Angstindikatoren und deren Messung begründet ist. Eine standardisierte Übungsdauer stellt aber keineswegs eine sinnvolle Alternative dar, da dabei die Gefahr besteht, daß eine Situation beim Erregungshöhepunkt abgebrochen wird. Eine Neukonditionierung der Angst wäre eine mögliche Folge.

f) Die Auswahl der Übungssituationen richtete sich nach der individuellen Problematik des Klienten. Ausgangsbasis waren die in der Exploration gesammelten Problemsituationen und deren Einschätzung der Stärke der Angst in einer Situation: Werte zwischen 0 und 100. Aus dem im vorigen Absatz Gesagten wird deutlich, daß nur solche Übungen in Frage kamen, die beliebig lange bestehen und sich nicht von selber beenden (wie es z. B. bei einer Kinovorstellung (normalerweise) der Fall wäre.)

g) Die Anzahl der geübten Situationen eines Klienten variierte entsprechend der Zeitdauer, die für die einzelnen Übungssituationen bis zur Angstreduktion benötigt wurde, und den Anfahrtzeiten zu den Übungen.

h) Durch die unterschiedlich lange Vorbereitungs- oder Anfahrtszeit zu den Übungssituationen unterschied sich ebenfalls die „echte" Gesamt-Übungszeit (d.h. die Summe der Zeiten, die ein Klient in den Angstsituationen verbrachte). Gegen eine mögliche Standardisierung der „echten" Übungszeit sprachen zwei Gründe:
   – Durch die Festlegung auf dreimal sechs Stunden Training war für alle Klienten die Zeitdauer des Kontaktes mit ihren Therapeuten identisch. Damit wurde eine bedeutsame intervenierende Variable gleich gehalten.

– Zum zweiten mußte berücksichtigt werden, daß nicht nur das Verbleiben in einer Übungssituation zur Angstreduktion führt, sondern auch (vgl. hierzu *Hull*'s Konzept der reaktiven und konditionierten Hemmung, 1943) die abnehmende körperliche Reaktionsfähigkeit eine entscheidende Variable für die Schnelligkeit der Erregungsreduktion darstellen kann. Sie sollte durch die identische Trainingszeit von sechs Stunden annähernd gleich gehalten werden.

i) Zur Stabilisierung der neuerworbenen Reaktionen wurde das Prinzp des „Überlernens" eingesetzt. Der Klient übte wiederholt bereits angstfreie Situationen, vor allem die ehemals hauptphobischen. Dies sollte schon während der Intensivtherapietage geschehen und erfolgte verstärkt während der Selbstkontrollzeit und der Stabilisierungsphase. Jeder Tag begann mit einer Vorbesprechung. Es wurden noch einmal die wesentlichen Prinzipien der Therapie erläutert und die für die Auswertung notwendigen Messungen vorgenommen. Zur Vermeidung zu hoher Grade von Erwartungsangst informierten die Therapeuten den Klienten erst 5–10 Minuten vorher über die nächste Übungssituation. Nach jeder Übung besprachen die Therapeuten mit dem Klienten seine Erfahrung und erläuterten sie anhand der Therapieprinzipien. Dies scheint uns von entscheidender Bedeutung für die Veränderung der Erwartungen an die (ehemals) angstauslösenden Situationen sowie die Festigung der neuen Bewältigungsstrategien. Am Ende jedes Tages folgte dann eine Nachbesprechung der Gesamterfahrungen, verbunden mit Überlegungen für den oder die nächsten Übungstage.
Erst dann konnte die Detailplanung für den nächsten Tag erfolgen." (*Bartlin, Feigenbaum* u. *Krause,* 1980, S. 94–96).

Die Selbstkontrollphase bestand im Wesentlichen darin, daß die selben Übungen wie in der Intensivphase weiter fortgeführt wurden, diese jedoch von dem Klienten selbst geplant und durchgeführt wurden. Nach dem dreitägigen Selbstkontrollprogramm kam es noch einmal zu einem Kontakt zwischen Klient und Therapeut, wo Erfahrungen der Selbstkontrollphase besprochen worden sind, und die Therapie insgesamt geschlossen wurde.

Es gab also zwei Experimentalgruppen und eine Wartekontrollgruppe, wobei die Experimentalgruppen aus je 20 Klienten bestand. Die Klienten hatten multiple Situationsphobien und wurden nach Parallelisierung in eine der beiden Versuchsgruppen eingeteilt. Die eine Versuchsgruppe erhielt unmittelbare Konfrontation, mit der Besonderheit, daß zunächst alle Situationen mit hohen Angstgraden ausgewählt und beim Beginn der Intervention verwendet worden sind. Bei der graduierten Konfrontation hingegen wurde mit den Situationen begonnen, die nur wenig Angst auslösten um dann allmählich zu den schwierigeren Aufgaben (Top-Items) vorzustoßen.

Beide Gruppen zeigten gegenüber der Kontrollgruppe signifikante Verbesserungen in der erwarteten Richtung, nämlich in einer Reduktion der situationsspezifischen Angst. Dieser Effekt zeigte sich auch in nichtspezifisch behandelten Variablen, also auch in Merkmalen der Persönlichkeit (FPI), der sozialen Angst und Unsicherheit, und der intrapersonellen Kommunikation.

Der Unterschied zwischen den beiden Hauptversuchsgruppen war nicht sehr deutlich, es zeigte sich jedoch, daß die Gruppe mit unmittelbarer Konfrontation eine größere Stabilität des Behandlungsergebnisses aufwies. Die Autoren selbst kommen auf Grund ihrer Erfahrungen zu dem Standpunkt, daß auf Grund der

Therapieeffekte und vor allem deren Stabilität eine gewisse Präferenz für die Behandlung mit unmittelbarer Konfrontation abzuleiten ist, da

1. die Klienten mit graduierter Konfrontation im Verlauf der Therapiezeit die ungünstigeren Werte aufwiesen, und
2. die kognitiven Umbewertungen der Angstreize, unterstützt durch das Erleben großer Dissonanz, und das Ausmaß der Erfolgserlebnisse in der Gruppe mit unmittelbarer Konfrontation stärker waren.

Dieses Ergebnis der Bochumer Gruppe ist allerdings auf dem Hintergrund des Versuchsplanes zu sehen, der wenig Raum ließ für die Arbeit mit dem Klienten an seinem Widerstand in der graduierten Konfrontation. Der Hinweis, daß die graduierte Konfrontation das Vermeidungsverhalten und Verhandlungen über die Schwierigkeit der Aufgaben eher fördert, ist nur so zu verstehen. Es wurde zuvor erwähnt, daß genau dieser Punkt entscheidend ist, um mit dem Klienten diesen Prozeß deutlich sichtbar zu machen und ihn positiv zu beeinflussen. Die persönliche Präferenz der Autoren läßt sich durch ihre Daten nicht begründen.

Die *Münchner Studie* zielte in erster Linie auf Klärung der differentiellen Indikation von in-vivo-Therapie und Selbstinstruktion. Der Untersuchungsplan sah die Systematische Kontrolle folgender Faktoren vor.

1. Art der psychologischen Therapie: Das gesamte Therapieprogramm erhielt neben den für alle Gruppen gleichbleibenden Maßnahmen je nach Versuchsbedingung auch ein spezifisches Selbstinstruktionstraining (SIT) und in-vivo-Behandlung (vier Versuchbedingungen: SIT^+ in-$vivo^+$; SIT^- in-$vivo^+$; SIT^+ in-$vivo^-$; SIT^- in-$vivo^-$).
2. Kombination mit einem Beta-Rezeptorenblocker:
   Vier verschiedene Bedingungen wurden gegenübergestellt:
   a) psychologische Therapie (PT) allein
   b) PT und Beta-Rezeptorenblocker (Bupranolol)
   c) PT und Placebo
   d) Warteliste-Kontrollgruppe
3. Kontrolle der Art der dominierenden Angststörung:
   Zu diesem differential-indikatorischen Aspekt wurden drei große Gruppen gebildet, die hinsichtlich ihrer Therapieansprechbarkeit generell und im Hinblick auf ihre Wechselwirkung mit den beiden anderen kontrollierten Versuchsfaktoren untersucht wurden: Agora/Klaustrophobie, Sozialängste sowie körperbezogene bzw. gegenstandslose Ängste. (Während sich die ersten beiden Gruppen trotz Überlappung relativ leicht bilden ließen, stellte sich die dritte Gruppe später als zu heterogen heraus. Körperreaktionen als Angstauslöser scheinen doch zu völlig anderen Erscheinungsformen der Angststörungen zu gehören als z.B. „diffuse" Existenzängste, die meist mit starken depressiven Verstimmungen einhergehen.) (*Butollo,* 1979, S. 246)

Die Durchführung der Therapie

Zehn Psychologen arbeiteten als Therapeuten am Projekt mit. Eine medizinisch-technische Assistentin war bei der Organisation der Diagnostik, vor allem der Erhebung der peripher-physiologischen Maße behilflich, ein Facharzt für innere Krankheiten leistete Unterstützung in den rein medizinischen Fragen (Ausschlußdiagnostik für Beta-Rezeptorenblocker, Kontrolle von Nebeneffekten etc.).

Die Klienten erhielten insgesamt 13 Einzelsitzungen zu je eineinhalb bis zwei Stunden, drei Sitzungen pro Woche.

In der Versuchsbedingung mit vollständigem Therapieprogramm beinhaltete eine typische Sitzung die folgenden Maßnahmen:

1. Gespräche über die Erfahrung seit der letzten Sitzung, Besprechung der Hausübungen,
2. Entspannungstraining,
3. Graduelle Konfrontation mit den Angstinhalten, in der Vorstellung, in Verbindung mit alternativen Selbstinstruktionen (SIT),
4. Konfrontation mit dem Laborstressor (LS) in Verbindung mit SIT. Als LS diente ein unangenehm lauter Ton,
5. In-vivo-Konfrontation mit SIT,
6. Aufbau einer Selbstkontrolle der Angstkonfrontation außerhalb der Therapie; Planung von Hausübungen, die in-vivo und in der Vorstellung durchführbar waren,
7. Aktivitätsplanung: Durchführung lange aufgeschobener, unangenehmer Tätigkeiten, aber auch Freude bereitender Aktivitäten,
8. Gespräche mit von Sitzung zu Sitzung wechselnden Themen, wobei der Klient ihn persönlich interessierende Inhalte aufwerfen konnte. Außerdem wurden vom Therapeuten bestimmte Themen angesprochen: Kommunikationsgewohnheiten, sekundär verstärkende Aspekte der Angststörung, vermutliche Änderungen im Lebenslauf bei Wegfallen der Angststörung, „angstverfestigende Hilfestellungen seitens der Mitmenschen, insbesondere der Lebensgefährten oder Ehepartner" etc. (*Butollo,* 1979, S. 246-247).

Zusammenfassung der wichtigsten Ergebnisse

A. Vergleich zwischen den Tests vor Therapiebeginn und nach Therapieabschluß (Prä-post-Vergleich).

1. In allen Therapiegruppen war relativ zur Warteliste-Kontrollgruppe eine durchgehend positive Veränderung zu beobachten.
2. Die Haupteffekte „in-vivo-Training" und „Selbstinstruktion" erwiesen sich dem Therapieverlauf förderlich.
3. In den drei Diagnosegruppen war der Verlauf in den verschiedenen Angstmaßen generell nicht wesentlich verschieden. Einzige Ausnahme war die durch den Klienten geschätzte „Dauer der gedanklichen Beschäftigung mit dem Angstproblem". Die Patienten mit gegenstandslosen bzw. körperbezogenen Ängsten hatten ihrer Angabe zufolge zu Therapiebeginn im Durchschnitt unverhältnismäßig häufiger bzw. länger derartige Gedanken als die Personen der anderen beiden Störungsgruppen. Sie haben sich auch im Verlauf der Therapie diesbezüglich am deutlichsten geändert. Dieser Befund paßt gut in die Annahme, daß bei gegenstandslosen Ängsten die Auslöser eher kognitiver Art sind, und durch auf diese Prozesse zentrierte Therapiekomponenten auch am ehesten profitieren.
4. In keinem der Maße konnte eine wirklich bedeutsame Wechselwirkung zwischen den experimentellen Faktoren „in-vivo" und „Selbstinstruktion" festgestellt werden. Wohl aber war die Wechselwirkung zwischen „Art der Angststörung" und „in vivo" bedeutsam. Die subjektiven Angaben über das „Aus-

maß der externen und internen Vermeidung der Angst" zeigten folgende Tendenz: Bei gegenstandslosen und körperbezogenen Ängsten sowie bei Agora/Klaustrophobien ist der Abbau des Vermeidungsverhaltens und -denkens viel deutlicher, wenn die Personen in-vivo-Konfrontationen erhielten. Bei den Sozialängsten hingegen schien es eine geringere Rolle zu spielen, ob diese Konfrontation in-vivo oder in der Vorstellung erfolgte!

5. Die Verabreichung des Beta-Rezeptorenblockers innerhalb des psychologischen Therapieprogrammes scheint tatsächlich zu bewirken, daß die Einschätzungen der erlebten Angst, insbesondere bei den in-vivo-Konfrontationen, im Durchschnitt geringer sind. Allerdings unterschieden sich die Gruppen am Ende der Therapie diesbezüglich nicht mehr stark.

B. Langzeiteffekte

Ein Jahr nach Abschluß der Therapien wurde die Nachkontrolle vorgenommen (Follow up):

1. Nach Therapieabschluß und beim Follow up wurde sowohl durch den Therapeuten als auch durch einen unbefangenen Interviewer („Fremdrating") ein problembezogenes Gespräch mit den Klienten geführt, das anhand einiger Therapieziele in ein Gesamtrating des Zustands des Klienten, und zwar relativ zu seinem Zustand zu Therapiebeginn, verarbeitet wurde. Bei allen drei Therapiegruppen trat zwischen Therapieende und Follow up eine weitere Verbesserung ein. Das galt vor allem für Angstinhalte, die nicht im Zentrum der Therapiebemühungen standen! Das könnte darauf hindeuten, daß, alles in allem betrachtet, die Behandlung nach Therapieabschluß „weiterwirkt" und auch auf solche Probleme generalisiert, die nicht direkt Gegenstand der Behandlung waren.
2. Dieses Durchschnittsergebnis ist durch eine differentielle Betrachtung weiter zu präzisieren. Die Personen mit körperbezogenen bzw. gegenstandslosen Ängsten machten in der Zeit nach Therapieabschluß einen beachtlichen Fortschritt. Es ist auffallend, daß in dieser Störungsgruppe die *kombinierte Behandlung* (psychologische Therapie und Beta-Rezeptorenblocker) die höchsten Werte erzielte.

Auch im Falle der Agora/Klaustrophobie war das Follow up Ergebnis beeindruckend, wohingegen die Gruppe mit Sozialängsten deutlich abfiel. Insbesondere bei den direkt behandelten Ängsten war bei ohnehin eher dürftigem Ergebnis nach Therapieende das Follow up Ergebnis weiter verschlechtert. Dies scheint doch deutlich zu machen, daß die hier gewählte Behandlungsstrategie zwar für die Indikationsgruppen Agora/Klaustrophobie und gegenstandslose/körperbezogene Ängste gut geeignet zu sein scheint, daß im Falle des Dominierens von Sozialängsten jedoch eine andere Therapieform zu wählen ist (*Butollo,* 1979, S. 248–249).

Abschließend ist festzustellen, daß die systematische Konfrontation zur Behandlung chronischer Ängste bei sehr verschiedenen Formen von chronischen Ängsten ein akzeptables therapeutisches Vorgehen ist. Weiter kann festgehalten werden, daß über eine Vielzahl von Therapieanalogstudien und auch von Therapiestudien die gefahrlose Anwendbarkeit dieses Verfahrens belegt ist und die nachhaltige positive Beeinflussung von Ängsten erwiesen ist.

Dennoch ist es wichtig festzuhalten, daß diese Technik nicht isoliert angewendet werden soll, sondern einen Platz in einem breiteren Spektrum therapeutischer Maßnahmen einnehmen soll, der die Gesamtpersönlichkeit des Patienten berücksichtigt, seine individuelle Lerngeschichte (Biographie), den Zusammenhang zwischen seinen akuten psychischen Problemen und der Entwicklung derselben in den verschiedenen Stadien seines Lebens.

Die optimale Einbettung der Konfrontationstherapie scheint in der Therapie des *Erfahrensorientierten Lernens (ELT)* gegeben zu sein. Hier wird ein grundsätzlich gestalttherapeutischer Ansatz gewählt, der die Selbstverantwortung, die Befreiung des Gefühlslebens und die Gegenwartsorientierung im Therapiegeschehen betont. Er bietet einen guten Rahmen für die systematische Konfrontation in einer der Komplexität psychischer Störungen eher gerecht werdenden Form an. Dazu mehr in dem Abschnitt über Erfahrensorientiertes Lernen als psychologische Therapieform.

2.4 Psychopharmakologische Angsttherapie

2.4.1 Überblick

Professionelle Hilfe gegen seine aversiven Angstempfindungen sucht das ängstliche Individuum in den meisten Fällen zuerst bei einem Arzt für Allgemeinmedizin oder bei einem Internisten. Da den Patienten vorwiegend die körperlichen Symptome der Angst peinigen, wird er dem Arzt seine Problematik in somatischen Kategorien schildern. Er wird über Schwindelgefühle, Atemnot, Herzklopfen, Herzpochen, Absacken des Blutdrucks, Blutwallungen, Magenschmerzen klagen und von abendlicher Mattigkeit, lähmender Schwere und Einschlafstörungen berichten. Vom Arzt erwartet er eine schnelle, problemlose und möglichst bequeme Beseitigung seiner körperlichen Beschwerden. Aus diesem Grunde kann es sein, daß er die gleichzeitig spürbare psychologische Angstsymptomatik (Irritiertheit, mangelndes Selbstvertrauen, Gefühle der Minderwertigkeit, der Wertlosigkeit, des Überfordertsein, Angst vor Verlassenwerden, Alleinsein) und die sozialen Begleitumstände, die mit seiner Angststörung in Verbindung stehen, verschweigt, da diese die Therapie komplizieren und zeitlich verlängern könnten. Möglicherweise ist der Angstpatient auch der Ansicht, der Arzt als Fachmann für somatische Krankheiten könne mit einer psychologischen Beschreibung des Angstproblems nichts anfangen. Wahrscheinlicher ist jedoch, daß ein Patient in unserem somatisch-materialistisch orientierten Gesundheitswesen die psychologische Perspektive seines Problems überhaupt nicht anerkennt oder wahrnimmt.

Bringen medizinische Routineuntersuchungen keine organische Ursache für die geschilderten Symptome zutage (z.B. Schilddrüsenüber- oder unterfunktionen; diese werden übrigens häufig in Zusammenhang mit phobischen Störungen vom Arzt diagnostiziert), dann versucht der Arzt auf die vegetative Angstsymptomatik direkt einzuwirken. Entweder stärkt er medikamentös (oder mit Trimm-Dich-Ratschlägen; so geschehen im ZDF-Gesundheitsmagazin Praxis, April 1983) das labile Herz-Kreislaufsystem und erhofft sich dadurch eine Linderung der Angstsymptomatik. Oder er versucht ein „überempfindlich" reagierendes vegetatives Nervensystem durch Pharmakas zu dämpfen. Bei der Vielzahl der ständig neu auf dem Pharmamarkt erscheinenden Medikamenten, ist der Arzt oft auf die Liste der Arzneiverordnungen angewiesen. Diese gibt eine Zusammenstellung empirisch erprobter, nützlicher Arzneimittel für jede Indikationsstellung. Vor allem Tranquilizer (Synonym-Begriffe: Minor Tranquilizer, Anxiolytika, Sedativa, Ataraktiva) und Betarezeptoren-Blocker werden für alle neurotischen Störungen, die eine sichtbare Angstsymptomatik aufweisen, empfohlen. Und hier kommen vorwiegend die Benzodiazepine unter den Tranquilizern zum Einsatz, wie Valium, Librium, Praxiten (Adumbran), Tavor, Tranxilium, Lexotanil. Übrigens scheinen Benzodiazepine langsam auch den pharmakologischen Schlafmittelmarkt zu erobern (*Doenicke* u. *Ott,* 1980). Nach *Paar* (1979) erhöhte sich in England von 1957–1967 die Verschreibungsquote von Tranquilizern um 80%. Der Autor stellte auch fest, daß Frauen bedeutsam mehr Beruhigungsmittel einnehmen als Männer, und daß die psychopharmakologische Behandlung eher bei Patienten unterer Schichten angewandt werde, Psychotherapie vorwiegend bei Patienten oberer Schichten. Einem Bericht des Time Magazin vom 6. Juni 1983 zufolge steht Valium und andere Tranquilizer in den USA an dritter Stelle der pharmakologischen Bestsellerliste, nach der Ulcer- und der Bluthochdruckmedikation.

Von 36 Patienten mit vorwiegend agoraphober Symptomatik, die im Rahmen einer Therapiestudie am Münchner Institut für Psychologie befragt worden waren, berichteten 23 (64%), daß sie regelmäßig über mehrere Jahre hinweg Tranquilizer einnehmen. In einem Fall betrug die Einnahmedauer bereits 24 Jahre. Zwei Patienten bekämpfen ihre Angstsymptomatik seit längerer Zeit mit Beta-Rezptoren-Blocker.

Die anxiolytische oder sedierende Wirkungsweise von Benzodiazepinen wird durch deren dämpfenden Einfluß auf das ZNS, vorwiegend auf das Limbische System und den Hippocampus erklärt. Das Limbische System ist der phylogenetisch älteste Teil des Großhirns und bekannt dafür, wie in vielen Tierexperimenten gezeigt werden konnte, daß es für die affektive Tönung des Verhaltens verantwortlich ist. Der Tranquilizer dämpft nun auf bestimmte Weise überschießende elektro-chemische Entladungen in diesem Hirnareal. Der exakte Wirkmechanismus der Tranquilizer ist jedoch immer noch nicht bekannt.

Die häufigsten Nebenwirkungen sind Müdigkeit, Reduktion der Konzentrationsfähigkeit, Herabsetzung der psychomotorischen Leistungsfähigkeit, Gangunsicherheiten, Schwindel, Benommenheit, Übelkeit, auch als paradoxer Effekt gesteigerte Erregbarkeit und Ängstlichkeit (s. *Denber,* 1975). *Katz* (1972) berichtete auch über psychologische und physische Abhängigkeiten sowie Entzugssymptome.

Gegenüber Benzodiazepinen besitzen Beta-Rezeptoren-Blocker (z.B. Oxprenolol, Mepindolol, Propranolol) weitaus geringere und weniger dramatische Nebenwirkungen. Die Anwendung von Beta-Blockern ist in der Inneren Medizin seit längerer Zeit gebräuchlich bei Angina Pectoris, Hypertonie und Herzrhythmusstörungen (*Lydtin,* 1977). In den letzten Jahren wurden diese Medikamente auch verstärkt zur Anxiolyse bei normalen und abnormen Angstzuständen eingesetzt.

Ihre Wirkungsweise besteht nach Ansicht *Lader*s (1972), *Ashton*s (1976) u.a. in einer peripheren adrenergen Blockade. Durch die kompetative Besetzung der Beta-Rezeptoren an verschiedenen Organen durch den Beta-Rezeptoren-Blocker wird die Reagibilität dieser Organe für Katecholamine herabgesetzt (vgl. *Lydtin,* 1979). Allerdings vermuten verschiedene Autoren (z.B. *Kielholz,* 1977) auch Beta-Rezeptoren im Zentralen Nervensystem, so daß zentral-blockierende Effekte einiger Beta-Blocker-Substanzen nicht ausgeschlossen werden können.

Trotz der Vielzahl von empirischen Effektivitätsprüfungen (*Kielholz,* 1977; *Tyrer,* 1976; *Ashton,* 1976; *Katz,* 1972; *Denber,* 1975; *Lader,* 1972; *Easton,* 1976; *Burrows,* 1976; *Kelly,* 1980; *Jarvik,* 1970) fehlt ein eindeutiger anxiolytischer Wirkungsnachweis. Die Untersuchungsergebnisse sind in entscheidendem Maße abhängig von

- dem Patientengut,
- der Angstsymptomatik,
- der Untersuchungssituation,
- dem Untersuchungsziel,
- der Untersuchungsprozedur,
- der Untersuchungssituation (Labor, ambulant, stationär)
- dem Operationalisierungskonzept des Konstrukts Angst und damit von den Meßmethoden und deren Gütekriterien,
- dem Versuchsleiterverhalten.

Für die Bewertung psychopharmakologischer Prüfungen legen *Linden* und *Manns* (1977, S. 23 ff.) folgende Kriterien zugrunde:

a) Überprüfung der Repräsentativität des Klientel in Hinblick auf das Untersuchungsziel
b) Kontrolle des sozialen Kontexts der Untersuchung (Krankenhaus, Ambulanz, Arzt, Psychologe)
c) Datenerhebungsinstrumente (Gütekriterien)
d) Die eindeutige Identifizierbarkeit der Substanz
e) Die Art der Applikation der Substanz
f) Die Konstruktion eines experimentellen Designs, das der Fragestellung gerecht wird
g) Die Gewährleistung der Durchführungstreue der Untersuchung (z.B. Kooperationsbereitschaft des Personals, Fähigkeit des Umgangs mit dem Patientengut).

Die Autoren bedauern, daß Herausgeber klinischer Zeitschriften den Forscher auffordern, seine Ergebnisse ausführlich zu diskutieren, die Beschreibung der Art und Weise, wie die Ergebnisse zustande gekommen sind, jedoch zu minimalisieren.

Wir haben im folgenden einige typische psychopharmakologische Wirkprüfungen zusammengestellt und einer eigenen umfangreichen Untersuchung gegenübergestellt, von der wir annehmen, daß sie den oben genannten Bewertungskriterien genügen könnte.

2.4.2 Psychopharmaka bei normalen Ängsten

In den letzten Jahren wurde unter anderem die Wirksamkeit des Beta-Blockers auf Examensängste (*Krishan,* 1975), Zahnarztangst (*Pichot,* 1977), Lampenfieber bei Bühnenauftritten (*James* u. *Taylor,* 1978) und Angst beim Fallschirmspringen (*Ott* u. *Wagner,* 1978) getestet. Im allgemeinen zeigten die Ergebnisse, daß Beta-Blocker gegenüber Diazepam (Valium) in der Reduktion der somatischen Symptome der Angst nicht überlegen war, und daß beide Präparate im Vergleich zu einem Placebopräparat keine größeren Auswirkungen auf das subjektiv eingeschätzte Angstgefühl der Versuchspersonen hatten. So stellten z.B. *James* u.

Taylor (1978) fest, daß Oxprenolol (40 mg) beim 1. Bühnenauftritt von Musikern mit Lampenfieber die Pulsfrequenz und den Muskeltremor herabsetzte, als jedoch beim 2. Auftritt die Streßsituation für die Versuchspersonen vertrauter war, erzielte der Beta-Rezeptoren-Blocker verglichen mit Placebo keine weitere erregungsreduzierende Wirkung.

Krishan (1975) möchte dennoch Beta-Rezeptoren-Blocker einem Diazepampräparat in denjenigen Streßsituationen vorziehen, die unbeeinträchtigte mentale Tätigkeit erfordern. Er stellte in seiner Studie über Examensängste fest, daß Studenten, die Oxprenolol einnahmen, besser in der Prüfung abschnitten als Studenten mit Diazepam. Letztere schätzten aber ihre Leistung in der Prüfung als verbessert ein.

Diazepam erzeugte ein Vertrauen bezüglich der eigenen Leistung, die keinesfalls berechtigt war. *Schöning* (1978) berichtete ebenfalls über eine unverminderte psychomotorische Leistungsfähigkeit unter Streßbedingungen bei der Applikation von Beta-Blockern und einer Verschlechterung der Leistung bei der Gabe von Diazepam im sogenannten „pursuit-motor" Test.

Eine Erklärung für die geringe erregungs- und angstreduzierende Wirkung der Beta-Blocker ist nach Ansicht der oben genannten Autoren, daß normale Angstzustände im Vergleich zu den pathologischen Ängsten zu milde in ihrer Intensität sind. Der Beta-Blocker entfaltet seine Wirksamkeit erst beim höheren Erregungsniveau, während das psychophysiologische Ruheniveau, oder geringe Abweichungen davon, unbeeinflußt bleiben. Eine andere Erklärung gibt *Tyrer* (1976): Bei normalen Ängsten sind zwar die körperlichen Angstindikatoren vorhanden, aber die *subjektive Einschätzung* der Intensität der körperlichen Symptomatik sowie ihrer Veränderung korreliert relativ schlecht mit dem tatsächlichen physiologischen Zustand bzw. seiner Veränderung. Veränderung der vegetativen Erregung durch Beta-Blockade wird deshalb schlecht wahrgenommen und hat keine Auswirkungen auf das subjektiv erlebte Angstgefühl.

2.4.3 Psychopharmaka bei pathologischen Ängsten

Tyrer (1976) untersuchte 14 Patienten mit Angstzuständen (3 Agoraphobien, 11 diffuse Angstzustände, zum Teil mit Persönlichkeitsproblemen). Jeder Patient erhielt 2 Wochen Sotalol (Beta-Blocker) in variierender Dosisstärke von 80–800 mg und 2 Wochen Placebo. Als Meßinstrumente dienten die Hamilton Rating Scale for Anxiety und eine Selbstbeurteilungsskala für die Einschätzung der allgemeinen Befindlichkeit und der körperlichen Symptome. Der Fingertremor wurde ebenfalls registriert.

Tyrer konnte eine eindeutige Reduktion von Fingertremor durch Sotalol feststellen, jedoch keine Unterschiede zwischen Beta-Blocker und Placebo bezüglich der subjektiven Einschätzung der Befindlichkeit und der wahrgenommenen körperlichen Symptome.

Tyrer schloß daraus, daß Reduktion äußerer, somatischer Manifestationen der Angst nicht automatisch assoziiert ist mit dem subjektiven Gefühl der Angsterleichterung.

Um zu testen, ob möglicherweise persönlichkeits- und/oder störungsspezifische Faktoren für die Unwirksamkeit des Beta-Blockers im psychologischen Angstbereich verantwortlich seien, untersuchte *Tyrer* nochmals 15 Patienten mit chronischen Angstzuständen. Jede Woche erhielten sie ein anderes von 3 Präparaten (Placebo, Propranolol – 40 mg, Diazepam – 2 mg). Die Untersuchungen erfolgten stationär.

Als Angstindikatoren standen auf der psychologischen Ebene die Hamilton Angstskala zur Verfügung, auf der physiologischen Reaktionsebene: Hautleitfähigkeit, Fingertremor, Atemfrequenz, EEG, Herzrate, Reaktionszeit, Tapping (Klopftest).

Propranolol (Beta-Blocker) erzielte eine signifikante Reduktion in der Herzrate im Vergleich zu Placebo und Diazepam. Diazepam erwies sich jedoch als überlegen in der Veränderung der *subjektiven Einschätzung* der Intensität der vegetativen Symptomatik. Die Klienten reagierten aber sehr unterschiedlich auf die einzelnen Präparate, wie eine anschließende Einzelfallanalyse zeigte. Bei Patienten, die vorwiegend über körperliche Symptome im Zusammenhang mit ihrer Angst klagten, war der Beta-Blocker (im Vergleich zu Diazepam und Placebo) effektiver sowohl im psychologischen wie im somatischen Angstbereich, als bei Patienten, bei denen Symptome psychologischer Art im Vordergrund standen. Der Untersucher stellte auch fest, daß der „somatisch" orientierte Patient seinen physiologischen Zustand und dessen Veränderung viel besser und genauer wahrnehmen und einschätzen konnte als der Patient mit „psychologischer" Angst, d.h. daß seine Einschätzungen des Stärkegrads seiner körperlichen Beschwerden (und damit seines Angstgefühls) eine korrekte Widerspiegelung der autonomen physiologischen Erregung waren.

Tyrer ordnete daraufhin Angstpatienten auf ein Angstkontinuum mit zwei qualitativ entgegengesetzten Polen ein und zog folgende Schlußfolgerungen:
Bei Patienten mit somatischen Angstsymptomen (also Patienten die über Herzrasen, Kopfschmerzen, Migräne, Atemnot, Zittern, Brustenge, Hyperventilation, Schwitzen, Angst ohnmächtig zu werden, klagen), scheint die subjektiv empfundene Angst in gewissem Maße abhängig von den peripher-physiologischen Veränderungen zu sein. Es spielt dabei keine Rolle, welches physiologische System am aktivsten bei der Auslösung der Angstgefühle beteiligt ist, wenn nur eine hohe Wahrnehmungsbereitschaft für *einen* Aspekt der körperlichen Symptomatologie

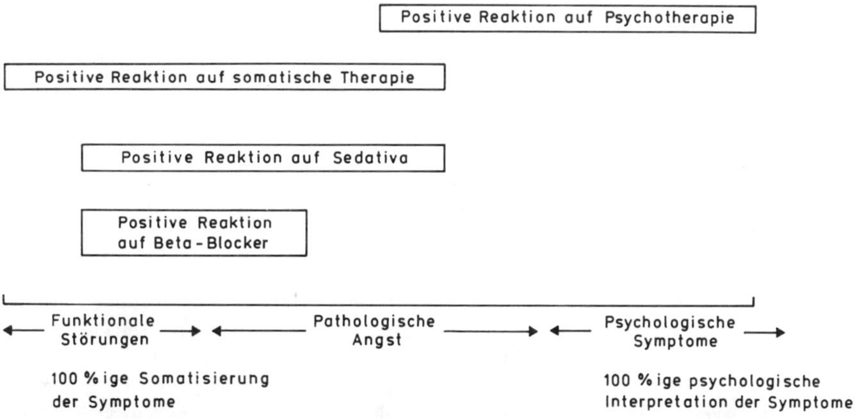

Abb. 1 Somatisch-psychologische Typologisierung von Angstpatienten (aus *P. Tyrer:* Role of Bodily feelings in anxiety. Oxford University Press 1976, S. 98)

vorherrscht, generalisiert diese auf die anderen physiologischen Systeme. Die betaadrenerge Blockade reduziert diese sehr unangenehme körperliche Symptomatik, der somatisch orientierte Patient verliert seine antizipatorische Angst ohne dabei die zentralnervöse Sedierung oder eine Gewöhnung und Abhängigkeit wie bei Tranquilizern in Kauf nehmen zu müssen.

Patienten mit vorwiegend psychologischer Angstsymptomatik (sie klagen über Spannungsgefühle, Irritierbarkeit, Isoliertheitsgefühle, geringes Selbstwertgefühl, frei flottierende Ängste) nehmen nach *Tyrer* periphere Veränderungen weniger gut wahr, eine periphere Hemmung der Erregungsprozesse durch Beta-Rezeptoren-Blocker führt deshalb zu keiner subjektiv empfundenen Angsterleichterung. Diese Gruppe profitiert eher von Tranquilizern wegen ihrer zentral dämpfenden Eigenschaften oder von Psychotherapie.

Da in der Praxis viele Patienten sowohl über somatische wie psychische Angstsymptome klagen, schlägt *Kelly* (1980) vor, Diazepam und Beta-Rezeptoren-Blocker kombiniert zu verabreichen. Sollte den Angstattacken eine Depression zugrunde liegen (was öfters der Fall ist), wäre eine zusätzliche Gabe von tricyclischen Antidepressiva notwendig.

Burrows et al. (1976) konnten die Hypothese *Tyrer*'s von der differentiellen Wirksamkeit von Beta-Blockern bei „somatischen" Ängsten nicht bestätigen. In ihrer Untersuchung reduzierte Oxprenolol die somatischen Angstsymptome nicht besser als Diazepam, unabhängig von dem Grad der Wahrnehmungssensibilität gegenüber somatischen Symptomen.

Auch wir konnten in einer großangelegten Studie (*Höfling*, 1981) bei 85 Patienten mit phobischer Symptomatik keine Unterschiede in der angstlösenden Wirksamkeit von Diazepam (Valium) und einem Beta-Rezeptoren-Blocker (Mepindolol) feststellen. Die Untersuchung stellte zudem eine spezifische anxiolytische Wirkung beider Substanzen im Vergleich zu Placebo in Frage.

185 Patienten mit Angstzuständen meldeten sich aufgrund von vier Anzeigen in verschiedenen Münchner Tageszeitungen. Der Text der Anzeigen lautete:

Haben Sie Angst?

Etwa in bestimmten Situationen, wie auf der Straße, im Lift, auf Rolltreppen, in öffentlichen Verkehrsmitteln, vor Dunkelheit, geschlossenen Räumen, vor Tieren, Gegenständen oder im sozialen Bereich, wie Angst vor öffentlichem Sprechen, vor Kritik oder vor anderen Menschen?

Wenn Sie an einer Untersuchung zur Angstdiagnostik im Rahmen eines psychologisch-medizinischen Forschungsprojekts teilnehmen, bieten wir als Gegenleistung kostenlos eine ausführliche Beratung an. Bitte wenden Sie sich telefonisch oder schriftlich an . . .

Die Bezeichnung „psychologisch-medizinisches" Forschungsprojekt wurde gewählt,

– weil auch solche Patienten in den Versuch mit aufgenommen werden sollten, die eher nach einer medizinischen Erklärung für ihre Angst suchten. Damit sollte – angenommen *Tyrer*s Patienten-Typologisierung träfe zu – eine einseitige Effizienzüberprüfung von Psychopharmaka an einer „psychologisierten" Patientengruppe verhindert werden. Aus dem gleichen Grunde wurde in einer Anzeige vorerst nur eine Beratung angeboten. Ein Psychotherapieangebot hätte währscheinlich nur die nach einer psychologischen Erklärung suchenden

Patienten angesprochen. Tatsächlich aber konnten die Vpn nach dem Abschluß der Untersuchung zwischen einem Beratungsgespräch und der Teilnahme an einer psychotherapeutischen Gruppenbehandlung wählen.

– weil eine ärztliche Untersuchung (EKG, Blutdruck, Anamnese) notwendig war, um Risikopatienten auszuschließen (Patienten mit Herzinsuffizienz, Diabetes mellitus, Bradycardie, AV-Block zweiten und dritten Grades, Schwangerschaft).

Von diesen 185 Patienten wurden 85 für die Untersuchung ausgewählt. Tabelle 1 zeigt die Selektionsgründe.

Tabelle 1 Patienten-„Screening"

	Anzahl
– Anmeldung telefonisch/schriftlich	185
– bereits am Telefon ausgeschlossen (Auswahlkriterien waren: die Zeitdauer der Störung mußte mindestens 2 Jahre betragen, die phobische Situation mußte experimentell herstellbar sein, depressive Elemente bei bestehender Angst/Depressions-Mischsymptomatik durften nicht überwiegen) bzw. Absage vom Klienten	20
– Nicht erschienen zum Erstinterview (Erstinterview s.S. 87	45
– Nach dem Erstinterview nicht geeignet wegen:	
Nichtherstellbarkeit der phobischen Situation	7
keine ausgeprägte Symptomatik	5
eher andere klinische Symptome	8
bereits in psychologischer Behandlung	3
unter starker medikamentöser Einwirkung	2
Absagen von Seiten des Klienten	2
– Nach Arztuntersuchung	1
– Zur 1. Untersuchung nicht erschienen	5
– Vor der 2. Untersuchung ausgefallen	2

Von den 85 aufgenommenen Vpn hatten 30 soziale Ängste, 30 situative Ängste und 25 Tierängste.

Den Klienten wurde bereits am Telefon und dann nochmals im Erstgespräch erklärt, daß sie ein einziges Mal ein im Handel befindliches Beruhigungsmittel einzunehmen hätten. Es wurde ihnen gesagt, daß auf diese Weise wichtige Informationen über ihre Angstreaktionen ermittelt werden könnten. Es wurde ihnen versichert, daß eine ärztliche Untersuchung jegliches Risiko ausschließen und die Wirkungsdauer des Mittels auf etwa 3 Stunden beschränkt sein würde.

Für die Studie entwickelten wir eigens ein Untersuchungsmodell, das in einer Vorstudie erprobt und auf Reliabilität überprüft wurde (vgl. *Höfling,* 1981). Das endgültige Untersuchungsmodell bestand aus einem Laborteil und einem in-vivo-Teil. Im Labor wurde die Pulsfrequenz, Atemfrequenz, der tonische und phasische Hautwiderstand während der alternierenden Abfolge von Ruhe- und Aktivierungsphasen (Vorstellung der Angstsituation, Rechentest nach *Eiff,* Leistungsprüfung mit dem Wiener Determinationsgerät) kontinuierlich registriert. Zudem schätzten die Versuchspersonen nach jeder Versuchsphase ihr momentanes Befinden (MB-Skala, *Höfling* u. *Butollo,* 1980) und das Ausmaß ihrer körperlichen oder vegetativen Erregung (Skala zur Wahrnehmung körperlicher Prozesse, WKP, *Höfling* u. *Butollo,* 1980) ein. Der in-vivo-Teil hatte 3 Versuchsabschnitte:

– Die Vorbereitung auf die bevorstehende Konfrontation mit dem Angstauslöser (= Erwartungsangst)
– Die Konfrontation mit dem Angstauslöser
– Die Nacherregungsphase nach Abschluß der Konfrontation.

Als psychologische Maße dienten *nach jeder Versuchsphase* wiederum das subjektive Befinden (MB) und die körperliche Erregung (WKP), die Herzrate wurde mittels eines Memoports (kleines am Körper zu tragendes Registriergerät) aufgezeichnet.

Einige Tage nach dem Erstinterview kamen die Versuchspersonen zur notwendigen ärztlichen Untersuchung in das Institut. Anschließend erhielten sie die Gelegenheit sich im Labor umzusehen. Die Rechenaufgabe, das Arbeiten am Wiener Determinationsgerät, die Angst- und Entspannungsvorstellungen auf der Grundlage der im Erstinterview erstellten Reiz-Reaktionskripte (s. *Lang,* 1970, 1977) wurden eingeübt, die Fragebogen erklärt und probeweise ausgefüllt. Der Versuchsleiter besprach den Versuchsablauf, stellte sich den Fragen der Klienten und vereinbarte einen Termin für die 1. Untersuchung (Baseline Messung). Die 2. Untersuchung (Wirkmessung) fand in einem Zeitraum von 3–7 Tagen nach der 1. Untersuchung statt. Der Versuchsleiter kontrollierte die Einnahme des Medikaments 1 1/4 Stunden vor Versuchsbeginn.

Die Patienten der drei Störungsgruppen (Sozial- Situations-, Tierängste) wurden anhand einer Randomisierungsliste anteilmäßig auf die drei Behandlungsarten: Diazepam (Valium 10 mg), Beta-Rezeptoren-Blocker (Mepindolol, 2,5 mg) und Placebo verteilt. Die Studie wurde doppelblind durchgeführt.

Die Laboruntersuchung bestätigte den, bereits aus früheren Untersuchungen (z.B. *Tyrer,* 1976) bekannten, sedierenden Effekt von Diazepam. Das Medikament (Valium, 10 mg) bewirkte in den herkömmlichen Labor-Streßphasen und in den anfänglichen Ruhephasen (nicht jedoch in der abschließenden Ruhephase der Laboruntersuchung) eine signifikante Reduktion der *subjektiv eingeschätzten psychischen (MB-Skala) und somatischen Erregung (WKP-Skala)* sowie der Elektrodermalen Aktivität, und war damit dem Beta-Rezeptoren-Blocker und Placebo überlegen. Kein Effekt war jedoch während der antizipatorischen Vorwegnahme der Angstsituation (Angstvorstellung) zu beobachten.

Unter Diazepam vergrößerte sich die Diskrepanz zwischen physiologischer und subjektiv verbaler Reaktionsebene der Angst: Absolut nahm die Herzrate gegenüber der Baseline-Messung und den beiden anderen Behandlungen zu, gleichzeitig schätzten die Patienten ihren Herzschlag aber als weniger schnell und weniger stark ein. *Ashton* (1976) fand bei laborinduzierter Angst ebenfalls eine unveränderte oder erhöhte Herzrate unter Diazepam.

Der gleiche Diskrepanzeffekt zwischen den Reaktions-Meßebenen nur mit umgekehrten Vorzeichen, konnte unter dem Einfluß von Mepindolol beobachtet werden. Der Beta-Blocker wirkte spezifisch auf die Herzfrequenz, ohne daß die Patienten ihre stark verminderte Herztätigkeit im gleichen Ausmaße *wahrnahmen.*

Keine positiven Auswirkungen hatte Mepindolol im Gegensatz zu Diazepam auf die elektrodermale Aktivität.

Während die Laboruntersuchung eine sedierende Wirkung von Diazepam anzeigte, war der Angstprozeß in der *realen* Angstsituation bei Patienten mit sozialen und situativen Ängsten medikamentös kaum zu beeinflussen. Von einer signifikanten anxiolytischen Wirkung der beiden Substanzen in der natürlichen Angstproblem-Situation konnte keine Rede sein. Allenfalls könnte man von einem unspezifischen erregungsreduzierenden Effekt von Valium und Mepindolol in der Angstsituation sprechen. Zwei Ergebnisse unterstützen zusätzlich die Aussagen:

1. Beide Medikamente hatten keinen spezifischen Einfluß auf die Vermeidungstendenz bzw. Angstabwehrstrategien der Phobiker (gemessen mit einer Vermeidungs- und Bewältigungsskala SIT, *Höfling* u. *Butollo,* 1980).
2. Patienten mit Tierängsten schnitten, *ungeachtet* der medikamentösen Behandlung, tendenziell am 2. Prüftag besser ab, als die Sozial- und Situationsängste. Für diese Störungsgruppe, deren „Angstbekämpfung" meist in der aktiven Vermeidung besteht, war die zweimalige Konfrontation mit dem phobischen Objekt unter psychologischer Anleitung bereits eine psychotherapeutische Intervention. Es konnte hier auch eine stärkere Annäherungstendenz an das Angstobjekt beobachtet werden. Versuchspersonen, die am ersten Prüftag das Tier nur aus einiger Entfernung betrachteten, näherten sich am zweiten Prüftag bis auf wenige Zentimeter, oder berührten sogar das Tier.

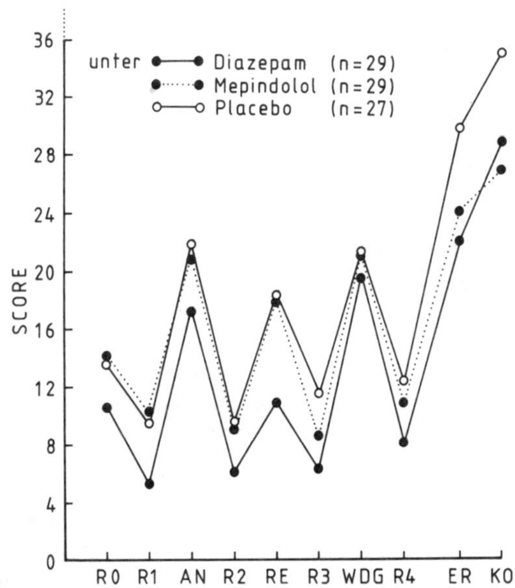

R0 = Vor Versuchsbeginn
R1 = Nach 5minütiger Adaptationsperiode
AN = Nach Angstvorstellung
R2, R3, R4 = 2minütige Ruhephasen
RE = Rechenphase
WDG = Wiener Determinationsgerät
ER = Erwartungsphase vor In-Vivo Konfrontation
KO = Konfrontationsphase

Abb. 2 Subjektive Erregungseinschätzung (MB)

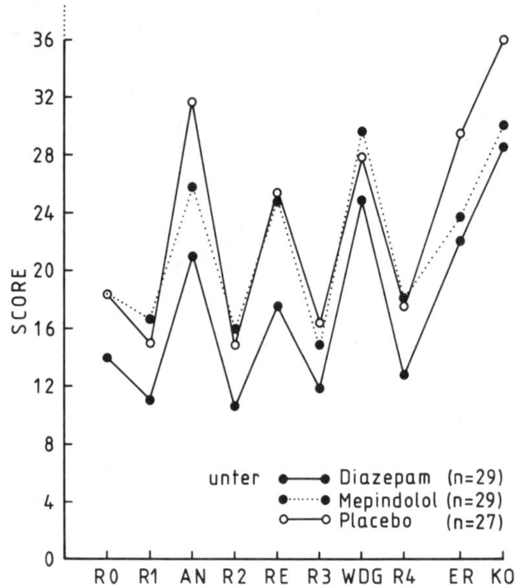

R 0 = Vor Versuchsbeginn
R 1 = Nach 5 minütiger Adaptationsperiode
AN = Nach Angstvorstellung
R 2, R 3, R 4 = 2 minütige Ruhephasen

RE = Rechenphase
WDG = Wiener Determinationsgerät
ER = Erwartungsphase vor In-Vivo Konfrontation
KO = Konfrontationsphase

Abb. 3 Wahrnehmung körperlicher Erregung (WKP)

Der Vergleich zwischen Labor- und in-vivo-Untersuchung stellt somit die Übertragbarkeit der im Labor geprüften Medikamenten-Effekte auf reale Problemsituationen in Frage.

Zu diesen Ergebnissen passen auch die Erfahrungsberichte phobischer Patienten: Tranquilizer reduzieren das aktuelle Angstempfinden nur unwesentlich, das bloße Mitführen des Präparats vermittelt jedoch ein Sicherheitsgefühl, das die Gefahr des Auftretens einer Panikreaktion vermindert. Allerdings führt die plötzliche Entdeckung, das Präparat zufällig zuhause vergessen zu haben, manchmal zu panischen Angstanfällen.

Eine differentielle Wirksamkeit des Beta-Blockers auf die somatische Angstkomponente (die stark reduzierte Pulsfrequenz wird nicht wahrgenommen) oder im Falle von Diazepam auf die psychische Angstkomponente konnten wir nicht feststellen. Die von *Tyrer* berichteten Effekte scheinen möglicherweise eher ein Artefakt der Untersuchungssituation (Krankenhaus, „somatisch"-orientierte Ärzte) und der Meßmethodik zu sein (*Tyrer* fand bei einigen seiner Patienten eine signifikante Korrelation zwischen der subjektiven Einschätzung der Herzfrequenz und der tatsächlich registrierten Herzfrequenz von r = 0.54; und zwischen Herzrate und der subjektiven Einschätzung des Angstgefühls eine Korrelation von r = 0,46; andere Patienten zeigten diesen somatisch-psychologischen Zusammenhang nicht).

Unseres Erachtens stellt die somatisch-psychische Angstkategorie eine vage klinische Entität, die methodisch kaum erfaßt werden kann, dar. Somit gibt es auch keine Möglichkeit den individuellen Patienten auf diesem Angstkontinuum, bzw. in eine der beiden Angstkategorien einzuordnen.

Nun ist auch *Tyrer* der Meinung, daß der somatisch orientierte Patient durch psychotherapeutische Intervention möglicherweise Einsicht in seine psychische Probleme bekommen und so seine somatische Orientierung ändern kann. Allerdings sei dies sehr schwierig, da die somatische Sichtweise nach Untersuchungen von *Richels, Ward* und *Shut* (1964) mit niedrigem sozialem Status und niedriger Intelligenz korreliert (vgl. auch *Paar,* 1979). Den Patienten dafür verantwortlich zu machen, welche Therapie er verdient, halten wir für sehr schädlich. Es ist vielmehr die Forderung an die Psychotherapie bzw. an die psychotherapeutisch tätigen Ärzte zu richten, durch einen langsamen Einstieg über die somatischen Symptome zu einer allmählichen psychologischen Sichtweise der Probleme zu gelangen. Vielleicht ist die zu abrupte Konfrontation mit der psychologischen Sichtweise ein Grund, warum phobische Patienten mit ausgeprägter vegetativer Symptomatik so wenig von der Psychoanalyse profitieren.

2.4.4 Angstmodelle in der Psychopharmakologie

Die Effektivität psychopharmakologischer Angsttherapie kann letztlich nur im Zusammenhang mit der jeweilig favorisierten Angsttheorie diskutiert werden.

Das Angstmodell von *Tyrer* z.B. beschäftigt sich vorwiegend mit den körperlichen Angstsignalen, die als Auslöser für die Angst erlebt werden. Die Einschätzung der Bedrohlichkeit der körperlichen Angstsymptomatik führt zu einer erneuten Steigerung der Erregung. Dieser „Angstzirkel" kann, dem Autor nach, durch die adrenerge β-Blockade durchbrochen werden.

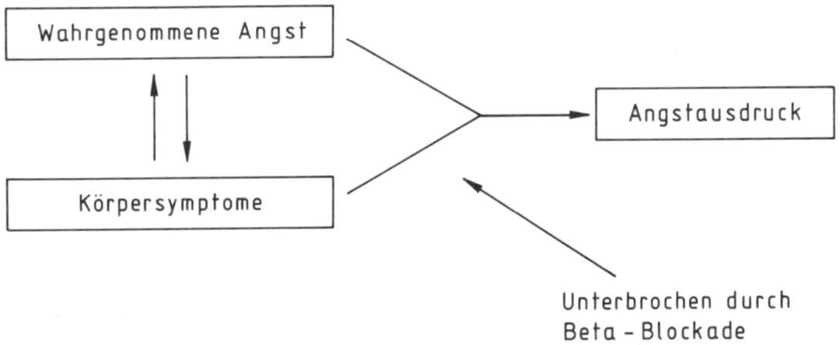

Abb. 4 Das Angstmodell von *Tyrer* (1976) (aus *P. Tyrer,* The Role of Bodily feelings in anxiety. Oxford University Press, 1976, S. 96)

Kognitive und situationsspezifische Angstauslöser haben in diesem Modell keinen Stellenwert.

Im Rahmen von Anxiolytikaprüfungen entwickelten *Ott* und *Wagner* (1978) ein weitaus komplexeres Angstmodell, das auch kognitive und situative Faktoren bei der Angstentstehung berücksichtigt. Die Autoren stellen folgende Thesen auf:

1. Angst ist ein Konstrukt (kein Symptom, keine Entität), d.h. „eine wissenschaftliche Abstraktion für Detailphänomene auf unterschiedlichen Ebenen des Verhaltens von Lebewesen“ (S. 103).
2. Angst ist normal, sie ist eine Grundbefindlichkeit des Menschen.
3. Angst ist ubiquitär, ein Phänomen des Alltaglebens.
4. Angst ist *situationsgebunden* und erlernbar.
5. Angst ist ein state-trait Prozeß, d.h. es gibt eine latente Disposition für Angst.

Das Modell erläuterten *Ott* und *Wagner* am Beispiel einer Herzphobie

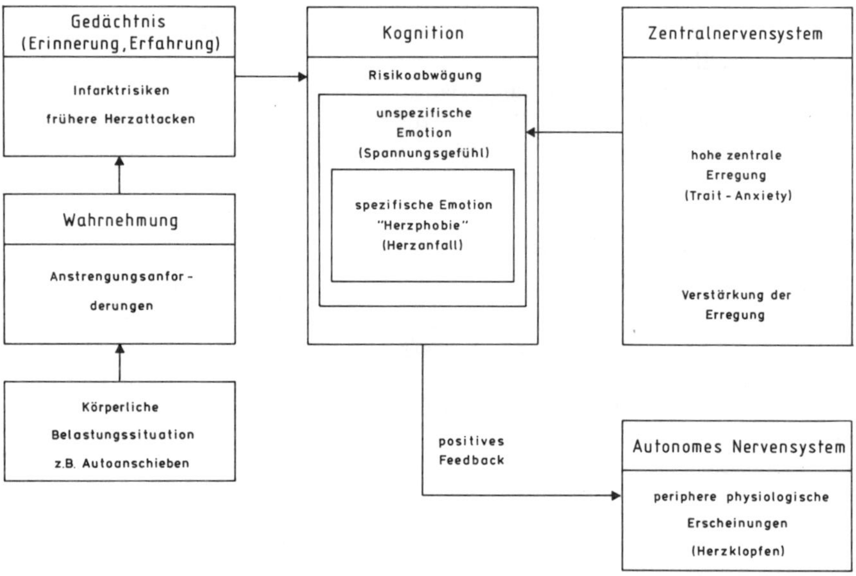

Abb. 5 Angstmodell nach *Ott* und *Wagner* (aus *H. Ott* u. *W. Wagner:* Angst – Versuch einer Begriffserklärung und Ableitung eines methodologischen Konzepts zur Angstmessung im Rahmen von Anxiolytika-Prüfungen. Pharmakopsychiatr. 1978, 11)

Dieses Modell könnte den Einsatz von Anxiolytika bei pathologischen Ängsten theoretisch rechtfertigen. Tranquilizer „erschweren“ durch ihre spezifische Wirkungsweise im limbischen System die „Affekttönung“ angstbezogener Kognitionen, Beta-Rezeptoren-Blocker unterbinden den Eskalationsprozeß durch Unterbindung des vegetativ-zentralnervösen Feedbackprozesses.

Zwei sehr entscheidende Aspekte der Angstentstehung und vor allem der Chronifizierung der Angst bleiben bei diesem Modell allerdings unberücksichtigt.

1. Die subjektive *Reaktions*bewertung (s. *Lazarus,* 1966; *Butollo,* 1979).
2. Das soziale Feedback (s.a. *McGrath,* 1982).

Zu 1.

Nach *Lazarus* liegen dem Entstehen von Angst zwei subjektive Bewertungsschritte zugrunde. Zuerst bewertet ein Individuum ein externes oder internes

Ereignis als bedrohlich (Situationsbewertung), was anfangs eine diffuse Erregungsreaktion zur Folge hat. Die Qualität dieses Ereignisses ist mehrdeutig, also in Ausmaß und Richtung der Bedrohlichkeit unklar, und dieses Ereignis ist für das Individuum bedeutsam. Im zweiten Bewertungsschritt (Reaktionsbewertung) stellt das Individuum fest, daß es entweder keine geeigneten Bewältigungsmaßnahmen besitzt, um die Bedrohung zu beseitigen, oder es ist sich darüber im Unklaren, welche Bewältigungsreaktionen in dieser Situation angemessen sind. Die Begleitemotion dieses Bewertungsprozesses ist Angst. Zur Chronifizierung und dadurch zur Pathologisierung der Angst kommt es, wenn das Individuum die Bedrohung zu ändern versucht, indem es seine Aufmerksamkeit von der Angstsituation weg und auf die direkte Angstbekämpfung umlenkt. Das Individuum ergreift Maßnahmen um seine Angst zu reduzieren. Zur Manipulation der Angstintensität dienen bekannte Abwehrmechanismen, wie Ablenkung von den Angstauslösern, Abwertung der Bedrohlichkeit (Bagatellisierung), Unterdrückung der Angstwahrnehmung durch Atemblockierung (Blockierung des Ausatmens), muskuläre Verkrampfung und hektische Körperaktivität.

Wie bereits früher in der Aufmerksamkeits-Perseverationstheorie der Angstdifferenzierung (APTAD) dargestellt (*Butollo,* 1979), kann durch diese Angstabwehrreaktionen die Angstintensität *kurzfristig* zwar reduziert werden, *langfristig* werden aber damit diejenigen kognitiven Prozesse determiniert, die der direkten Manipulation der Angsterregung dienen. Das Individuum ist dann nicht mehr zu einer adäquaten Problemlösung in der Lage. Eine adäquate Problemlösung erfordert ein flexibles Signalsuch/Handlungssuchverhalten, um die bedrohliche Situation zu klären und geeignete Bewältigungsstrategien bereitzustellen. Die während des Suchtverhaltens entstehende unspezifische Erregung muß dabei in Kauf genommen werden.

Nach der APTAD-Theorie der Angstentstehung und -aufrechterhaltung (*Butollo,* 1979) kann die Einnahme eines Tranquilizers unmöglich eine adäquate Bewältigungsstrategie darstellen, da er die individuelle Aufmerksamkeit auf die Angstsignale und ihre Unterdrückung fixiert und somit die Situations- und Reaktionsklärung verhindert. Solange ein chronisch ängstlicher Patient Tranquilizer einnimmt, bleibt er an dieses ungeeignete Problemlösungsverhalten gebunden. Nach Absetzen des Medikaments stellen sich die gleichen Probleme wieder ein. Meist gelingt dem Angstpatienten dieses Absetzen nicht. Und es erwächst eine neue Bedrohung (vermittelt durch die Medien) für ihn: die Abhängigkeit von dieser Substanz. Dies macht ihn noch hilfloser und noch ängstlicher. Es kann sogar sein, daß die Entdeckung, sein Präparat zuhause vergessen zu haben, zu einem sofortigen Angstanfall führt. Oft vermittelt nicht die Einnahme, sondern das bloße Mitführen der Tabletten ein Sicherheitsgefühl, das die Angstintensität zum Abschwächen bringen kann. Diese Art der Fremdkontrolle kann sicherlich kein geeignetes Angstbewältigungsmittel sein.

Zu 2.

In unserer oben zitierten Untersuchung ließen wir Patienten mit Sprechängsten (sozialen Ängsten) in der Konfrontationsbedingung eine Rede vor Publikum halten, und zeichneten den Vorgang auf Video zweimal auf: die Rede eines jeden Patienten ohne und mit Einnahme von Diazepam. Die Versuchspersonen waren der Ansicht, daß sich unter Diazepam ihre Sprechleistung erheblich verbessert hatte. Im späteren Beratungsgespräch wurden die beiden Videoaufnahmen miteinander verglichen. Ohne Ausnahme schätzten sowohl der Versuchsleiter als auch die Klienten ihre Sprechleistungen ohne den Einfluß von Diazepam als besser ein. Man kann davon ausgehen, daß sozialängstliche Menschen, die gegen ihre Ängste Diazepam einnehmen, im Alltag soziale Rückmeldung über ihr Verhalten bzw. über ihre Leistungen bekommen (vgl. *Krishan*s Studie über Examensängste, 1975).

Man kann sich unschwer vorstellen, daß die Diskrepanz zwischen der eigenen Wahrnehmung seines Verhaltens und der sozialen Rückmeldung zu einer schrecklichen Verwirrung, Verunsicherung und Hilflosigkeit dieses Menschen führt und u.U. die Angstsymptomatik verstärkt. Die Erkenntnis der Unkontrollierbarkeit der Umweltereignisse auf das eigene Verhalten hin kann schließlich auch zur depressiven Verstimmung führen (*Seligman,* 1979).

2.4.5 Psychopharmaka und Psychotherapie

Einige Psychotherapeuten schließen nicht aus, daß eine Kombination von Psycho- und Pharmakotherapie vor allem bei Angstpatienten mit *extrem* hohen Erregungszuständen erfolgreich sein könnte. Nach Ansicht von *Ullrich* und *Ullrich de Muynck* (1975) können körperliche Mißempfindungen und Beschwerden nach einer erfolgreichen psychologischen Behandlung von phobischen Ängsten noch längere Zeit fortbestehen und selbst wieder zu Auslösern einer Phobie werden (wie z.B. durch Verknüpfung eines Schwindelanfalls mit einer Einkaufssituation). *Rachman* u. *Hodgson* (1974) konnten zeigen, daß erfolgreich verändertes Vermeidungsverhalten bei Phobikern erst allmählich zu einer Reduktion der angstbegleitenden Körperempfindungen führt. Die Rekonditionierungsgefahr geht somit von den löschungsresistenteren Reaktionen primär körperlich-sensorischer Art aus.

Ullrich und *Ullrich de Muynck* wollten in einem Experiment klären, ob mit dem Einsatz von Anxiolytika während einer verhaltenstherapeutischen Behandlung die Gefahr einer „Rekonditionierung“ der Phobie zu mindern sei.

32 agoraphobe Patienten wurden zufällig in vier Behandlungsgruppen verteilt. Gruppe 1 erhielt Habituationstraining und eine erweiterte medikamentöse Erregungshemmung, zusammengesetzt aus Pindolol (Beta-Blocker) und Dihydroergotamin; Gruppe 2 bekam Habituationstraining und Alprenolol (Beta-Blocker); Gruppe 3 Habituationstraining und Placebo; Gruppe 4 Habituationstraining ohne Medikamentation. Meßvariablen waren Herzfrequenz, subjektive Befindlichkeitsmaße (Emotionalitätsinventare von *Ullrich* und *Ullrich de Muynck*) und Fremdbeurteilungsmaße. Die Untersucher konnten zeigen, daß Habituationstraining *allein* im Stande war, ausgeprägtes phobisches Verhalten zu reduzieren. Darüber hinaus schlug sich dieses Training in einer gesicherten Verbesserung in den Kriterien sozialer Anpassung nieder (Einschränkung in Freizeit, Beruf, Familie, Freunde). Die beiden Gruppen 1 und 2 mit Medikamentation, aber insbesondere Gruppe 1 mit erweiterter medikamentöser Erregungshemmung, waren den beiden anderen Gruppen überlegen in der Reduktion der Herzfrequenz und in den subjektiven Befindlichkeitsmaßen „vegetative Angst“ und „Erschöpfung“ (Skalen des Emotionalitätsinventars EMI von *Ullrich*).

Die Autoren schlossen daraus, daß die Kombination von Habituationstraining und periphere Erregunsblockade durch Beta-Blocker zu einer verstärkten Abnahme aversiver Empfindungen und zur Erleichterung der psychologischen Therapie führen kann. Während das psychotherapeutische Verfahren zu einer Gewöhnung an die exterozeptiven (Umwelt-) Reize führe, werde durch die Beta-Blockade die interozeptive (vegetative) Stimulation gehemmt.

Ullrich und *Ullrich de Muynck* vermuteten, daß sich Beta-Blocker besonders bei sogenannten diffusen oder freiflottierenden Ängsten eignen. Da die Untersucher keine Katamnese erhoben, blieben sie genau den Nachweis schuldig, den sie erbringen wollten: daß nämlich die Kombination von Beta-Blocker und Psychotherapie einen Rekonditionierungsprozeß der Phobie verhindern könne.

Um eine mögliche anxiolytische Wirkung des Beta-Rezeptoren-Blockers auf freiflottierende und körperbezogene Ängste zu testen, führten wir vor längerer Zeit eine Untersuchung an 90 Patienten mit chronischen Ängsten durch (situationsbezogene, körperbezogene und freiflottierende Ängste).

Der Versuchplan beinhaltete vier Behandlungsgruppen:

Gruppe 1: Konfrontationstherapie nach verhaltenstherapeutischen Gesichtspunkten (VT),
Gruppe 2: VT mit Beta-Blocker,
Gruppe 3: VT mit Placebo,
Gruppe 4: Beta-Blocker alleine.

Als Meßindikatoren der Angst bzw. der Angstveränderung dienten peripher physiologische Maße (Herzfrequenz, Hautwiderstand) und die psychologischen Maße der Selbst- und Fremdeinschätzung (durch einen erfahrenen Kliniker) der Angstintensität, des Allgemeinbefindens, der Behinderung im Alltag und der „gedanklichen Problembewältigung".

In allen erhobenen Daten kam zum Ausdruck, daß bei Patienten mit chronischen Angstreaktionen durch verhaltenstherapeutische Behandlungsverfahren eine bedeutsame positive Veränderung erreicht wurde. Die Hinzunahme eines Beta-Blockers in der Phase der Intensivbehandlung (Konfrontation mit den Angstauslösern) führte im Bereich des subjektiven Befindens und der peripher-physiologischen Erregungsmaße zu einer zusätzlichen Reduktion der Angst in den Therapiesitzungen. Dies galt besonders für Patienten mit körperbezogenen Ängsten. Einzelfallanalysen machten dies besonders deutlich für funktionelle Herz- und Kreislaufbeschwerden.

Ein Jahr nach Abschluß der Therapien wurde die Nachkontrolle unternommen (*Butollo,* 1979). Es wurde festgestellt, daß Patienten mit freiflottierenden oder körperbezogenen Ängsten einen beachtlichen Fortschritt in der Zeit nach Therapieabschluß machten. Dabei erzielten die Klienten, die sich der kombinierten Therapie aus Beta-Blocker und Verhaltenstherapie unterzogen hatten, die besten Veränderungswerte.

Nach Ansicht von *Linden* und *Manns* (1977) signalisiert die Gabe von Psychopharmaka die Abwesenheit einer adäquaten Therapie. *Paar* (1979) hält die Verschreibung von Anxiolytika ohne irgendeine Form von ärztlicher Zuwendung (supportive Psychotherapie, analytische Psychotherapie, Aufklärungsgespräch) für unverantwortbar.

Zauner (1972) stellt folgende Kriterien bezüglich der Verordnung von Psychopharmaka auf:

1. Der Verordnung von Psychopharmaka sollten diagnostische Überlegungen auf zwei Ebenen vorausgehen:

a) welche Erscheinungen sollen beeinflußt werden?
b) warum soll gerade in diesem Augenblick ein Psychopharmakon gegeben werden?

2. Die Verordnung des Medikaments ist Teil der Arzt-Patient-Beziehung; verordnet wird,
a) um Diagnostik und Behandlung erst möglich zu machen
b) um den Verlauf zu unterstützen
c) um den Patienten zu Zeiten der Ausweitungen seiner sozialen Erfahrungen einen Angstschutz zu geben (vgl. auch *Paar,* 1979).

Ungefähr 2/3 der Patienten mit ausgeprägter Angstsymptomatik, die zu uns in Psychotherapie kommen, stehen seit mehreren Jahren unter Tranquilizerwirkung. Meist fragen sie gleich zu Beginn der Behandlung, ob sie die Medikamente absetzen sollen. Sie sind bereit dazu, weil sie von diesen Mitteln wegkommen wollen, haben verständlicherweise aber auch große Angst vor dem Absetzen. Wir lassen gewöhnlich die Dosierung der Anxiolytika in den ersten therapeutischen Sitzungen unverändert und schlagen zu einem späteren Zeitpunkt eine Reduzierung der Dosisstärke, nicht jedoch die Veränderung des Einnahmezeitplans vor. Der Patient soll zu gewohnten Zeiten sein Medikament einnehmen, ungeachtet seines psychischen oder vegetativen Zustands, d.h. auch, daß, wenn starke Erregungs- und Angstreaktionen auftreten, auf eine zusätzliche Tablette verzichtet wird. Wenn die in-vivo-Konfrontationsübungen beginnen, steht also der Patient noch unter, wenn auch schon verminderten, Tranquilizereinfluß. Nicht erwünscht bei allen Konfrontationsübungen ist die Mitnahme eines Tranquilizers zum Zwecke eines Sicherheitshalts im Notfall, ganz gleichgültig, ob der Therapeut bei der Konfrontationsübung anwesend ist oder nicht. Wichtig ist, daß der Therapeut in dieser Phase auch bereits geringe Erfolge des Patienten (z.B. anstatt 200 m bereits 400 m alleine auf belebter Straße gehen, sich 10 Minuten länger im Kaufhaus aufhalten als gewöhnlich), die dieser meist dem Medikament zuschreibt, umattribuiert auf die Person des Patienten. Der Therapeut bietet maximale Unterstützung indem er hinweist, daß es die alleinige Leistung des Klienten sei und nicht die des Medikaments. Im späteren Verlauf der Therapie wird dann sukzessive der Tranquilizer abgesetzt. Die Absetzung erfolgt unter der Voraussetzung, daß der Patient bereits eine bessere Wahrnehmungssensibilität gegenüber seinen somatischen und psychischen Angstprozessen besitzt, so daß er auch unterscheiden kann, ob er in einer bestimmten Situation Angst hat, oder ob er „nur“ erregt ist, und aus welchen Quellen diese Erregung stammt (z.B. bestimmte Erwartungen an die Situation, Erinnerung an ein vergangenes Erlebnis, Fantasieren der möglichen Konsequenzen). Das Weglassen eines über Jahre eingenommenen Psychopharmakons sollte also erst erfolgen, wenn die Wahrnehmungsdifferenzierung interner Ereignisse halbwegs ausgebildet ist.

3 Angstlösung durch Erfahrensorientiertes Lernen (ELT)

3.1 Grundlagen der Therapie Erfahrensorientierten Lernens (ELT)

3.1.1 Die Ausgangslage

Die Psychotherapieforschung, wie wir sie aus den 70er Jahren kennen, hat die in sie gesetzten Erwartungen nicht erfüllt. Ihre Krise hat mehrere Komponenten. Da sind einmal die alten forschungs-methodischen Gesichtspunkte – in den klassischen Diskussionen zwischen Psychoanalyse und Verhaltenstherapie stets vorgebracht – die diese Krise der Therapieforschung bedingen: Etwa die Schwierigkeiten bei einer echten experimentellen Überprüfung der Wirksamkeit einer Therapieform, bei einer versuchstechnischen Kontrolle der Erwartungen des Therapeuten, beim Eliminieren von Versuchsleitereffekten. Oder wie steht es um die Transparenz dessen, was in der Therapie tatsächlich geschieht, an Handlungen, an „inneren" Vorgängen etc.? Diese Krise der Therapie*forschung* hatte natürlich auch einen hemmenden Einfluß auf die *Weiterentwicklung* der *Therapiehandlungen* und der diese steuernden Konzepte. Die derzeitige Stagnation scheint aber auch aus einer forschungssoziologischen Betrachtung heraus verständlich zu sein.

Während noch in den 60er Jahren die Debatte oder besser der Streit zwischen Therapieschulen in vollem Gang war und auch manchmal recht unerfreuliche Auswüchse polemischer Art zeigte, so ist diese Debatte gegen Ende der 70er Jahre eingeschlafen. Die verschiedenen Therapieschulen scheinen ihr Feld einigermaßen abgesteckt zu haben und da wo es noch nicht gelungen ist, hat man die Hoffnung aufgegeben, daß dies noch mit Hilfe der wissenschaftlichen Forschung geschehen könnte. Die Anerkennung einer psychotherapeutischen Schulrichtung, bzw. der von ihr propagierten Therapieform im Bereich der Gesundheitsversorgung, erfolgte bisher nachweisbar ohnehin nach anderen Kriterien als denen der wissenschaftlich erwiesenen Effizienz der Therapien.

Die Forschung der letzten 25 Jahre war zudem bestimmt durch das Bemühen um *Abgrenzung* gegen andere Therapieformen; ihre Ergebnisse sind schon aus diesem Grunde mit Vorsicht zu betrachten. Meist war es irgendeine Form von „Zweckforschung", die dem Beweis der Richtigkeit des eigenen Therapieansatzes zu dienen hatte, der jedoch von den „Insidern" selbst kaum wirklich in Frage gestellt wurde.

Dazu gehört, daß kritische Studien meist über die Grenzen der Therapieformen hinweg, also gegen die „anderen" geschrieben werden. Es war also völlig in Ordnung, wenn der Psychoanalytiker die Verhaltenstherapie kritisiert und umgekehrt. Was praktisch kaum vorkam, war – abgesehen von Debatten über *technische Details* – eine Art *Innenkritik*.

Damit ist gemeint, daß Vertreter einer Therapierichtung ihre eigene Arbeit über die technischen Details hinaus, also auch im Hinblick auf ihre Grundannahmen, ihre psychosozialen Implikationen und ihr Welt- und Menschenbild kritisch beleuchten. Nicht nur die Handlungstechnologie sondern auch deren Hintergrund, ihr theoretisches System vom Menschen, seinem Leben in seinen Gemeinschaften, muß Gegenstand der Therapieforschung „von innen" werden. Die Vorzüge einer Therapieform sollten gewährleisten, daß diese Diskussion nicht in Polemik und Popanz-Strategie ausartet, wie wir es aus dem Streit der Therapieschulen kennen.

Das setzt voraus, daß man sich vom Standpunkt der *Rechtfertigungsforschung* verabschiedet. Die wahren Grenzen der eigenen Arbeitsweise werden durch die vom Schulenstreit befreite Innenkritik erst wirklich sichtbar. Indem man diese Grenzen dazu quasi „zuläßt" schafft man eine wesentliche Voraussetzung für ihre Überwindung. Das Gesagte gilt an sich für die Erforschung jeder der derzeit üblichen Therapieformen. Am Beispiel der *Verhaltenstherapie* kann heute gesagt werden, daß sie in vielen klinischen und auch außer-klinischen Arbeitsbereichen ein sowohl ökonomisches wie auch wirksames Arbeitsprinzip anbietet. Ja, in bestimmten Problembereichen ist es sogar so, daß sie praktisch konkurrenzlos ist. Die gegenwärtigen Probleme des Berufsstandes der Psychologen im Hinblick auf die rechtliche Anerkennung als selbständig tätige Psychotherapeuten, betreffen, so wichtig dieses Thema auch ist, die Anerkennung der Verhaltenstherapie als Heilverfahren nicht mehr.

Eingedenk der anerkannten Vorzüge der Verhaltenstherapie sollte es möglich sein, auch über *Mißerfolge,* die auf Mängel des generellen Ansatzes zurückgehen, zu berichten. Es sollte auch möglich sein, *Änderungsversuche* zu erörtern, die über das klassische Verhaltenstherapiekonzept hinausgehen, ohne daß deshalb die Gültigkeit der Verhaltenstherapie dort, wo diese nachweisbar besteht, in Frage gestellt wird.

Das war die Ausgangslage für unsere Arbeit, die wir in den letzten Jahren am Institutsbereich Klinische Psychologie an der Universität München durchgeführt haben. Verhaltenstherapie war hier stets in „guter Pflege" und seit den Anfängen gefördert worden (*Görres,* 1969). Nicht unwesentliche Beiträge ihrer Weiterentwicklung wurden seit 1965 von den Mitarbeitern dieses Instituts erbracht. Gegenwärtig geht es nun in erster Linie um die Entwicklung eines erweiterten Therapieansatzes, der aus der Verhaltenstherapie zwar die lernpsychologische Betrachtung von Störungsentstehung und Therapie betont und als wichtigen Aspekt erhält, diesen jedoch um einige wesentliche Punkte erweitert:

- Reduktion des Behaviorismusdruckes in den Stadien der Diagnostik und vor allem der Therapie;
- Einbeziehung des *Bewußtseins* im Sinne des „Gewahr-Seins" (Awareness) akut ablaufender Prozesse – im Gegensatz zum Verfangen-Sein in den Inhalten kognitiver Konzepte – in den therapeutischen Lernprozeß;
- Erfahrensorientierte Einbeziehung der Lerngeschichte (Störungsbiographie) in das Therapiegeschehen;
- Konzentration auf die Arbeit der *Therapieentwicklung* und, zumindest vorläufig, zurückstellen der „Rechtfertigungsforschung", da diese in einem zu frühen Stadium der Therapieentwicklung eher hemmend wirkt;
- Etablieren anderer Formen der *Therapeutenrückmeldung* als sie die objektiven Therapie-Wirkungs-Studien ermöglichen.
- Stellungnahme zum Menschenbild auf das hin die Therapie angelegt ist.

Bevor auf diese Punkte ausführlicher eingegangen wird, soll jedoch noch etwas über unsere konkreten Erfahrungen und die daraus entstandenen Betrachtungen über Verhaltenstherapie erwähnt werden, da so die Schwerpunktverlagerung auf *erfahrens-orientiertes Lernen* in der Therapie eher verständlich wird.

3.1.2 Zur Notwendigkeit eines erweiterten Ansatzes in der Therapieentwicklung

Die experimentelle Therapieforschung führt durch die selbstauferlegten forschungsmethodischen Anforderungen zu Entstellungen der therapeutischen Methoden, deren Effektivität sie prüfen soll. Die dann gewonnenen Ergebnisse haben zwar ein Maximum an Fehlerkontrolle (innere Validität), sind aber auf die Bedingungen der praktischen Arbeit nicht übertragbar. Angeblich für die Verbesserung der Praxis arbeitende Forschung wird damit Selbstzweck. Das gilt nicht nur für die ohnehin vielkritisierten *Therapie-Analog-Studien,* sondern auch für viele sogenannte *Klinische Arbeiten!* Die Entwicklung verhaltenstherapeutischen Handlungswissens erfolgt nämlich primär aus dem Handeln des einzelnen Therapeuten in seiner täglichen Arbeit, eventuell in engem direkten Kontakt mit einem Lehrtherapeuten. So konnte es geschehen, daß dieses Handlungswissen sich mehr und mehr von dem theoretischen Wissen (Abbildungswissen) der akademischen Therapieforschung entfernt hat. Wie sonst ist es möglich, daß aus der enorm umfangreichen Parameterforschung, z.B. zur Systematischen Desensibilisierung, so wenig Handlungsrelevantes übrig bleibt? Mit den bisherigen Forschungsansätzen ist es sehr schwierig, dieses Handlungswissen überhaupt *beschreibbar,* geschweige seine Effektivität untersuchbar zu machen.

Damit ist ein fundamentales Problem der Therapieforschung angesprochen, das aber immer dann auftritt, wenn Therapie über das Anwenden speziell umschriebener Techniken hinausgeht und eine größere *Flexibilität* auf Seiten des Therapeuten erforderlich macht. Genau das aber sollte der Regelfall sein.

Große Studie mit kleinem Ergebnis

Unsere Entscheidung, grundsätzlich in der *Therapieentwicklung* neue Wege zu suchen, wurde zuletzt durch Erfahrungen mit einer eigenen, sehr umfangreichen und eigentlich auch sehr sorgfältig durchgeführten klinischen Therapiestudie förmlich erzwungen.

In den früheren Jahren unserer verhaltenstherapeutischen Forschung haben wir, vor allem im Bereich der chronischen Ängste und Zwangsstörungen, eher spezifische Fragestellungen bei kleinen Klienten-Stichproben und überschaubaren Techniken erprobt (s. z.B. *Butollo,* 1971, 1973, 1974; *Butollo* u. *Mittelstaedt,* 1976; *Butollo,* 1977). Dann wurde aber eine richtige *„Mammut-Studie"* durchgeführt (*Butollo, Burkhardt, Müller* u. *Himmler,* 1978). Aus einer Stichprobe von *300 Interessenten* wurden *96 Klienten* ausgewählt, deren Angstproblematik so gravierend war, daß sie dadurch in ihrem Alltag massiv beeinträchtigt waren und auch nach klassischen Gesichtspunkten als „echte Patienten" einzustufen waren, die zumindest eine ambulante Versorgung benötigten. Mit einem enormen Aufwand an Diagnostik (Selbsteinstufungen, Fremdrating, Therapeutenratings, Fragebogen, Verhaltensbeobachtung, Physiologie) und einem Aufgebot von *11 Therapeuten* mit z.T. langjähriger Erfahrung in Verhaltenstherapie, wurden in Form eines sogenannten gemischten Versuchsplanes folgende Fragestellungen untersucht:
Therapietechnik: 1. In-vivo-Konfrontation; 2. Systematische Desensibilisierung; 3. kognitive Therapie in Verbindung mit in-vivo-Konfrontation; sowie 4. eine kognitive Therapie in Form von Selbstinstruktionstraining wurden systematisch getestet. Dazu kam eine Warteliste-Kontrollgruppe.

Angststörung: Neben der erwähnten „echten" experimentellen Variablen der Therapietechnik wurde als *Co-Variable* die Art der Angststörung in drei Gruppen kontrolliert: 1. Agora/Klaustrophobie; 2. Existenzangst, gegebenenfalls in Verbindung mit körperbezogenen Ängsten ohne externe Angstauslöser; 3. Sozialängste.

Insgesamt gab es 13 Sitzungen, verteilt über einen Zeitraum von fünf Wochen, mit drei Sitzungen pro Woche und einer Sitzungsdauer von zwei Stunden. Die Zuordnung der Therapeuten zu den einzelnen Techniken wurde rotiert. Das Ergebnis der Studie, das im Detail bereits publiziert wurde (*Butollo,* 1979; *Butollo, Burkhardt, Himmler* u. *Müller,* 1980), war einerseits sehr erfreulich: Nach guten Fortschritten in allen drei *Patientengruppen* zum Abschluß der Therapie, war der Fortschritt in zwei Gruppen nach einem einjährigen Follow up noch zusätzlich angestiegen. Die Klienten mit Agora/Klaustrophobie oder die mit freiflottierenden Existenzängsten waren weiter verbessert, nur die Klienten mit Sozialängsten waren fast auf das ursprüngliche Ausgangsniveau zurückgefallen.

Damit kann gesagt werden, daß unsere Bemühungen, und zwar vorläufig egal mit welcher spezifischen Technik, bei zwei Gruppen der Angstpatienten sehr gute und nachhaltige Ergebnisse erzielt haben. Bei den Patienten mit Sozialängsten war der Erfolg nur begrenzt bzw. kurzfristig. Dieses Ergebnis stimmt insofern mit der vorherrschenden Meinung überein, als bei Sozialängsten eine grundsätzlich andere Form der Intervention indiziert ist.

Dieses vom therapeutischen Standpunkt her erfreuliche Ergebnis brachte jedoch vom Forschungsstandpunkt aus betrachtet auch einige Enttäuschungen: So gab es z.B. *keinen einzigen nachweisbaren Unterschied hinsichtlich der Effektivität der einzelnen Techniken.* Und das, obwohl wir die Systematische Desensibilisierung eigentlich als eine Art „Plazebo-Kontrollgruppe" aufgenommen haben. Die vorherrschende Meinung in der Verhaltenstherapie war nämlich, daß die Systematische Desensibilisierung bei komplexen, multiplen Angststörungen unwirksam ist.

Aber es kommt noch schlimmer: Das Selbstinstruktionstraining, das wir den Klienten angeboten haben, wurde von ihnen manchmal in starrer, formelhafter Weise angewendet. („Dann sag ich meinen Spruch und dann wird das schon besser".) In der Follow Up Untersuchung haben wir unter anderem die Klienten gefragt, ob sie diese Selbstinstruktionen noch anwenden und wenn ja mit welchem Erfolg und mit welchem *Inhalt.* Sie zeigten sich – eigentlich zu unserer Überraschung – nach wie vor angetan von den Selbstinstruktionen. Zu unserem Entsetzen haben sie jedoch in der Mehrzahl die Inhalte der Selbstinstruktionen in einer Weise verändert, die aus unserer theoretischen Sicht vollkommen verkehrt gewesen war. Dennoch hat es ihnen subjektiv geholfen, ihr „Angstmanagement" erleichtert.

Das Ergebnis zeigt aber auch, daß der *Glaube des Forschers an die Wichtigkeit des Inhalts der Selbstinstruktionen,* oder allgemeiner: der Gedanken, zu revidieren ist. Und es kann nicht oft genug darauf hingewiesen werden, daß in all der Forschung über die Wirksamkeit von systematisch eingeübten Angstbewältigungs-Kognitionen *nie* die Bedeutung des *Inhalts* gegenüber der Bedeutung der Denkoperation, also das *Anwenden* von Kognitionen „an sich", geprüft worden ist.

Viel wichtiger hingegen scheint der *Glaube des Klienten* an die Wirkung seiner Selbstinstruktionen zu sein. Sie werden ähnlich Beschwörungsformeln eingesetzt. Vielleicht ist es völlig gleichgültig *was* der Inhalt dieser Selbstaussagen ist, wenn sie in der beginnenden Angstsituation zum Ausdruck gebracht werden. Vielleicht kommt es einfach darauf an, daß man in der kritischen Situation „etwas hat", was man sich sagen kann, und daß man daran *glaubt,* daß es hilft. Der *Prozeß* der Angsteskalation wird durch eine andere *Form* des kognitiven Reagierens verändert, der Inhalt der Kognitionen ist dabei nebensächlich. Ein Hinweis auf die mögliche Priorität von prozeßorientierten Therapien gegenüber inhaltsorientierten Therapien.

All diese Erfahrungen und noch einige dazu, etwa die Schwierigkeiten, die die Therapeuten mit der Standardisierung des Therapieablaufes hatten, führten dazu, daß das Hauptergebnis unserer Studie kein *statistisches,* sondern eher ein *forschungsstrategisches* war: Wenn der Gesamteffekt sehr positiv ist, der jedoch in keiner nachweisbaren Relation zu den systematisch kontrollierten Therapietechniken steht, dann ist anzunehmen, *daß die Hauptwirkungsfaktoren* in einer solchen Intervention *anderer Art sind als sie von uns bei der Suche nach wirksamen Techniken überhaupt erwägt, geschweige im Versuchsplan kontrolliert werden.* Das Augenmerk ist mehr auf Prozesse der Therapeut-Klient-Interaktion und auf die Fähigkeit des Therapeuten zu lenken, auf verschiedene Situationen flexibel einzugehen. Die spezifische Technik hat zwar vermutlich auch eine wichtige Funktion, die ist jedoch stets nur im gesamttherapeutischen Kontext zu sehen. Der dürfte insgesamt einen viel massiveren Einfluß auf den Therapiefortschritt haben als zumindest in Kreisen der Verhaltenstherapeuten gemeinhin angenommen wird.

Die Gründe, die zu einer Änderung unserer Therapiestrategie beigetragen haben, sind im folgenden noch einmal zusammengestellt:

1. Das *Therapiegeschehen* wird durch das Beharren auf replizierbar Beobachtbares, durch den Behaviorismusdruck, in letztlich unzulässiger Weise verarmt. Darunter leiden nicht nur Therapiemotivation, sondern auch Diagnostik und Generalisation erreichter Verhaltensänderungen. Der methodische Behaviorismus, der in der Grundlagenforschung unumgänglich ist, wirkt in der angewandten Forschung, vor allem aber in der Anwendung selbst, hemmend. Natürlich ist es enorm wichtig, daß der Therapeut Klarheit darüber bewahrt, was er *wahrnimmt* (beobachtet, hört), was er dazu ergänzt indem er denkt, fühlt, urteilt, deutet etc., welche *Schlußfolgerungen* er daraus zieht, und was sein eigener irrationaler Anteil zu diesem Vorgang ist. Die Schulung der Fähigkeit zu präziser Beobachtung ist unerläßlich *gerade* für solche Therapien, die in der Entwirrung von Fakten und Fiktionen, also in der Klärung irrationaler Wahrnehmungen, Deutungen des Klienten und der entsprechenden Gefühle ihr Hauptarbeitsfeld sehen, eine diesbezügliche Verwirrung des Therapeuten ist katastrophal für das therapeutische Geschehen.
   Der Rückzug auf das Nur-Beobachtbare, zum Schutz vor dieser Verwirrung, stellt jedoch eine Verarmung des Abbildes dessen dar, was real im Therapiekontakt geschieht. Die Verwechslung von Beobachtetem und Erschlossenem ist nicht durch die radikale Eliminierung des einen, sondern durch eine besonders sorgfältige Schulung im Handhaben beider Aspekte zu verhindern, in Verbindung mit einer verbesserten Selbstwahrnehmung des Therapeuten.
2. Durch die Vernachlässigung des *Gewahrseins* derjenigen Prozesse, die zwischen Stimulus und Response subjektiv stattfinden, wird ein wichtiger Schritt im

Lernprozeß vernachlässigt. Wohl ist es so, daß in der Verhaltenstherapie die Phantasietätigkeit in Diagnose und auch in Interventionen, als Übungen eingebaut werden. Kaum jedoch wird freies Assoziieren, freie Phantasieentwicklung zur Identifizierung bislang unbekannter oder tabuisierter Motive, Gefühle, Wünsche eingesetzt. Die Annahme, daß einmal als bedrohlich empfundene Phantasien gelöscht („verdrängt") werden und dieser Vorgang pathologische Effekte nach sich ziehen kann, ist in der klassischen Verhaltenstherapie nicht enthalten. Nicht daß das Gegenteil behauptet würde, nämlich daß es diesen Prozeß nicht gibt. Vielmehr wird er dem nicht Beobachtbaren, nicht systematisch erfaßbaren Innenleben zugeschrieben und dem behavioristischen Ansatz entsprechend nicht berücksichtigt. Ein erfahrensorientierter lernpsychologischer Ansatz wird ganz wesentlich auf die Information aus den weniger kognitiv kontrollierbaren Bereichen zurückgreifen: Phantasie, unwillkürliche Bewegungen, Haltungen, Aussagen, sowie Träume und freie Assoziationen. Nicht um sie im klinisch-tiefenpsychologischen Sinn zu *deuten,* sondern um mit ihnen zu *arbeiten,* Blockierungen und irrationale Tabus aufzuspüren und sie lösen zu helfen.
Das Gewahr-Sein innerer Vorgänge, von der Körpersensorik bis zur Gedanken- und Phantasietätigkeit, ist jedoch meist nicht abrufbar, sondern wird erst durch eine bestimmte Form des therapeutischen Kontaktes, durch bestimmte Übungen zugänglich. Es kann dann zu einer Lebensweise führen, die diese Form der erweiterten Selbstwahrnehmung zum festen Bestandteil werden läßt.

3. Wird das *Gewahr-Sein intrapsychischer* bzw. *körperinterner Vorgänge* hingegen vernachlässigt, wird häufig auch die Therapiesituation künstlich erscheinen. So z.B. bei Einbeziehung der sogenannten kognitiven Faktoren. Das gilt besonders für das Selbstinstruktionstraining, das als „Einüben alternativer Gedankengänge" leicht am relevanten Geschehen vorbeigehen kann. Wie bereits am Beispiel unserer letzten Untersuchung gezeigt wurde, kann es bei dieser Form des kognitiven Trainings leicht zu einer Loslösung der Kognitionen von der Realität der körperlich-emotionalen Erfahrung kommen. Dann aber wird, selbst wenn damit ein Trick für die Überwindung eines akuten Angstanfalles gewonnen würde, letztlich die Spaltung von kognitiven, körperlich-sensorischen, imaginativen, emotionalen und motorischen Prozessen gefördert. Die für die psychische Gesundheit notwendige Interpretation dieser Lebensweise wird weiter behindert.
4. *Arbeit mit der Therapeut-Patient-Beziehung.* Mit dem Ignorieren des aktuellen Prozesses, der sich im therapeutischen Kontakt zwischen Klient und Therapeut ergibt, wird die Chance aus der Hand gegeben, *den alles Zwischenmenschliche betreffenden Lernprozeß an dem gerade ablaufenden Geschehen einsetzen zu lassen.* Statt dessen verleitet die klassische Arbeitsweise zu einer Art „Aboutism", d.h., daß *über* ein Problem gesprochen wird, das im Moment des Gesprächskontaktes in der Regel nicht akut ist, und daß *über* dieses Problem auch Empfehlungen zur Änderung gegeben werden. Das führt unter anderem dazu, daß die Aufmerksamkeit vom aktuellen Prozeß abgelenkt wird und zusätzliche Anstrengungen mobilisiert werden müssen, um sich von akuten Prozessen weg auf *kognitiv vorgegebene Inhalte* zu konzentrieren. Genau dieses Vorgehen ist es aber, das aus der Perspektive erfahrensorientierter Therapien auch für die meisten emotionalen Probleme verantwortlich ist.

Es wird dann in der Therapie jener Prozeß, der für Klient und Therapeut in gleicher Weise mühsam ist und *das für viele der neurotischen Störungen verantwortliche kognitive Geschehen weiter verstärkt.* Selbst wenn im *Inhalt* der Kognitionen das Problem „gelöst" wird, ist dies hinsichtlich des *gestörten Prozesses,* der den Umgang mit Selbst- und Gefühlswahrnehmung in der Gegenwart und die Umschaltung auf Gedankeninhalte betrifft, noch lange nicht der Fall. Daß ich ein Problem erkenne, heißt noch lange nicht, es auch verändert zu haben. Das Operieren in Konzepten und vergangenen Erfahrungen, als wären sie *jetzt* real, in Verbindung mit der Unfähigkeit, das in der Gegenwart Relevante überhaupt wahrzunehmen, heißt trotz „inhaltlicher" Problemlösung die Störung auf der Prozeßebene aufrecht zu erhalten.

5. Auf dem Hintergrund standardisierter und im voraus geplanter Interventionsmaßnahmen ergibt sich eine *Rigidität des Vorgehens,* die häufig der Komplexität des Problemgeschehens und dem Wechsel der Themen nicht gerecht wird. Die Annahme, daß der Klient seine Problematik sprachlich umfassend darstellen kann, hat sich in der Praxis nicht bestätigen lassen. Vielmehr ist die *Art* des Umgehens mit Situationen – in der Vorstellung wie in der Realität – die eigentliche Quelle für die Gewinnung relevanter Informationen. Das wurde ja in der Verhaltenstherapie bereits berücksichtigt, indem Verhaltenstests in vivo zum Soll der Verhaltensdiagnostik gehören. Allerdings ist auch hier die Flexibilität unzureichend.
   Notwendig wäre eine Form des Kontaktes zum Therapeuten, die zumindest phasenweise soweit unstrukturiert gehalten werden kann, daß die Art der Störung in diesem von den sonstigen Kontaktritualen freigehaltenen Leerraum akut sichtbar werden kann. Grundannahme dieser Erwartung ist aber, daß sich jede neurotische Störung auch in zwischenmenschlichen Situationen aktualisieren läßt, sei das Referenzsymptom scheinbar auch noch so weit davon entfernt. Immerhin, die praktische Erfahrung gibt Anlaß für diese Annahme.
6. *Primär kuratives Erfolgsversprechen birgt Fallen.* Gerade in der Verhaltenstherapie ist die Gefahr sehr groß, als *Helfer,* der die rasche Lösung von Verhaltensproblemen in Aussicht stellt, auf eine ganz bestimmte Meta-Interaktion des Klienten hereinzufallen. Gemeint ist die Tendenz vieler Klienten, die eigene Therapie dort zu sabotieren, wo die bisherigen Selbst- und Weltkonzepte zur *erfahrens*mäßigen Revision anstehen. Dazu gehört häufig auch das u.U. gar nicht bewußte Motiv nach Abwertung oder Kränkung des Helfers („Beartrapping"). Wie überhaupt die gesamte Problematik der *Therapiemotivation* in vielen Bereichen zwar als wichtig angesehen wird, aber gerade aus dem Verhaltenstherapieansatz heraus einander widersprechende Motivkomponenten in der Praxis schwer kontrollierbar sind.
7. Durch das Fehlen eines über die defizitorientierte Therapieplanung hinausgehenden *existentiellen Kontextes,* etwa eines Wachstumsmodelles, werden diejenigen Aspekte des Therapiegeschehens allzuleicht vernachlässigt, die eine Stärkung des positiven Lebensgefühles fördern. Diese wiederum ist Voraussetzung für eine erhöhte Stabilität gegenüber Rückfällen, sozusagen eine Form der unspezifischen Prävention durch Konzentration auf die gesunden Teile einer Persönlichkeit. Ist das Lernkonzept der Verhaltenstherapie für das Lernen von emotionalen Reaktionen, besonders für den Aufbau bzw. das Geschehen-Lassen des Aufbaus bisher defizierter Gefühlsformen hinreichend? Es kann mit Recht bezweifelt werden.

8. Die *subjektiven Reaktionen des Therapeuten* werden ähnlich wie in den klassischen Psychotherapien auch in der Verhaltenstherapie nicht explizit verarbeitet und vor allem nicht dem Klienten mitgeteilt. Damit wird jedoch ein großer Bereich möglicher Rückmeldungen ausgeklammert, die der Klient unter Umständen auch im Alltag vermissen muß. Außerdem wird seitens des Therapeuten eine Art von Verdrängungs- oder Unterdrückungsleistung verlangt, die sich langfristig auch auf seine Stabilität negativ auswirken kann. Auf die kontrovers geführte Diskussion über Notwendigkeit und Ausmaß des Einbringens der emotionalen Reaktionen des Therapeuten soll hier jedoch nicht weiter eingegangen sondern die Problematik als sehr wichtig, jedoch als bislang ungelöst erwähnt werden.

3.1.3 Ein erfahrensorientiertes Störungsmodell

Das klassische verhaltensanalytische Modell besagt, daß zwischen Stimulus und Response, wenn überhaupt, nur eine „Organismusvariable" einzuführen ist, die etwa Genetisches, physiologische Vorgänge und Ähnliches berücksichtigt. Niemand behauptet aus der Ecke der Verhaltenstherapie, daß es dort „sonst nichts gibt". Angenommen wird aber, daß diese Vorgänge nicht direkt zu erfassen sind und sämtliches Verhalten letztlich aus der Anordnung der Umwelt (Stimulus) bestimmt ist. Die Prozesse der Verarbeitung äußerer und innerer Informationen sind jedoch über das Gewahrsein von Körpersensorik, von Gefühlen in der Introspektion als akut ablaufender Prozeß in gewisser Weise zugänglich. Das kann auch für die Problemgenese und -aufrechterhaltung höchst relevant sein. Gerade das Ausmaß der subjektiven Zugänglichkeit dieser Prozesse kann störungsdeterminierend sein; Übersensibilität im einen, Unsensibilität im anderen Fall.

Wichtig ist die Annahme, daß das Gewahrsein der Außenweltreize, der eigenen motorischen Reaktionen, also des Verhaltens, sowie der emotionalen, kognitiven und sensorischen Prozesse lernbar ist. Dieses Gewahrsein ist bei verschiedenen Menschen unterschiedlich entwickelt und auch innerhalb desselben Individuums von Situation zu Situation, von Stimmung zu Stimmung unterschiedlich. Das gilt vor allem für Zustände andauernder unspezifischer Erregung oder Anspannung.

Die Grundannahme hinsichtlich des Störungsmodells lautet nun, daß *in dem Ausmaß, in dem die eigenen emotional-affektiven und kognitiven Prozesse nicht mehr wahrgenommen werden, subjektiv das Ausmaß von Belastung zwar reduziert erscheint, gleichzeitig aber die Flexibilität des gesamten Systems und damit die Differenziertheit der Reaktion auf die Umwelt und auch der spontanen Aktion in ihr reduziert wird. Diese reduzierte Flexibilität wiederum fördert die Ausbildung einseitiger, auch kurzschlußartiger Problembewältigungsmechanismen,* die dann bald wie automatisch dem Bewußtsein des Individuums nicht mehr zugänglich – und auch durch dieses nicht mehr steuerbar – abzulaufen erscheinen.

Die Fixierung dieser unreifen Formen der Problemlösung wird auch dadurch begünstigt, daß in kritischen Phasen der Entwicklung des Menschen, also vor allem in der Kindheit, diese Formen der Reduktion der Flexibilität und der Reduktion der Selbstwahrnehmung sogar eine Hilfe darstellten. Unter bestimmten Entwicklungsbedingungen war dem Kind keine andere Möglichkeit gegeben mit starken und/oder anhaltenden Belastungen oder Versagungen umzugehen.

Das gilt z.B. für Familiensituationen, in denen das Kind dann, wenn es inkompetent, insensitiv und kindlich erschien, gewissen direkten oder indirekten Straf- oder Manipulationsmanövern der Eltern weniger ausgeliefert war. Dieses Rollenverhalten wurde somit negativ, vielleicht sogar positiv verstärkt, und gegenüber eigenverantwortlichem, selbständigen Verhalten auf Dauer auch vom Kind bevorzugt zum Ausdruck gebracht.

Bei den verschiedensten Formen von Störungen des Verhaltens und Erlebens ist es somit angebracht, einen wesentlichen Teil der Aufmerksamkeit des Lernprozesses der *Wiederherstellung des Gewahrseins der in bestimmten Situationen akut ablaufenden inneren Prozesse und ihrer Entstehungsbedingungen zu widmen.* Geschieht dies erfolgreich, so wird zwischen der Wahrnehmung der Situation und der Reaktionen auf eine weitere Dimension, nämlich die der bewußten Verarbeitung der Situation, aufgebaut.

Dieser Lernprozeß ist nicht so sehr im Sinne einer Neukonditionierung alter Konditionierungsmuster zu sehen, *sondern eher im Schulen der Selbstwahrnehmung ohne sofortige Beeinflussung der ablaufenden Prozesse.* Durch diese Fähigkeit wird der subjektive Freiraum zwischen Stimulus und Reaktion erweitert und der Spielraum für alternative Handlungen geschaffen. Welche Handlungen das dann letztlich sind, das liegt dann eher innerhalb des Entscheidungsbereichs des Individuums als wenn eine Konditionierung durch eine andere Konditionierung ersetzt wird; das Individuum wäre dabei gewissen Mechanismen letztlich immer ausgeliefert, nur eben mit dem Vorteil, daß die neugelernten in der gerade akuten Situation weniger Konflikte bewirken als die alten. Das kann sich jedoch bei einer Veränderung der akuten Situation sehr rasch ebenfalls wieder verändern.

Im Fall der chronischen Ängste würde das konkret z.B. so aussehen, daß die Aufmerksamkeit der Personen auf ihre körperlichen Wahrnehmungen vor und während des Einsetzens von Angstreaktionen gelenkt wird. Die Qualität dieser Wahrnehmung wird genau untersucht und die Kognitionen, die dabei auftreten, werden beobachtet, ihre Funktion und ihre Konsequenz subjektiv erforscht.

Ähnliches gilt für die mehr oder weniger bewußten Katastrophenphantasien und das Austesten der Berechtigung dieser Phantasien. Letztlich wird angenommen, daß durch das bewußte Erfahren des Angstzustandes diesem Zustand der antizipatorische Teil der Panikmacherei entzogen wird. *Wer seinen Ist-Zustand selbst genau beobachtet, befindet sich nicht mehr in der Abwehr von etwas noch Schlimmeren,* das vielleicht passieren könnte. Und diese Konzentration auf die Gegenwart der Wahrnehmung des aversiven Zustandes, nimmt diesem wiederum ein wesentliches Bestimmungsmerkmal. Auch sollte sich dadurch das Gefühl auflösen, diesem Angstzustand passiv ausgeliefert zu sein. Die oft „fest verdrahtet" erscheinende Verschränkung neurotischer Mechanismen wird so gelockert und eher unter die Kontrolle der betroffenen Personen kommen.

3.1.4 Quellen der Erweiterung des ELT-Therapieansatzes

Im Bereich erfahrensorientierter Therapien, allen voran Gestalttherapie und Körperpsychotherapien, wurde bereits ein beträchtliches Handlungswissen erworben. Einige Elemente werden auch für den hier entwickelten Therapieansatz entlehnt.

Der Schwerpunkt der Aufmerksamkeit des Klienten wird in diesen Therapien auf folgende Aspekte gelenkt:

a) Die problemkonstituierende, spezifische Form der Konfliktverarbeitung wird zuerst in all ihren Aspekten *wahrgenommen*. Das heißt, daß die verschiedenen Elemente experientialistisch zugänglich gemacht und dann differenziert werden, etwa mit Hilfe von Rollenspiel, Ausdrucksübungen oder Polaritätendialog. Dann erst kann auf eine neue Integration hingearbeitet werden.
b) Die *Selbstverantwortung* des Klienten wird in diesem Prozeß betont. Das geschieht zum Beispiel, indem er immer dann, wenn er diese Verantwortung mehr oder weniger indirekt abgeben möchte, darauf hingewiesen wird, oder der Therapeut sich in seinen Handlungen weigert, diese Verantwortung zu übernehmen. Das soll die enorme Falle entschärfen, in der sich der als Experte helfende Verhaltenstherapeut sehr leicht finden kann. Wenn der Therapeut die Helferrolle annimmt und stellvertretend für den Klienten beginnt Probleme zu lösen, ist er meist bald der Gejagte seines Klienten, der ihn durch Therapiemißerfolge in seiner Berufsehre und seinen Größenphantasien treffen kann. Dies ist ein Mechanismus, der ja bereits in der Interaktion des Klienten mit seinen sonstigen Bezugspersonen meist wesentlich zur Fixierung des Problembereiches beiträgt. Dieses „Spiel" verhindert die Konfrontation, die der Klient zur Entwicklung neuer Lösungsansätze braucht.
c) Die *Gegenwartsorientierung* der Arbeit sensibilisiert gegenüber problemkonstituierenden Konzepten, Meinungen, Erfahrungen, Welt- und Selbstbilder aus der Vergangenheit, die antizipierend über die Gegenwart gestülpt werden bzw. diese konstituieren. Die Fähigkeit, sich von diesen Vergangenheitsbindungen frei zu machen, hat an sich bereits einen problemlösenden, konfliktlösenden Anteil. Zumindest insofern als die Konflikte nicht Realkonflikte sondern irrationale Konflikte sind, die ein rational begründetes, der Realität angemessenes Verhalten behindern.
d) *Bewußtseinsorientierung*. Damit ist unter anderem gemeint, daß diejenigen Kognitionen (Bewertungen, Vergleiche, Analysen), die der direkten Erfahrung häufig im Wege stehen, sozusagen auf frischer Tat beobachtet, ihre Konsequenzen erfahren und die Möglichkeit der Loslösung von ihnen erprobt wird. Letztlich führt diese Art von Aufmerksamkeitsrichtung dazu, daß sich das Verhalten nicht mehr so sehr an allgemeinen, z.T. auch selbst erwählten Normen orientiert und man in ihrem Rahmen versucht, ständig das Richtige oder Bessere usw. zu machen. Stattdessen nimmt die Fähigkeit zu, die jeweilige Situation, die eigenen emotionalen, sensorischen und kognitiven Reaktionen darauf, und das eigene Verhalten als eine *Erfahrung* wahrzunehmen, die nicht notwendigerweise in gut/schlecht, richtig/falsch zu klassifizieren ist. Damit ist dieser Person ein direkter Zugang zur unmittelbaren Erfahrung ihrer Lebensgegenwart gegeben.

Die zur Zeit bekannten erfahrensorientierten Therapien haben aber auch eine Reihe von Nachteilen:

1. So gibt es z.B. praktisch keine Erfahrung über den *klinischen* Wert dieser Therapien. Sie werden meist eingesetzt im Bereich der „normalen Neurosen", für Menschen, die mit dem Ist-Zustand ihres Lebens nicht zufrieden sind und Wege zur Lösung dieses Zustandes suchen. Bei massiveren Beeinträchtigungen, die vielleicht sogar eine stationäre Betreuung erforderlich machen, ist über die Effektivität dieser Arbeitsweise noch wenig bekannt.

2. Das völlige Fehlen einer *adäquaten Diagnostik* macht eine über den subjektiven Eindruck des Therapeuten und des Klienten hinausgehende Therapieverlaufs- und -ergebnisüberprüfung praktisch unmöglich.
3. Der *Prozeß der Veränderung,* der eigentliche therapeutische Lernprozeß, wird in diesem Verfahren nicht systematisch gefördert. Das gilt insbesondere für die Generalisation von Erfahrungen und Einsichten aus der Therapie auf die Alltagssituation. Im Gegenteil, es kommt sogar häufig vor, daß Klienten, wenn sie Prozesse wieder und wieder aufgreifen, die sie bereits einmal bearbeitet haben, sie auf diese Wiederholung kritisch hingewiesen werden. Dem ist entgegen zu halten, daß einseitige Verarbeitungsmechanismen, die sich in der langen Entwicklung eines Individuums fixiert haben, nicht durch einmalige Erfahrung und Einsicht aufzulösen sind, sondern daß diese Erfahrungen erst der Anfang sind und eine notwendige Voraussetzung für eine Veränderung dieses Prozesses darstellen.
4. In diesen Therapien dominieren häufig auch *momentane Effekte,* möglicherweise auch auf Grund unmittelbarer Verstärkung für den Therapeuten und den Klienten. Sie lenken von der Arbeit an langzeitigen Veränderungen ab. Diese Arbeit nämlich ist im allgemeinen mühsamer und weniger sensationell als das Auffinden von Zusammenhängen.
5. Die *Prozeßorientierung* der Arbeit, die für die Anfangsphase enorm bedeutsam ist, stört unter Umständen aber die geplante *Reorganisation* der Lebensumwelt und der Verstärkungskontingenzen. Sie führt auch leicht zur Vermeidung schwieriger Themen. Damit ist gemeint, daß der Klient häufig an scheinbar akuten Problemen arbeitet, da diese für ihn im Vordergrund stehen. Es kann leicht sein, daß er aber dadurch zu gravierenden, seine Existenz subjektiv viel stärker bedrohenden Themen nicht vordringt. Das ist aber letztlich auch eine Frage der Wachsamkeit des Therapeuten.

Die *gemeinsame Basis* der beiden Ansätze ist eine gewisse *Pragmatik,* die Betonung von *Lernprozessen* als Basis der Therapie, sowie die Konzentration auf *gegenwärtige* Prozesse, die für die Aufrechterhaltung von Problemabläufen verantwortlich sind. Der *Hauptkonflikt* der beiden Vorgehensweisen dürfte in der Konzentration auf *beobachtbares* Verhalten in einem Fall und die *Struktur des Bewußtseins* bzw. der Aufmerksamkeitsprozesse im anderen Fall, bestehen.

3.1.5 Therapieschwerpunkte

Nicht als starres System, sondern eher als Rahmen zur Orientierung für das therapeutische Handeln werden fünf Stadien formuliert. Jede dieser fünf Stadien ist gekennzeichnet durch drei Teilabschnitte:

a) *Selbstwahrnehmung* des Ist-Zustandes. Das ist für den Klienten eine Art experientialistische Selbstdiagnose dessen, was im Rahmen einer bestimmten Problematik als *typisch* gegeben ist. Zur Wahrnehmung dieses Ist-Zustandes gehört auch das Erforschen derjenigen Komponenten oder Werthaltungen, die das *Ablehnen* des Ist-Zustandes bewirken. Möglicherweise wird dann eher an diesen Prozessen weiter gearbeitet als an einer Veränderung des Ist-Zustandes selbst. Es gibt eine Vielzahl von Hilfen, mit denen die Wahrnehmung des Ist-Zustandes gefördert werden kann, es würde jedoch hier zu weit führen sie einzeln zu besprechen.

b) *Erproben von Alternativen.* Egal, ob der Ist-Zustand oder die Beurteilung desselben letztlich als das Problem gesehen werden, in diesem Stadium werden zu beiden alternative Vorgehensweisen gesucht und ausprobiert. Kommt es dabei zu einer Lösung, die als Änderungsziel formuliert werden kann, so können im dritten Abschnitt die Maßnahmen zur Erreichung dieses Zieles zum Einsatz kommen.
c) *Aktiver Lernprozeß.* Übende Alternativen, Schritte zum Umsetzen dieser Alternativen in den Alltag und Rückmeldung über den Erfolg bestimmen diesen Abschnitt.

Alle drei Abschnitte wiederholen sich mehr oder weniger in den zuvor erwähnten fünf großen Stadien.

1. *Symptomarbeit.* Wie in der klassischen Verhaltenstherapie auch, wird die Referenzproblematik des Klienten ernst genommen und zuerst einmal damit zu arbeiten begonnen. Und zwar geschieht das *diagnostisch* wie auch therapeutisch nach klassischer Art: Beobachtung, Erhebung von Kontingenzen, Änderungsvorschläge zu Verstärkungen etc. Diese Symptomarbeit ist jedoch so etwas wie ein *Einstieg.* An ihr lassen sich dann alle anderen Schritte zwanglos einsetzen.
2. *Gewahrsein der problemerzeugenden Fundamentalprozesse im Symptom wie auch im sonstigen Alltag:* Dabei wird die Aufmerksamkeit des Klienten auf diejenigen Prozesse (Befürchtungen, Erwartungen, Meinungen, Erregungsverläufe, Unterdrückungsvorgänge, Körperhaltungen etc.) gelenkt, mit denen er seine eigenen Möglichkeiten zur Lösung eines Problems behindert und der Entfaltung seines Potentials entgegenstellt.
3. *Biographische Arbeit:* Nachdem in der zweiten Stufe die problemerzeugenden Fundamentalprozesse identifiziert worden sind, werden erfahrensorientiert diejenigen Stellen in der individuellen Biographie aufgesucht, in der diese Prozesse gelernt worden sind. Dies geschieht experientialistisch, das heißt in Form eines Wiedererlebens der damaligen Konflikte, der ihnen entsprechenden Emotionen und des Lösungsversuches. Dieser war vielleicht der einzige Ausweg aus einer sonst für das Kind unlösbaren Situation.
   In einer erfahrensorientierten, das Wiedererleben begünstigenden Weise wird diese Szene wieder durchgearbeitet, dann aber nach Alternativen im Umgang mit dieser Thematik gesucht. Dies erfolgt ähnlich dem Neulernen von Denk-, Fühl- und Verhaltensweisen, wobei zusätzlich zu den festgelegten einseitigen Lösungsversuchen, die sich ja in der Gegenwart nicht mehr bewährt haben, neue Varianten erprobt werden (u.U. mittels Regression in der Vorstellung). Diese Alternativen werden dann auf die gegenwärtige Problemsituation übertragen, das heißt, die Thematik mit *gegenwärtig* wichtigen Bezugspersonen im Rollenspiel bearbeitet.
4. *Integration:* Während in der dritten Stufe häufig eine innerliche Distanzierung von diesen Bezugspersonen eintritt, z.B. durch Aggressionsausdruck oder Abgrenzungsarbeit, so wird bei diesem Schritt versucht, die Motive des „Gegners“ aufzusuchen, sie zu verstehen, den eigenen Anteil in diesen Motiven zu erfahren und den übergeordneten positiven Aspekt zu sehen. Außerdem werden in diesem Abschnitt auch die Möglichkeiten unspezifischer Selbstheilung gefördert, z.B. über Phantasiereize, Meditationen, körperliche Übungen (kontrol-

lierte Atmung, Yoga etc.). Das kann zur Stärkung des Basisvertrauens in den Ablauf des Lebens, der eigenen Liebesfähigkeit, in der Hingabe an die Gegenwart etc. führen, was wiederum die Lösung von alten Konflikten erleichtert.

5. *Generalisation:* Die in den Schritten 1–4 gemachten Erfahrungen sind aus der Therapiesituation hinaus aktiv in den Alltag zu generalisieren. Dieser oft vernachlässigte und sicher sehr mühsame Schritt ist äußerst wichtig, soll die Therapie nicht zu einer Ersatzbefriedigung für im Alltag erfahrene Versagungen werden. Dieser Schritt zielt auf die Förderung der Selbständigkeit und Autonomie des Klienten und die Lösung vom Therapeuten hin.

Diese fünf Schritte oder Stadien der Arbeit bilden das Gerüst für eine Langzeittherapie; sie können aber auch jede einzelne Sitzung strukturieren. Dafür gelten eine Reihe von Arbeitsprinzipien, die z.T. schon erwähnt wurden. Sie sind hier noch einmal in fünf Punkte gegliedert und etwas ausführlicher erläutert.

3.1.6 ELT-Arbeitsprinzipien

1. Eigenverantwortung

Es gibt keine Psychotherapie, in deren Verlauf der Therapeut den Klienten im üblichen Sinne „kuriert". Er kann nur insofern für den Verlauf der Arbeit Verantwortung übernehmen, als er seine Erfahrung und seine möglichst bedingungsfreie Unterstützung, vor allem aber seine *Aufmerksamkeit* zur Verfügung stellt. Dadurch kann er die Aufmerksamkeit des Klienten immer wieder auf jene inneren Prozesse hinführen, die das chronische Problem erzeugen und aufrechterhalten, ohne daß es ihm bisher bewußt war. Das gilt auch dann, wenn er zu verschiedenen Techniken als Hilfsmittel greift, um diese Prozesse bewußter zu machen.

Im Prinzip gilt diese Einschränkung auch für die Problembewältigung im Selbstversuch. Nicht die Technik oder ihr Erfinder heilen, sondern die Erfahrung, die sie vermitteln.

Diese Forderung erscheint auf den ersten Blick paradox. Man kommt ja primär in eine solche Situation, weil man sich mit sich selbst nicht mehr „auskennt", glaubt, daß man nicht mehr in der Lage ist, für sich selbst die Verantwortung zu übernehmen. Gerade diese *Abgabe der Verantwortung* ist jedoch ein nicht zu unterschätzender, das Problem zusätzlich fixierender Faktor.

Der Berater oder Therapeut wird in eine ganz besondere Art von Expertenrolle gehievt. Dabei ist der Umstand, daß man sich an einen „Experten" wendet, noch nicht das Problem. Gleichzeitig wird ihm dann aber nur allzuleicht auch die gesamte Verantwortung für *zukünftige Ereignisse* übertragen. Und das kann er nicht annehmen, auch wenn dieses Angebot seiner Eitelkeit sehr schmeicheln mag.

In der Psychotherapie muß zumindest implizit eine *Vereinbarung* getroffen werden, daß der Klient den Therapeuten als eine Art Vermittler akzeptiert, dessen Anregungen gewisse Erfahrungen möglich machen, die jedoch erst die *Voraussetzung* für die Heilung sind. Die eigentliche Arbeit geschieht dann im Ernstnehmen der Konfrontation, die sich aus diesen Erfahrungen für das Selbst- und Weltbild des Klienten ergeben. Dasselbe gilt auch für das Umsetzen der *Konsequenzen,* die sich aus dieser Konfrontation ergeben. Im Grunde gilt dieser Prozeß nicht nur für die Arbeit mit einem Therapeuten, sondern auch im Kontakt mit allen Instanzen, denen im weitesten Sinne eine therapeutische Funktion zukommen kann. Es gilt also auch für den Leser bei der Lektüre dieses Buches. Prüfen Sie Ihre Einstellung mit der Sie die Inhalte an sich heranlassen, wie ernsthaft Sie bereit sind Anregungen umzusetzen und vor allem wie mühsam das Ganze für Sie werden darf.

2. Bewußtes Erfahren

Voraussetzung für jede Veränderung von Problemen im menschlichen Verhalten und Erleben ist das *Gewahr-Sein* der während und im Umfeld der Problemabläufe stattfindenden inneren und äußeren Ereignisse. Es geht ja nicht nur darum, das Ergebnis eines Konditionierungsprozesses (das Problemverhalten) durch das Ergebnis eines anderen zu ersetzen, das vielleicht im Augenblick günstiger, angemessener, problemloser zu sein scheint. Es geht vielmehr auch darum, unsere *Konditioniertheit,* das sind die in vielen Bereichen wie automatisch ablaufenden Verhaltens- und Reaktionsketten, zuerst einmal *wahrzunehmen.* Dauerhafte Veränderungen im Erleben sind kaum möglich ohne das *bewußte Wahrnehmen* und vorerst *So-sein-Lassen* der IST-Vorgänge, also der problematischen Erlebens- und Verhaltensweisen.

Dieses *Gewahrwerden* der inneren und äußeren Realität und das Zueinander derselben im Fluß der Ereignisse *ist lernbar.* Dieser Lernprozeß hat jedoch auf andere Weise zu erfolgen als das übliche Erlernen von *Fertigkeiten,* das Erlernen bestimmter *Verhaltensweisen,* oder die Konditionierung von *Gefühlen.* Er betont vielmehr die Schulung einer Art von *Aufmerksamkeit,* die gegenüber allen auf das Individuum einströmenden bzw. in ihm entstehenden Prozessen offen bleibt. Diese Art von Aufmerksamkeit oder Wachsamkeit schließt die in der Außenwelt repräsentierten Ereignisse *ebenso* ein, wie die subjektiven Reaktionen emotionaler, kognitiver oder sensorischer Art, die mehr oder weniger prompt auf diese Außenereignisse folgen. Dabei soll die Wachsamkeit gegenüber diesen inneren und äußeren Vorgängen zuerst einmal geübt werden, ohne daß eben diese Vorgänge sofort wieder verändert werden. Und wenn der Veränderungsimpuls auftritt, was ja gerade bei Ängsten Bestandteil dieses Gefühls ist, auch diesen Impuls wahrnehmen ohne ihm sofort nachzugeben.

Diese Art von Aufmerksamkeit unterscheidet sich von der punktuellen Konzentration auf ein ganz bestimmtes Thema gerade durch diese Nicht-Gerichtetheit. Sie ist eine Fähigkeit, mit der Gegenwart unserer subjektiven Eindrücke mitzugehen und die Erfahrensinhalte und den Prozeß des Erfahrens zu registrieren, ohne an ihnen festzuhalten. Wahrscheinlich ist sie in jedem Menschen grundsätzlich angelegt, wird jedoch häufig nicht gepflegt. Man kann ihre Funktion bildlich vielleicht am besten als eine Art „inneren Zeugen" charakterisieren. Seine Aufgabe ist es, die Ereignisse im Innen- und Außenleben so zu dokumentieren, wie sie eben auftreten. Eine Auswirkung der Schulung dieser Fähigkeit des Gewahr-Seins kann nur darin bestehen, daß wir etwas *Distanz* gewinnen zu der *Gefühls-Reaktions-Verstrickung,* in der wir ja nicht nur aufgrund neurotischer Konditionierungen, sondern aufgrund bestimmter menschlicher Existenzbedingungen überhaupt gefangen zu sein scheinen. Diese Distanz gibt uns Gelegenheit, den abgekürzten, durch einseitige Vermeidung gleichsam abgeschnittenen, oft bedrohlichen Prozeß schrittweise wieder zuzulassen, ihn zu erleben und allmählich durch wiederholtes Durchleben aufzulösen.

Es ist wichtig, daß es sich bei diesem „Gewahr-Sein“ nicht um ein interpretierendes, *deutendes* „Bewußt-machen“ handelt, wie es z.B. in den oft langen psychoanalytischen Therapien geschieht. Wesentlich ist die Ausbildung der Fähigkeit des *„Direkt-Dabei-Seins“*.

Die „neurotische Abkürzung“ wird so zeitlich etwas „auseinandergezogen“. Der übliche unproblematische Ablauf beginnt mit der Wahrnehmung eines gegenwärtigen Inhaltes, eines Objektes, einer Person, oder eines gesprochenen Themas. Dazu werden alte Erfahrungen erinnert und daraus für die neue gegenwärtige Situation angemessen behandelt. Vielleicht sind diese Erinnerungen sogar unangenehme traumatische Inhalte aus der Entwicklungsgeschichte des Individuums. Sie mögen schwer zu ertragende Emotionen wieder auslösen, die wiedererlebt werden, sich beruhigen und dann aber einer der gegenwärtigen Situation angemessenen Handlung Freiraum lassen. Man lernt, daß die Gegenwart anders ist, und das erlebte Gefühl der Wiederbelebung alter Erfahrungen entspringt.

In der „neurotischen Abkürzung“ hingegen können die schmerzhaften Gefühle alten Ursprungs nicht ertragen werden. So wie man bei ihrem erstmaligen Auftreten versucht hat den Schmerz kurz nach seinem Auftreten zu verdrängen, abzuwehren etc., so wiederholt sich ähnliches auch bei neuen, vielleicht nur ansatzweise ähnlichen Lebenssituationen. Schon nach der *Wahrnehmung* ähnlicher Inhalte und vor dem Auftreten der dazu konditionierten Gefühle alter Herkunft, werden durch *sofortige Handlungen* die Vorläufe über das Gefühlserleben verkürzt. Handlung, etwa voreiliges Ausagieren nach außen, z.B. durch Flucht, oder nach innen (Verspannung), unterbindet den Prozeß des Gewahrseins, des Erlebens der Emotionen. Das Zuordnen zu alten, jetzt situationsunangemessenen Anteilen bleibt aus. Die Lösung der Gefühls-Reaktions-Verstrickung kann nicht erfolgen, im Gegenteil. Die Handlungen finden mehr und mehr unter dem Zwang der Vermeidung der unbewußt gefürchteten alten Emotionen statt.

Unerläßliche Voraussetzung für eine *verantwortbare,* aber auch für eine *dauerhafte* Veränderung problematischen Verhaltens, Fühlens oder Denkens ist zuerst einmal die möglichst umfassende und *direkte* Erfahrung der Abläufe, so wie sie *jetzt* sind. Vermutlich reicht das noch nicht aus, ist gleichsam eine notwendige aber nicht hinreichende Bedingung. Aber voreiliges Verändern birgt, selbst bei dramatisch erscheinenden Momentanerfolgen, langfristig die Gefahr der Rückfälle in nicht verarbeitete alte Konditionierungsmuster.

3. Angst ist erlernbar ergo auch verlernbar

Verhaltensstörungen und emotionale Probleme sind das Ergebnis von Lernprozessen, die unter bestimmten Umständen stattgefunden haben. Sie können auch wieder durch neue Lernvorgänge geändert werden. In diesem Sinne ist auch *jede Therapie als Lernprozeß* zu verstehen. In ihm geht es nicht nur darum, Einsichten und Erfahrungen zu machen. Eine emotionale Störung ist eine Art Lösungsversuch, der nicht mehr wirkt. Es gilt ihn durch andere, angemessenere zu ersetzen. Das „Wie“ ist aber erst zu lernen. Dabei ist es sinnvoll, gewisse Richtlinien für eine optimale Förderung dieser Lernprozesse zu beachten. Sie beziehen sich im Falle der Angst vor allem auf

- die *Schwierigkeit der Lernschritte*
- die *Wiederholung der Angstkonfrontation*
- die Vermittlung der darin zu *lernenden Alternativen*

- die Rolle des *Gewahr-Seins* während des Lernvorganges
- und die *äußeren und inneren Konsequenzen* des erworbenen Verhaltens, Denkens und Fühlens (Verstärkung).

Zwei Arten von Lernvorgängen bieten sich zum Aufbau neuer Lösungen an. Der erste ist das Ersetzen konditionierter Verhaltensweisen durch neue, möglichst flexible, der neuen Lebenssituation angemessene Verhaltensweisen.

Der zweite Lernprozeß zielt jedoch auf die Schulung der Wahrnehmung dessen was „Ist". Die *Determiniertheit in alten Erfahrungen* gilt es zu sehen. Es kann sein, daß sich durch diese Aufmerksamkeitslenkung die Verstrickungen einfach auflösen. Dieser Lernprozeß sollte größtmögliche Freiheit für realitätsgerechtes Handeln und Erleben gewährleisten. Er ist dem ersten übergeordnet. Er ist jedoch auch viel schwieriger zu beschreiben, und der Wunsch der meisten Klienten ist auf den ersten gerichtet. Es ist zwar sinnvoll, den ersten Lernvorgang als Einstieg und pragmatische Notlösung anzubieten, jedoch bereits in diesem Stadium auf den bewußtseinsorientierten Lernprozeß hinzusteuern.

4. Wahrnehmen problemkonstituierender Kognitionen „in flagranti"

Es gibt kein Problem ohne die den Ablauf der Ereignisse kommentierenden Denkprozesse! Das gilt insbesondere für diejenigen kognitiven „Operationen", die das Vergleichen, das Beurteilen und das Analysieren ermöglichen. Das heißt natürlich nicht, daß die Ereignisse, die als Problem *betrachtet* werden, ohne diese Denkvorgänge nicht stattfinden würden.

Natur- und Umweltkatastrophen, zwischenmenschliche und überregionale Konfliktreaktionen etc. werden vermutlich auch stattfinden, wenn wir nicht bewußt an sie denken, sie z.B. gar nicht wahrnehmen und daher auch nicht als gut oder schlecht beurteilen, sie mit anderen vergleichen und ihre Ursachen analysieren. Das gilt jedoch für sie als *Ereignisse.*

Als Probleme befinden sie sich hingegen ausschließlich in unserem antizipierenden oder „posti"zipierenden Denken, indem mittels Vorstellungen, Phantasien, Vergleichs- und Bewertungsprozessen eine Spaltung zwischen dem So-Sein der Geschehnisse und den Normvorstellungen darüber, wie sie *unseren* Weltbildern zufolge zu sein hätten, herbeigeführt wird.

Nun ist es wahrscheinlich nicht die Aufgabe des Menschen, eine Reihe von Fähigkeiten kognitiver Art, die ihm gegeben sind, deshalb abzustellen, weil sich dadurch sein Leben subjektiv erschwert. Vielmehr dürfte es unsere Aufgabe sein, uns diese Fähigkeiten so verfügbar zu machen, daß sie unser Erleben und Überleben fördern, ohne dabei unnötig umfangreiche Probleme zu konstruieren.

Eine Lösung mag also *nicht* im *Abstellen* des Denkens, *nicht* im Verzicht auf die Fähigkeit des Erkennens zu suchen sein, sondern in der Zunahme des *Gewahrseins dieser Funktionen.* Und daraus resultierend in der Zunahme der Kontrolle über eben diesen Denkprozeß. Die Voraussetzung dafür kann in dem schrittweisen Kennenlernen desselben und dem Beimessen des ihm entsprechenden Realitätsgrades bestehen.

Ein Kollege, der einmal unsere Arbeit mit einem Klienten beobachtete, brachte dies auf die einfache Formel als er den Klienten nach dessen langatmigen und zähen Klagen fragte:

„Wie fühlst Du Dich? " „Ja, so schlecht und überhaupt, . . . weil so und so . . . "
„Und was tust Du? " „Ich sollte . . . , ich muß . . . , ich kann nicht etc.", war die Antwort.

„Nein“, sagte unser Kollege, „Du fühlst Dich schlecht und alles was Du tust ist, Du sitzt und *denkst*“.

Denkinhalte sind die Vorstufe von Handlungen und Ereignissen. Wenn wir Konflikte und Probleme in unseren Denkinhalten, z.B. durch Erkennen der ihnen zugrunde liegenden Denkprozesse und ihrer Motive, nicht lösen können, müssen wir sie ziemlich sicher in der *Außenwelt ausagieren.* In diesem Sinne kann die Schulung des Bewußtseins, besser des *Gewahrseins,* unseres Denk*prozesses* auch ein Beitrag zur Entkrampfung zwischenmenschlicher Beziehungen sein, und zwar im mikro- wie im makrosozialen Bereich.

5. Aktive Generalisation

In der Therapie erworbene Kenntnisse, Einsichten, Fertigkeiten, Zugänge zu Gefühlsbereichen etc. sind nicht selbstverständlich außerhalb des therapeutischen Schonraumes umsetzbar. Im Gegenteil, die in der Therapie auch stattfindende und zumindest vorübergehend notwendige Steigerung der emotionalen Verletzlichkeit führt oft gerade dazu, daß selbst relativ unproblematische Reaktionen der sozialen Umwelt auf neues Verhalten zu besonders schmerzhaften Erfahrungen führen. Man schützt sich dann nur allzuleicht mit globaler emotionaler Verhärtung gegen die unverständig und grausam erscheinende Welt, unterstützt diesen Vorgang durch kognitive Ablehnung und Abwertung derselben, durch Schaffung neuer Distanz. Was bleibt ist die Flucht zurück zur Therapie-Realität, die zwar *auch* eine ist, aber nicht die einzige, vor allem nicht unbedingt eine bessere.

Die emotionalen Bruchlandungen nach intensiven Workshops, die Sektenbildung in manchen Therapievereinigungen, und nicht zuletzt manche Auswüchse der „Ashram-Psychologie“ lassen diese Trennung der Realitäten als fragwürdig erscheinen und erfordern unsere diesbezügliche Wachsamkeit.

Eine Möglichkeit dafür bietet sich an, *wenn die Übertragung der Arbeitsergebnisse aus der Therapie in den Alltag nicht dem Zufall überlassen wird,* sondern von Klient und Therapeut gemeinsam geplant werden. Die *aktive Generalisation,* in situations-, problem- und fähigkeitsgerechten Schritten vorgenommen, bietet den bestmöglichen Schutz vor eventuellen, alles Erbaute verwüstenden, Schockerfahrungen mit den daraus resultierenden Kurzschlußhandlungen. Außerdem liefert dieser Teil der Arbeit besonders aktuelles und lebendiges Material für die weitere Bearbeitung der problemkreierenden Prozesse, auch wenn er nicht so flamboyant, dramatisch und magisch erscheinen mag, und auch viel Sorgfalt und Detailkonzentration auf beiden Seiten erforderlich macht.

Wie man sieht, liegt hier eine besondere Verantwortung der Therapeuten und es bleibt zu hoffen, daß die Forderung nach aktiver Generalisation als selbstverständlicher Teil jeder Therapie möglichst bald gehört und realisiert wird.

Geht man die Sache hingegen im Selbstversuch an, so stellt sich das Problem nicht ganz so kraß. Denn man lebt ja praktisch im Therapiefeld. Wichtig ist hier aber der Unterschied zwischen Problemlösung in der *Vorstellung* und dann die Umsetzung dessen in der physischen Realität. Die Vorstellung ist ein wichtiges Hilfsmittel für eine Art *Probehandeln.* Die Lösung von Problemen in der Vorstellung und im Denken darf aber nicht zum *Ersatz* für Realhandeln werden. Geträumte und phantasierte Lösungen können zwar wichtige Anregungen liefern, *tun* muß man es dann aber immer noch *real.*

3.1.7 Offene Probleme

Das Hauptproblem im derzeitigen Entwicklungsstadium dieses Arbeitsansatzes ist die *Rückmeldung des Therapieerfolgs* für den Therapeuten. Sie soll unabhängig von momentanen Eindrücken sein, die ja vielleicht auch durch Wunschvorstellungen gefärbt sein können. Sie soll objektiv, unbestechlich und zugleich umfassend sein, das heißt also auch die subjektiven Eindrücke des Therapeuten und Klienten als Informationsquelle *nützen,* dabei aber den Prozeß der Therapie nicht zu sehr stören. Vorläufig wird dieses Rückmeldungssystem über Supervisionsarbeit und gemeinsames Betrachten von Therapiemitschnitten geleistet. Der Versuch einer Systematisierung dieser Arbeit z.B. in Form einer Therapie-Vergleichsstudie wurde zwar bereits versucht, sieht sich jedoch erheblichen methodischen Schwierigkeiten gegenüber. Bisher galt stets, daß Therapeuten und Klienten den Eindruck hatten, daß die Methoden der begleitenden Diagnostik zu grob waren, um die feinen Nuancen der Arbeit, auf die es aber besonders anzukommen scheint, sichtbar zu machen. Das einzige was letztlich blieb, waren so relativ grobe Daten wie die Anzahl der Therapieabbrüche, die subjektiven Angaben des Therapeuten und des Klienten über den Gesamtzustand und ähnliches. Diese Schwierigkeiten zeigen auch deutlich, daß in diesem Entwicklungsstadium der Therapie eine andere Form der Rückmeldung über den Erfolg und die Angemessenheit der therapeutischen Handlungen notwendig ist. Die objektive Wirkungskontrolle durch eine aufwendige Therapievergleichsstudie ist in diesem Entwicklungsstadium zumindest verfrüht (vgl. Kapitel: ELT und Forschung).

In der folgenden Tabelle wurde der Versuch gemacht, Kognitive Verhaltenstherapie (KVT), Erfahrensorientiertes Lernen als Therapie (ELT) und Gestalttherapie (GTT) plakativ gegenüberzustellen. Es muß einer anderen Arbeit vorbehalten bleiben, dieses Thema ausführlich zu erörtern, da es den hier gesetzten Rahmen sprengen würde. Die tabellarische Gegenüberstellung ist als erste Orientierung gedacht.

Unterschiede und Ähnlichkeiten zwischen ELT, Kognitive VT und Gestalttherapie (GTT)

Vergleichsdimensionen	Art der Therapie		
	ELT	KVT	GTT
1. Philosophie	Technologische Hilfen eingebettet in selbsttranszendierendes Weltbild und Reorganisation der Sinnfindung	keine explizite Philosophie, mehr Technologie	Existentialismus. Der Mensch ist von Geburt an mit allen Fähigkeiten ausgestattet, sein Leben selbst zu meistern = Organismische Selbstregulation
2. Menschenbild	Holistisch Mensch in einer Balance von praktischer und theoretischer bzw. emotionaler und kognitiver Lebensführung	Eher Summe einzelner Fertigkeiten Mensch als Wissenschaftler	Holistisch Mensch als Philosoph (auf dem Weg sein)
3. Entwicklungsmodell	Wachstumsmodell Optimiert durch Balance von emotionaler und kognitiver Problembewältigung	Konditionierungsmodell, Emotionen sind postkognitiv	Kleines Wachstums- und Reifungsmodell

Vergleichs- dimensionen	Art der Therapie ELT	 KVT	 GTT
4. Pathologie	Gestörter Wachstumsprozeß Konflikt der emotionalen und kognitiven Personenteile	Strukturelle Anpassungsschwierigkeiten im Denken und Verhalten	Gestörter Wachstumsprozeß
5. Therapeutische Vorgehensweise	Sensibilisierung auf alle im Jetzt-Feld wirksamen Kräfte (Awareness). Experimentelle Arbeitsweise innerhalb eines 5 Stadien umfassenden Arbeitsprogrammes; Klient und Therapeut lernen in experientialistischen Übungen die grundlegenden Bausteine, aus denen sich die Symptomatik zusammensetzt, gemeinsam zu entdecken. Erlebnisorientiert; Nimmt das Symptom ernst, ist an allen Problemen interessiert	Ablenkung von „inadäquaten" emotionalen Prozessen (Ablenktechnik!) Eher argumentativ Versucht mit empirischen Fakten den Patienten zu überzeugen Versucht Emotionen zu bekämpfen oder zu kontrollieren durch Vermittlung von Bewältigungsstrategien Behandelt exakt das definierte Problem; Interessiert sich nicht für „sekundäre" Probleme	Arbeit geschieht im existentialistischen Dialog Hinwendung und Feststellung dessen was JETZT IST Symptom ist sekundär Im Vordergrund steht die Eigenart und Limitierung des Bewußtseinsablaufs
6. Methode/Ziel	Bewußtmachung der Gefühls- und Erlebnisprozesse, Bewußtwerden der eigenen Bewältigungsstrategien, Lernen pendeln zu können, zwischen „sich versteifen" kontrollieren und strukturfrei" erleben	Ablenkung von den Emotionen Übernahme der dozierten rationalen Sichtweise des Therapeuten Klient als Fachmann in Problemlösungstechniken bzw. Strategien	Phänomenologie ist die Methode, um den Awarenessprozeß zu fördern und problemkonstituierende Momente erfahrbar zu machen
7. Klient-Therapeut-Beziehung	Der Klient wird als ganze Person gesehen; Die Therapie verläuft in einem echten, empathischen und tiefen Kontakt zwischen zwei Menschen	Arbeitsbeziehung durch Kontrakt. Das Problem (Ich-Es-Beziehung) wird behandelt. Wenig persönliche „Ich-Du"-Kontakte	Echter „Ich-Du"-Kontakt. Kontakt ist der gesamte Therapieprozeß: sich selbst anzuerkennen, den Anderen anzuerkennen, indem man sich auf ihn zubewegt, Verbindung knüpft, aber sich auch trennt und zurückzieht. Kontakt beinhaltet das Schätzen des Unterschieds zwischen sich und den anderen

3.2 Datenerhebung in der ELT

3.2.1 Erfassung des Mikroprozesses durch das Erstinterview

Die Aufmerksamkeits-Perseverationstheorie der Angstdifferenzierung (APTAD) setzt sich aus zwei Modellen zusammen: Während das *Makromodell* Aussagen enthält über das weite soziale Umfeld des Patienten, etwaige soziale, physische und wirtschaftliche Belastungen, angstspezifische Interaktionsstile mit Mitmenschen, Einstellungen, Haltungen gegenüber dem Leben, versucht das *Mikromodell* die unmittelbar bei der Angstentstehung ablaufenden Prozesse zu analysieren: Was geschieht beim Auftreten eines aversiven Reizes, wie entwickeln sich Angstreaktionen in bisher diesbezüglich neutralen Situationen, etc.? (vgl. *Butollo,* 1979, S. 101).

Zur Erfassung dieser Mikroabläufe der aktuellen Angstentstehung und des Angstverlaufs, entwickelten wir vor einigen Jahren ein halbstandardisiertes Interview (s.S. 87). Der größte Teil dieses 1 1/2 Stunden dauernden Interviews bilden Fragen auf der Basis der in der Angstforschung gebräuchlichen drei Meßebenen des Konstrukts Angst (z.B. *Lazarus, R.S.,* 1966; *Levitt,* 1971; *Bergold,* 1974), der kognitiv-bewertenden bzw. subjektiv-verbalen Ebene, der verhaltensmäßig-motorischen Ebene und der physiologischen Ebene.

Im allgemeinen können Patienten Fragen zu den externen Angstauslösern, wie die situativen Bedingungen des Angstauftretens leicht beantworten. Etwas mehr Schwierigkeiten machen Fragen zu den internen Angstauslösern, sofern sie nicht physiologischer (z.B. bei Herzphobikern), sondern eher kognitiver Natur sind. Da die meisten Klienten die Angst von ihrem „Selbst" abspalten und als etwas Fremdes, nicht-akzeptierbares betrachten, das bekämpft bzw. „wegtherapiert" werden muß, sehen sie auch keine Zusammenhänge zwischen der erlebten Angsterregung und den kognitiv-bewertenden Prozessen, die vor oder während oder auch nach dem Angsterleben auftreten.

Als typische kognitive oder gedankliche Begleiterscheinungen ihrer Ängste geben Phobiker an: „Oh, bin ich schwindlig", „hoffentlich falle ich nicht um, oh Gott, jetzt geht es wieder los". „Nur ja nicht ohnmächtig werden". Dazu gehören auch die Selbstinstruktionen, die Sicherheitssignale ausfindig machen sollen, wie „wo ist ein Taxistand", „kann man die Busfenster öffnen, wo sind Notausgänge, Telefonzellen oder Arztpraxisschilder an den Hauswänden? "

Patienten, die ihre angstauslösenden Situationen gänzlich vermeiden, können hier meist keine Angaben machen. Fragen nach den kognitiven Vermeidungsstrategien sind darin hilfreicher.

Ein Teil des Erstinterviews behandelt kognitive und körperliche Bewältigungsprozesse, wie sie *R.S. Lazarus* in seinem Streßmodell (*Lazarus, R.S.,* 1966) konzeptualisiert hat. Hierher gehören die kognitiven Bewältigungsstrategien wie Bagatellisieren, Intellektualisieren, Sicherheit suchen, sich Ablenken, gut zureden etc., sowie körperliche Maßnahmen, wie Sich-Zusammenreißen, Atemblockierung, Sich-Verkrampfen etc.

Eine Reihe von Phobikern können in diesem Abschnitt nur ungenaue Aussagen abgeben, häufige Antworten sind hier: „ich suche nach Sicherheiten wie Taxi, Arztpraxisschilder, Polizisten, Krankenhäuser, gehe an der Hausmauer entlang, stehe in der Nähe der U-Bahn-Türe, gehe nie ohne Begleitung, rede mir zu, daß ich es gleich geschafft habe, sage mir, heute wird es schon nicht so schlimm werden, sehe nach, ob ich meine Tranquilizer in der Tasche habe".

Eine beträchtliche Anzahl von Patienten berichten von Blockiertheitszuständen, wie sie in der APTAD-Theorie unter dem Begriff: Abbruch der Signalsucherwerbs- und der Handlungssucherwerbsprozesse zusammengefaßt worden sind. Ein Gedankenablauf wiederholt sich, in vom Patienten nicht kontrollierbarer Weise, scheinbar automatisch immer wieder. Beispiele sind: „hoffentlich falle ich jetzt nicht um, hoffentlich falle ich jetzt nicht um, hoffentlich . . . " etc., oder „nur jetzt nicht ohnmächtig werden, nur . . . ". Der Patient konzentriert sich meist auf seine körperliche Angstsymptomatik und beobachtet mit steigender Erregung Veränderungen seines Herzschlags, das Zittern in den Knien, den zunehmenden Druck im Kopf usw. Dieser Prozeß des gedanklichen „Kreisens" konstituiert die Fixierung der selektiven Aufmerksamkeit auf körperliche Reaktionsaspekte, blockiert eine adäquatere Angstbewältigung, die durch Situations- und Reaktionsklärung möglich wäre, und führt so zur Chronifizierung der Angst.

Äußerst wichtig erscheint uns vor allem die Gewinnung von Informationen über die kognitiven und verhaltensmäßigen Prozesse *vor* und *nach* dem Auftreten von Angsterlebnissen, da diese Prozesse unseres Erachtens entscheidend für die Aufrechterhaltung der Angstsymptomatik sind. Vor und nach den Angstsituationen werden meist die traumatischen Angsterlebnisse in der Vorstellung wiederholt bzw. perseveriert (kognitive Perseveration) sowie die bestehenden Bewältigungsmöglichkeiten antizipiert. Gleichzeitig setzen in diesen Vorbereitungs- und Nachbereitungsphasen bereits kognitive und körperliche Abwehrprozesse gegenüber der zunehmenden Erregung (durch die kognitive Perseveration der bedrohlichen Aspekte der Angstsituation) ein (z.B. Ablenken, sich zusammenreißen, Muskelanspannung, Bagatellisieren, Atemblockierung, sich hektisch-aktiv mit anderen Dingen beschäftigen). Die Fixierung an unangemessene Bewältigungsreaktionen bei gleichzeitiger kognitiver Antizipation der bevorstehenden Bedrohung setzt einen Angstaufschaukelungsprozeß in Gang.

3.2.2 Ergänzung der subjektiven Daten aus dem Erstinterview

3.2.2.1 Verhaltenstest

Über die drei Phasen des Angstprozesses: dem Antizipationsprozeß bei bevorstehendem Aufsuchen einer Angstsituation, die kognitiv/körperlicher Angstbewältigung in der kritischen Angstsituation, sowie dem Verarbeitungsprozeß nach dem Angsterlebnis, kann der phobische Klient vorerst nur ungenaue oder keine Angaben machen. Zur Vervollständigung der Interviewdaten führen wir, wenn möglich, im Anschluß an das Erstinterview einen Verhaltenstest durch. Patient und Therapeut wählen eine Angstsituation aus, die für den Patienten einen „mittleren" Schwierigkeitsgrad bzw. eine mittlere zu erwartende Angstintensität hervorruft.

Der Therapeut versucht nun die im Erstinterview gestellten „Prozeßfragen" dem Klienten vor dem Aufsuchen der Angstsituation, während der in-vivo-Konfrontation und nach Abschluß der Konfrontation zu stellen. Gleichzeitig beobachtet er das motorische Verhalten seines Klienten, insbesondere das Auftreten von Verspannungen bestimmter Muskelgruppen, Körperhaltung, Atmungsverhalten, Augenbewegungen etc., und teilt sie seinem Klienten mit.

3.2.2.2 Laboruntersuchungen

Für Patienten, die sich weigern, zu diesem Zeitpunkt einen Verhaltenstest durchzuführen und über extrem starke somatische Begleiterscheinungen der Angst klagen, steht mittlerweile eine Laboruntersuchung zur Angst- und Erregungsmessung zur Verfügung. Diese wurde eigens für derartige diagnostische Zwecke und Therapieerfolgskontrollen (Prä-Post-Vergleiche) konstruiert und auf Realiabilität überprüft (*Höfling,* 1981). Die Untersuchung besteht aus einer Reihe von wechselnden Ruhe- und Belastungstests (näheres im Kapitel Psychopharmakologische Angsttherapie), in denen kontinuierlich physiologische Parameter (Pulsfrequenz, Atemfrequenz, phasischer und tonischer Hautwiderstand) abgeleitet werden. Nach jeder Ruhe- bzw. Belastungsphase beantwortet der Klient einen Fragebogen zur momentanen subjektiven Befindlichkeit (MB) und zur Wahrnehmung körperlicher oder vegetativer Prozesse (WKP).

3.2.2.3 Tagebuch

Im Anschluß an den diagnostischen Durchgang überreichen wir den Patienten ein Tagebuch, das erneut die „Prozeßfragen" zur kognitiven bzw. körperlichen Angstbewältigung und Angstperseveration stellt.

Der Patient soll jeden Tag Fragen nach der Art der Angstsituation, der Stärke der Angstintensität, der somatischen und kognitiven Begleit- oder Auslöseprozesse nach der Drei-Phaseneinteilung des Angstverlaufs (Vorbereitung, Konfrontation, Nachbereitung) beantworten. Zusätzlich wird er gebeten, seine Träume zusammen mit der erlebten emotionalen Grundtönung in kurzen Worten aufzuschreiben.

3.2.3 Effekte

Die zielgerichtete Datenanalyse auf der Mikroprozeßebene der Angst ist dem Klienten meist sehr einleuchtend, insbesondere für Klienten mit psychoanalytischer Vorerfahrung. Dieser fühlt sich oft zum ersten Mal mit seinem Problem ernstgenommen, akzeptiert. Die nicht beantworteten Prozeßfragen des Erstinterviews und der nachfolgenden Untersuchungen und insbesondere das Tagebuch ermutigen den Patienten die ersten Schritte zur Eigenanalyse und zur frühzeitigen Selbstkontrolle zu tun. Durch die Lenkung der Aufmerksamkeit auf den Mikroprozeß der Angstentstehung und des Angstverlaufs gewinnt der Klient eine neue Betrachtungsweise seiner Problematik, und damit eine gewisse Distanz zu dem bisher scheinbar automatischen, unbeeinflußbaren Angst-, Panikablauf. *Piaget* nannte dieses, sich von verschiedenen Seiten her Beobachten-können die Fähigkeit zur Dezentrierung.

3.2.4 Weitere diagnostische Schritte

Der Anamnesefragebogen von *A.A. Lazarus,* den der Klient selbst ausfüllen kann und das MMPI (Minnesota Multiphasic Personality Inventary Saarbrücken) haben sich unseren Erfahrungen nach als ergänzende diagnostische Maßnahmen bewährt.

Klienten, die extrem große Schwierigkeiten haben, genaue Angaben über ihre somatischen und vegetativen Vorgänge vor und in einer Angstsituation zu machen, üben wir in die Progressive Muskelentspannung nach *Jacobson* (1936) ein.

Ziel ist die Erhöhung der Wahrnehmungssensibilität gegenüber beginnenden somatischen Angstreaktionen (Muskelverspannungen) bereits in der Antizipationsphase der Angst.

Patienten mit Schwierigkeiten in der Registrierung der kognitiven Angstperseverations- und/oder -bewältigungsprozesse werden in die Technik des „konstatierenden Beobachtens" eingeführt. Der Patient übt, kognitive und körperliche Erregungsabläufe nur mehr feststellend zu beobachten, und nicht mehr bewertend. Etwa: „jetzt bemerke ich, daß ich mich in den Beinen zu verkrampfen beginne, jetzt halte ich die Luft an, jetzt rede ich mir ein, daß es schon gut gehen wird, jetzt glaube ich, daß ich sofort umfallen werde . . . " Bewertendes Beobachten wäre: „jetzt zittern mir die Knie, oje, oje, was mach ich bloß, hoffentlich schaffe ich es noch bis zum nächsten Hauseingang etc."

Bewertendes Beobachten führt leicht zu einer einseitigen Suche nach Angstabwehrmöglichkeiten (vgl. *Butollo,* S. 109 ff).

Im feststellenden Beobachten tritt der Beobachter kurzfristig aus sich selbst heraus, beobachtet sich quasi von außen, ohne die gerade ablaufenden emotionalen Prozesse direkt zu stoppen (im Gegensatz zu *Meichenbaums* Streßinoculations-Training). Feststellendes Beobachten führt zu einer Steigerung der Wahrnehmungssensibilität sowohl gegenüber den eigenen panikmachenden Kognitionen, als auch gegenüber den körperlichen und kognitiven Angstabwehrreaktionen.

„Wertfreies" Beobachten (und auch Wahrnehmung der körperlichen Prozesse auf der Grundlage der progressiven Muskelentspannung) hat natürlich nicht nur diagnostische sondern auch therapeutische Funktion. Durch wertfreies Beobachten richtet sich die Aufmerksamkeit auf den momentanen Erlebnisprozeß, d.h. die Situation wird in ihrer Neuheit und nicht aus der Vergangenheit heraus erfahren und gedeutet. Durch „wertfreies" Beobachten dessen, was gerade ist, verliert das „Erfahren" fast gänzlich seine strukturgebundenen Aspekte. Für *Adler* ist die Hinwendung zum wertfreien Prozeßerfahren ein wichtiges Therapieziel: „Der menschliche Geist ist allzusehr gewöhnt alles Fließende in eine Form zu bringen, nicht die Bewegung, sondern die gefrorene Bewegung zu betrachten, Bewegung die Form geworden ist. Die Individualpsychologen sind von jeher auf dem Weg, was wir als Form erfassen, in Bewegung aufzulösen" (1980, S. 163).

Wertfreies Verhalten *des Therapeuten* ist nach *Rogers* (1961) eine wesentliche Bedingung für eine positive Änderung beim Klienten. Daß ein relativ „wertfreies" Verhalten bzw. eine „wertfreie" Einstellung *vom* Klienten auch aktiv eingeübt werden kann, versuchten wir kürzlich in einer kleinen Untersuchung nachzuweisen (*Höfling,* 1980). 25 Klienten mit phobischen Ängsten (Tier-, Situations-, soziale Ängste), die sich aufgrund einer Zeitungsannonce an unser Institut wandten, wurde im Anschluß an eine psychophysiologische Untersuchung ein Beratungsgespräch angeboten. Wesentlicher Bestandteil des halbstandardisierten Gesprächs waren aktive Übungen zur bewertungsfreien „Außen-" und „Innenwahrnehmung" (Kognitionen, körperliche Vorgänge, Empfindungen etc.).

Ein halbes Jahr nach der Beratung wurden die Klienten schriftlich befragt welche Effekte die Beratung für sie hatte – 84% der Befragten gaben an, ihre Ängste hätten sich mehr oder weniger stark gebessert. Sie führten dies vorwiegend auf die Beratung zurück. Allerdings wären mittlerweile auch andere psychische Probleme in den Vordergrund getreten, so daß 1/3 der Klienten sich ernsthaft überlegte, sich einer psychotherapeutischen Behandlung zu unterziehen. Als wesentlichstes Ergebnis der Beratung gaben die Patienten auf die offene Frage, was Ihrer Meinung nach das Beratungsgespräch mit den Wahrnehmungsübungen für sie persönlich gebracht habe an, daß sie ihren Ängsten und auch anderen Gefühlen bewußter und akzeptierender gegenüber stehen würden. Die Angstproblematik würde nun nicht mehr so isoliert und abgespalten von ihrem Selbstbild gesehen werden.

3.2.5 Schwierigkeiten der meßmethodischen Erfassung des Therapieprozesses

Der ELT-Therapeut gewinnt relevante Informationen für sein therapeutisches Handeln sowohl aus dem verbalen und nonverbalen Verhalten seines Klienten, bzw. aus der Diskordanz dieser beiden Ausdrucksebenen, als auch aus seinen eigenen internen emotionalen und kognitiven Prozessen, die während der therapeutischen Sitzung ablaufen. Der therapeutische „Pendelprozeß" zwischen Sich-Einfühlen in den Patienten und der Zurücknahme und Zuwendung auf die eigenen, gerade ausgelösten Gefühlserlebnisse sind methodisch nicht abbildbar. Der forschende Psychologe müßte während des ablaufenden Therapieprozesses kontinuierliche Messungen der Befindlichkeit und des kognitiven Verarbeitungsstandes beim Therapeuten und beim Klienten vornehmen und würde damit den zu untersuchenden psychotherapeutischen Ablauf entscheidend stören. Eine echte, die Heilung fördernde, Ich-Du-Beziehung zwischen Therapeut und Klient wäre nicht mehr möglich. Die mit aufwendiger Meßtechnik angereicherte therapeutische Situation bekommt für den Klienten einen mehrdeutigen, undurchschaubaren, ja ängstigenden Charakter und stimuliert eher Bewältigungs- bzw. Vermeidungsstrategien, die konträr zum Therapieziel stehen.

Zudem können die internen Erlebnisprozesse zum aktuellen Zeitpunkt des Auftretens nicht immer verbalisiert werden, so daß der Einsatz verbaler Erfassungsinstrumente völlig inadäquat wäre. Allenfalls läßt sich die Befindlichkeit des Therapeuten und des Klienten und eine erste bewertende Stellungnahme nach Beendigung der Therapiestunde erfassen. Dies haben wir mit einigen selbstkonstruierten Fragebögen versucht, die in den nachfolgend geschilderten Fallberichten und der Gruppenvergleichsstudie beschrieben werden.

Die Therapie ist nach der Sitzung nicht beendet, sondern sowohl beim Therapeuten wie beim Klienten wirken die zurückliegenden Erlebnisse der Therapiestunde weiter fort. Der ELT-Therapeut versucht eine weitere Klärung seiner offenen und verdeckten Reaktionen, untersucht sie auf eventuell eigene irrationale Anteile hin. Dem Klienten wird die Bedeutung der therapeutischen Erlebnisse erst im Laufe von Tagen oder Wochen sichtbar. Oft bedarf es einer Reihe von wiederkehrenden, ähnlichen oder gleichen Erlebnissen, bis der Klient Einsicht in seine spezifische kognitiv-emotionale Verhaltensstruktur gewonnen hat. Dieser „Bedeutungs-Kristallisationsprozeß" ist unseres Erachtens ebenfalls mit keinen der herkömmlichen psychologischen Meßinstrumente greifbar.

Im deutschen Fernsehen werden zunehmend häufiger Ausschnitte aus realen psychotherapeutischen Sitzungen gezeigt, bzw. nachgespielt. Wir erhalten dann Tags darauf stets Anrufe von Zuschauern, die sich entsetzt über die Darstellung der therapeutischen Interaktion äußern. Sie fragen besorgt, ob denn Psychotherapie in der Realität wirklich so abliefe, und sich die Patienten wirklich so schrecklich benähmen wie im Film. Außerdem bliebe ihnen stets unklar, worin die Wirkfaktoren der dargestellten Psychotherapie lägen. Sie hätten auch Angst sich einer solchen Therapie zu unterziehen. Wir beruhigen die Anrufer dahingehend, indem wir betonen, daß es für die Psychologen zum gegenwärtigen Zeitpunkt kaum möglich ist, das, was Therapeut und Klienten während einer gesamten Therapie erleben und erfahren, bildhaft und verbal in verständlicher Form begreiflich zu machen.

3.2.6 Schema des halbstandardisierten Interviews

A. Persönliche Daten

1. Name: . . . . 3. Datum: . . . .
2. Adresse: . . . . 4. Interviewer: . . . .
. . . .
Tel. (priv.): . . . .
Tel. (dstl.): . . . .
5. Alter: . . . . (geb. am: . . . .)
6. Geschlecht: . . . .
7. Familienstand: . . . . seit: . . . .
8. Kinder, Zahl: . . . . Geschlecht: . . . .
Alter: . . . .
9. Beruf: . . . .
10. Schulbildung: . . . .
11. berufstätig:
    1. ja: . . . .
    2. arbeitslos: . . . .
    3. krank geschrieben: . . . .
    4. Hausfrau: . . . .
    5. in Ausbildung: . . . .
    6. anderes (was: . . . .)
12. Leben Sie:
    1. alleine: . . . .
    2. mit Familienangehörigen (mit wem: . . . .)
    3. mit einem Partner: . . . .
    4. in einer Wohngemeinschaft: . . . .
    5. anderes (wie: . . . .)
13. Sind Ihr Partner/Ihre Familienangehörigen über Ihre Kontaktaufnahme mit unserem Institut informiert? . . . .

B. Allgemeine Fragen

14. Welche Probleme haben Sie veranlaßt, sich an uns zu wenden?
15. Wann hatten Sie dieses Problem zum ersten Mal? (hier auf vorrangig genanntes Problem eingehen)
16. Gab es zu dieser Zeit besondere Belastungen in der Familie oder im Beruf? z.B. Tod eines Angehörigen, Scheidung, finanzielle oder berufliche Schwierigkeiten.
17. Auf welche realen Umstände führen Sie Ihre Angst zurück? (z.B. finanzielle Probleme, Autounfall, „Trauma")
18. Wann sind Ihre Ängste zum letzten Mal aufgetreten?
19. Wie oft traten sie in den letzten 6 Monaten auf?
20. Hat die Angst in diesem Zeitraum
    zugenommen . . . .
    abgenommen . . . .
    ist sie gleich geblieben . . . .
21. Schildern Sie einen typischen Tagesablauf:
    (Die Frage zielt darauf ab, die Beeinträchtigung des Klienten abzuschätzen; besonders auf motorische Aktivitäten eingehen, sowie auf Hobbies und allgemeine Zufriedenheit)

    Haben Sie wegen Ihrer Angst schon einen Arzt, Psychiater, Psychologen oder eine Beratungsstelle aufgesucht? (Zahl, evtl. Namen)
22. Ärzte (Nicht-Neurologen): . . . .
23. Neurologen: . . . .
24. Psychiater: . . . .

25. Psychologen: . . . .
26. Beratungsstellen: . . . .
27. Andere: (Art) . . . .

Wie lange waren Sie dort in Behandlung?
28. Ärzte: . . . .
29. Neurologen: . . . .
30. Psychiater: . . . .
31. Psychologen: . . . .
32. Beratungsstellen: . . . .
33. Andere (welche): . . . .
34. Welcher Art von Behandlungen haben Sie sich bisher unterzogen?
35. Welche Medikamente haben Sie bisher bekommen?
36. Sind Sie derzeit in ärztlicher Behandlung?
37. Sind Sie derzeit in psychologischer Behandlung?
(Wenn ja, Möglichkeit der Behandlung im Institut klären)
38. Nehmen Sie derzeit Medikamente?
Welche?

C. Externe Auslöser (S)

39. Führen bestimmte äußere Anlässe (Objekte, Situationen) zu Angstzuständen? Welche?
40. Welche genaueren Umstände, welche spezifischen Merkmale kennzeichnen eine angstauslösende Situation?
(Bewegungsweise eines Tieres, seine Größe, Farbe, Ort, Fahrdauer eines Lifts, Enge des Raumes, An- oder Abwesenheit einer Person etc.)
41. Haben Sie Ängste, für die Sie keine Ursachen angeben können? (genaue Beschreibung geben lassen)
42. Haben Sie Angst vor der Angst, d.h. Angst, daß die Angst kommen könnte?
43. Wie oft treten solche Angstanfälle auf?
44. Treten diese Ängste in bestimmten Abständen auf?
45. Gibt/gab es in Ihrer Umgebung Personen, die unter ähnlichen Ängsten leiden?

D. Interne Auslöser und interne Begleiterscheinungen (O)

D 1 Kognitive Auslöser

46. Lösen bestimmte Gedanken oder Vorstellungen bei Ihnen Ängste aus?

D 2 Kognitive Begleiterscheinungen

47. Welche Gedanken und Vorstellungen tauchen unmittelbar vor dem Auftreten einer kritischen Situation auf?
48. Handelt es sich immer um die gleichen Gedanken und Vorstellungen?
49. Werden die Ängste durch diese Gedanken und Vorstellungen stärker?
50. Haben Sie in solchen Fällen Kontrolle über Ihre Gedanken, d.h. können Sie sie willentlich an- und abschalten?
51. Werden Sie besonders vom Inhalt dieser Gedanken gequält?
52. Ist Ihnen das unkontrollierte Auftreten der Gedanken besonders unangenehm?
53. Was denken Sie, wenn die Angst auftritt?
54. Was denken Sie, wenn die kritische Situation vorbei ist?

D 3 Physiologische Auslöser:

55. Führen bestimmte Körperempfindungen zu Ängsten?
(Genaue Beschreibung geben lassen)
56. Haben Sie außerdem Beschwerden körperlicher Art?
57. Reagiert Ihr Körper stark auf:
Streß (z.B. Lärm, Überarbeitung, Ärger etc.)?
Wie?
58. Klimawechsel? Wie? . . . .
59. Ernährungsumstellung (z.B. im Urlaub)? Wie? . . . .

60. Menstruation? Wie? ....

(Beispiele für die Art der Reaktion: Kopfschmerzen, Magen-Darm-Beschwerden, Kreislaufbeschwerden, Schwindelgefühl, Übelkeit etc.)

61. Treten bei Ihnen Ängste auf, wenn eine der eben genannten Situationen bevorsteht?

D 4 Physiologische Begleiterscheinungen:

62. Werden Ihre Ängste von körperlichen Reaktionen begleitet?
    Welche sind das?
63. Wie reagiert Ihr Herz?
    (Beschleunigung, Verlangsamung, Unregelmäßigkeiten)
64. Wie reagiert Ihr Kreislauf?
65. Wie reagiert Ihre Atmung?
66. Wie verhalten Sie sich, wenn Ängste auftreten?
    (= mot. Verhalten; z.B. starr stehen bleiben, davonlaufen, herumlaufen)

E Vermeidung — Bewältigung

67. Gehen Sie angstauslösenden Situationen aus dem Weg?
68. Wenn Sie solchen Situationen aus dem Weg gehen, was tun Sie dann? (z.B. zuhause bleiben, Hilfe herbeiholen)
69. Unter welchen Umständen gehen Sie kritischen Situationen aus dem Weg?
70. Unter welchen Umständen gehen Sie kritischen Situationen **nicht** aus dem Weg?
71. Was denken Sie, während Sie der Angst ausweichen? (z.B. ich mache das lieber morgen etc.)
72. Versuchen Sie, Ihre Gedanken auf etwas anderes abzulenken, um mit der Angstsituation fertig zu werden?
73. Welche Sicherheitsmaßnahmen treffen Sie, für den Fall, daß Ihre Ängste auftreten? (nicht alleine gehen, Auto in der Nähe abstellen, Medikamente immer in der Handtasche mitnehmen)
74. Gibt es Handlungen, mit denen Sie Ihre Ängste reduzieren können? (Z.B. Kontrollen, ob alles in Ordnung ist, oder bestimmte andere Handlungen)
75. Wann haben Sie zum letzten Mal eine kritische Situation bewältigt?
76. Reden Sie sich gut zu, um mit der Angstsituation fertig zu werden?
    (Z.B. Reg dich nicht auf, es passiert nichts, es besteht keine Gefahr u.ä.)
77. Mit wem sprechen Sie über Ihre Ängste?
78. Wie häufig sprechen Sie mit anderen darüber?
79. Wer beginnt, über Ihre Angst zu sprechen, Sie oder Ihr Gesprächspartner?

F. Angstverlauf

80. Wann ist Ihre Angst am stärksten:
    — **vor** Eintreten der kritischen Situation?
81. — **während** der kritischen Situation?
82. — oder wenn schon alles vorbei ist?
83. Welche Gedanken treten bei Ihnen auf, wenn die Angst allmählich geringer wird?

G. Konsequenzen

84. In welchen Bereichen fühlen Sie sich durch Ihre Ängste beeinträchtigt? (Beschreiben lassen)
    im Beruf:
85. in der Freizeit (bes. sportliche Aktivitäten abfragen):
86. in Ihrer Beziehung zu Freunden und Bekannten:
87. in Ihrer Beziehung zur Familie:
88. in Ihrer Partnerbeziehung (auch Sex):
89. Haben Sie früher mehr eigene Wünsche verwirklicht und eigene Entscheidungen getroffen?
90. Wer bestimmt bei Ihnen zu Hause meistens, was gemacht wird?
91. Sind Sie mit Ihrer Ehe bzw. Familie zufrieden? (Evtl. Gründe für Unzufriedenheit abfragen)

92. Kommen Ihnen in Angstsituationen andere Personen zur Hilfe?
Wer?
93. Was tun diese Personen, um Ihnen zu helfen?
94. Wie reagieren Personen Ihrer nächsten Umgebung auf Ihre Ängste?
wer: . . . . wie: . . . .
. . . .
. . . .
95. Einschätzung der „Schwere" der Phobie durch Interviewer:
1 – 2 – 3 – 4 – 5 – 6

H. Organisation

96. Zu welchen Zeiten können Sie am besten zu uns ins Institut kommen?
Wochentage: . . . . Vormittags: . . . .
. . . . Nachmittags: . . . .
97. Wann sind Sie am besten telephonisch erreichbar?
Unter welcher Nummer?
98. Welches sind Ihre Urlaubstermine?
99. Sind Sie bereit, die Kosten Ihrer Behandlung selbst zu tragen?
100. Haben Sie ein Attest von einem Nervenarzt?

I. Bemerkungen

Welchen Eindruck macht der Klient auf den Interviewer?

3.3 ELT und Forschung

3.3.1 Der neue Forschungstrend

Vermehrt beklagen Psychotherapieforscher und Psychotherapeuten in freier Praxis die mangelnde Bindung der experimentellen Psychologie zur klinisch-therapeutischen Praxis (z.B. *Hersen* u. *Barlow,* 1976; *Azrin,* 1977; *Kazdin* u. *Wilson,* 1978; *Butollo,* 1980; *Hayes,* 1981; *Kazdin,* 1981; *Strupp,* 1981). Für diese Kluft tragen beide Seiten in gleicher Weise Verantwortung. Einerseits scheuen Praktiker den methodischen Aufwand, ihr therapeutisches Handeln wissenschaftlichen Kriterien zu unterwerfen, für ihre Kollegen zu dokumentieren und damit Therapievergleiche möglich zu machen. Andererseits erlauben die Effektivitätsaussagen aus den psychotherapeutischen Gruppen-Vergleichsstudien keinen Rückschluß auf einen praktischen Fall. *Barlow* et al. (1981) sichteten z.B. Studien zur Wirksamkeit von in-vivo-Expositionstherapien bei chronischen Ängsten. Die Ausfallquote in diesen Untersuchungen betrug zwischen 8 und 40% (Patienten, die vorzeitig die Therapie abbrachen), der Median lag bei 22%. Die Besserungsrate derjenigen Klienten, die die Behandlung bis zum Ende fortsetzten, variierte im Durchschnitt zwischen 60–75%, wobei in den Untersuchungen der Grad der Besserung weder psychologisch noch quantitativ spezifiziert worden war. Der Prozentsatz der Angstpatienten, die nicht von der Expositionstherapie profitiert hatten, betrug demnach etwa 40%. Derartige Effektivitätsprozentsätze aus kontrollierten Therapie-Gruppenuntersuchungen sind dem praktisch tätigen Psychotherapeuten keine Hilfe bei der Auswahl einer Therapietechnik für den vorliegenden Einzelfall.

Trotz der vielfach nachgewiesenen generellen Wirksamkeit von Expositionstherapien braucht man sich daher, wie *Wilson* (1982), nicht wundern, daß Agoraphobien in der klinischen Praxis immer noch mit psychoanalytischer Langzeittherapie oder Zwangsneurosen mit Tranquilizer, E-Schocks und Psychochirurgie behandelt bzw. mißhandelt werden.

Die Übertragbarkeit der Therapiestudien-Ergebnisse auf den Einzelfall wird auch durch die unterschiedliche therapeutische Vorgehensweise des forschenden und des praktischen Psychotherapeuten beeinträchtigt. Während in der herkömmlichen Psychotherapieforschung rigide ein Therapieprogramm ausgeführt werden muß, um die Gruppenvergleichbarkeit zu wahren, paßt der Praktiker seine Therapiestrategien dem jeweiligen Problemfall an, und berücksichtigt bei der Auswahl der therapeutischen Maßnahmen Ausmaß und Tempo des individuellen Lernfortschritts. Aber gerade diese, in der klinischen Praxis notwendige Flexibilität des therapeutischen Handelns und den damit verbundenen Entscheidungsproblemen, (wann, aufgrund welcher diagnostischer Informationen, bei welchen Störungen, welche Therapiestrategien zu welchem Therapieziel führen) konnte die bisherige Psychotherapieforschung nicht abbilden und für den Praktiker wiederum durchschaubar machen. Nach einer eingehenden Analyse der bisherigen Angsttherapieforschung forderte die NIMH-SUNY Konferenz (1981) die Forscher auf, die vergleichende Ergebnisforschung zurückzustellen, und sich den bedeutsamen Therapieprozeßfragen zuzuwenden. Allerdings können Therapieprozesse wiederum nicht losgelöst vom therapeutischen Ergebnis betrachtet werden.

Die wissenschaftliche Grundlage für die psychotherapeutische Praxis kann nach Ansicht von *Grawe* (1982) vor allem aus der Realität der Praxis heraus geschaffen werden. Die Psychotherapeuten werden motiviert, sich mit kontrollierten Einzelfallstudien an der therapeutischen Forschung zu beteiligen. Dazu ist es allerdings notwendig, eine geeignete Einzelfallmethodologie, die den Umständen und Anforderungen der klinischen Praxis angepaßt ist, zu entwickeln bzw. bereitzustellen.

Damit Einzelfallstudien wissenschaftlich sinnvoll sein können, müssen nach *Kiesler* (1981) folgende Bedingungen erfüllt sein: Der Psychotherapeut unternimmt ernsthafte Anstrengungen, objektive empirische und mehrdimensionale Daten zu gewinnen, er untersucht seine Forschungsfragen an einer systematischen Replikationsserie von Einzelfällen, und publiziert seine auf diese Weise erhaltenen Ergebnisse.

Bislang galten Einzelfallstudien als wenig hilfreiche Quellen, wenn es darum ging, wissenschaftliche Aussagen im Hinblick auf die Effizienz einer bestimmten therapeutischen Methode bzw. Intervention zu machen, da die Faktoren, die die interne Validität beeinträchtigen könnten, im Gegensatz zur experimentellen Grundlagenforschung nur schwer auszumerzen sind. Natürlich können Einzelfallstudien nie die Stärke der experimentellen Methodologie besitzen und anstelle von experimentellen Gruppenvergleichen treten. Dennoch hält es *Kazdin* (1981) unter bestimmten methodischen Bedingungen für möglich, die Wirksamkeit einer therapeutischen Maßnahme in Einzelfallstudien wissenschaftlich zu überprüfen. Die Wahrscheinlichkeit einer validen Aussage zugunsten der therapeutischen Verursachung der Therapieeffekte würde in dem Maße wachsen, indem es den forschenden Psychotherapeuten gelänge, durch systematisches Vorgehen rivalisierende Variablen, die ebenfalls für die Therapieeffekte verantwortlich gemacht werden könnten, zu vermindern oder auszuschalten. Alternative Erklärungsvariablen für den Therapieerfolg könnten nach *Campbell* und *Stanley* (1963) sein:

- Geschichte (externe Ereignisse, die während der Therapie eintreten; spezifische Verlaufscharakteristiken einer Störung)

- Reifungsprozesse (Prozesse, die innerhalb des Patienten auftreten, und unabhängig von den therapeutischen Maßnahmen erfolgen)
- Art der Datenerhebung (Lerneffekte durch wiederholte Messungen; bestimmte Meßinstrumente; situative Charakteristiken des Meßvorganges)
- statistische Regression (Tendenz zu weniger extremen Meßwerten)
- Patientenselektion.

Folgendes methodische Vorgehen schlug *Kazdin* (1981) vor, um diese alternativen Erklärungsmöglichkeiten des Behandlungserfolgs zu kontrollieren, und somit die Plausibilität für die therapeutische Erfolgsverursachung zu erhöhen:

1. Quantifizierung der Störung

Anekdotische Falldarstellungen besitzen keinen wissenschaftlichen Wert. Der Praktiker muß versuchen, das psychologische Problem durch quantifizierende Messungen zu spezifieren. Dies geschieht am besten vor Beginn der Behandlung. *Hayes* (1981) hält drei Meßzeitpunkte für die Erstellung einer stabilen Grundkurve (Baseline) der Störung für notwendig, es sei denn, die Störung hat eine bekannte Entwicklungs- und Verlaufsgeschichte, oder man hat Zugang zu Aufzeichnungen aus vorangegangenen Untersuchungen und Therapien. Die anfängliche Datenerhebung sollte multidimensional erfolgen, also auf der subjektiv-verbalen, verhaltensmäßig-motorischen, und wenn möglich auf der physiologischen Meßebene. Dabei wird in Kauf genommen, daß multiple Messungen unterschiedliche und manchmal sogar widersprüchliche Ergebnisse liefern (vgl. z.B. *Lang*, 1977). Diese Divergenzen sind nicht nur auf Unterschiede in der Qualität der einzelnen Meßinstrumente zurückzuführen, sondern reflektieren auch die Komplexität des Störungsbildes, so daß alle divergente Meßwerte ebensogut „wahre" Meßwerte sein könnten. Multiple Messungen sind auch notwendig um zu prüfen, ob eine bestimmte Behandlung auch in anderen, nicht problematisierten Verhaltens- und Erlebnisbereichen positive Effekte produziert. Die Annahme einiger Psychotherapierichtungen (Psychoanalyse, Gestalttherapie, Gesprächspsychotherapie), daß strukturelle Persönlichkeitsänderungen notwendig sind, um die gewünschten Veränderungen des Problemverhaltens zu erreichen, erfordert unbedingt multiple Messungen. Diese Therapierichtungen müßten nach Ansicht von *Strupp* (1978) Therapieerfolg nachweisen können im sozialen Funktionsbereich, in der Persönlichkeitsorganisation und im Gefühlsbereich (well-being). Dies ist bisher noch nicht in überzeugender Weise gelungen.

Die Meßinstrumente sollen auf die Störung und auf den jeweiligen Patienten individuell zugeschnitten sein. Dies erfordert meist eine Modifikation bestehender Erhebungsinstrumente oder eine ad-hoc- Konstruktion. Daß derartige Meßinstrumente den nomothetischen Gütekriterien nicht entsprechen, wird in Kauf genommen. Einzelfallstudien sind dynamisch, die therapeutischen Fragestellungen ändern sich oftmals und mit ihnen die Erfassungsinstrumente und die Erhebungsprozedur. So ist es natürlich, daß eine Reihe von erhobenen Daten für die Einzelfalldokumentation und Bewertung nicht mehr herangezogen und verarbeitet werden.

2. Kontinuierliche Messungen

Wiederholte Messungen vor, während und nach der Therapie können im Gegensatz zu reinen Prä-Post-Messungen, die Variablen Meßeffekte, Regressionseffekte und Reifungseffekte kontrollieren, bzw. als alternative Erklärungsmöglichkeiten des Therapieerfolgs ausschalten. Meßwiederholungen scheiden dann als Verursachungsprinzip für die in der Therapie auftretenden Veränderung im Erleben und Verhalten aus, wenn das vorliegende Problemverhalten während der Grundkurvenerstellung stabil geblieben war. Kontinuierliche Messungen (tägliche Aufzeichnungen im Tagebuch, Befindlichkeitsmessungen vor und nach der Therapie) ermöglichen auch die Erfassung plötzlicher psychischer und verhaltensmäßiger Veränderungen. Je unmittelbarer eine Veränderung auf eine therapeutische Maßnahme folgt, desto weniger wahrscheinlich ist es, daß alternative Faktoren diese Veränderung bewirken. Je größer die Latenz zwischen therapeutischer Maßnahme und der aufgetretenen Verhaltensänderung, desto mehr könnten ebenso gut „Außenfaktoren" für die Veränderung verantwortlich sein. Das Ausmaß der Veränderung spielt ebenfalls eine Rolle. Die Feststellung von zeitlich unmittelbaren, „großen" Veränderungen erhöht die Plausibilität, daß die angewandte therapeutische Maßnahme diese Veränderungen bewirkte. Reifungsvorgänge werden auf diese Weise als alternative Erklärungshypothese ausgeschlossen.

Wichtig ist jedoch, daß wiederholte Messungen unter konsistenten bzw. vergleichbaren Bedingungen erfolgen, um situative Variablen als konkurrierende Erklärungsmöglichkeit des Therapieeffekts zu eliminieren.

3. Erfassung der intraindividuellen Variabilität/Stabilität der Störung

Je stabiler das Problemverhalten vor der Therapie über einen längeren Zeitraum war, desto unwahrscheinlicher ist es, daß die Therapieeffekte auf äußere Umstände zurückzuführen sind. Dieselbe Schlußfolgerung gilt, wenn im Zeitraum vor der Therapie Besserungsphasen der Störung mit Verschlechterungsphasen abwechseln, der erzielte Therapieeffekt aber sehr drastisch ausfällt (z.B. vollkommene Löschung des Problems). Oft läßt sich bei Therapieeintritt eine stärkere Variabilität beobachten, möglicherweise durch Motivation und Hoffnung verursacht. *Hayes* (1981) empfahl in diesem Falle, entweder mit der Therapie zu warten bis die Verhaltensvariabilität nachläßt, was aber ethisch nicht unbedenklich wäre, oder aber nach den Ursachen für diese Variabilität zu suchen.

Sehr nützlich wären verläßliche Prognosen, welchen Verlauf eine unbehandelte Störung über die Zeit hinweg nehmen würde. Die Plausibilität, daß eine therapeutische Intervention die aufgetretene Besserung verursachen könnte, wächst in dem Maße, wie die erzielte Veränderung von der vorhergesagten Entwicklung abweicht. Anhaltspunkte für Prognosen kann die Problemgeschichte geben. Bei einem akuten Problem ist die Wirksamkeit einer therapeutischen Maßnahme schwerer zu beurteilen als bei einem chronischen Problem.

4. Replikation homogener und heterogener Fallstudien

Je mehr gleichartige als auch unterschiedliche Einzelfälle erfolgreich behandelt worden sind, desto sicherer kann die Schlußfolgerung gezogen werden, daß eine bestimmte therapeutische Intervention wirksam ist. Reifungsprozesse und externe Faktoren können dann als alternative Verursachungsprinzipien ausgeschlossen werden. Die Strategie der Akkumulation einer Gruppe von „homogenen" Einzelfällen kontrastierend zu einer Gruppe von „heterogenen" Einzelfällen nähert sich nach *Kiesler* (1981) dem nomothetischen Forschungsansatz. Der Wert einer solchen Forschungsstrategie kann sich aber erst nach längerer Zeit konsequenter und systematischer Replikationsuntersuchungen offenbaren.

Hayes (1981) zeigte weitere Möglichkeiten zur Bewertung von Einzelfalldaten auf (multiple Grundkurvenerstellung, ABA-Design, B + C / B / B + C-Design, simultane Behandlungspläne und ähnliches), um spezielle Fragestellungen zu beantworten, z.B. welche von zwei effektiven Behandlungsmethoden effektiver sei, oder ob bestimmte Elemente *innerhalb einer Interventionsstrategie* (Therapieprozeßfragen) besonders wirksam wären.

Der methodische Aufwand ist für den Psychotherapeuten, der *Hayes*'s Vorschlägen folgen möchte, so groß, daß dies nicht ohne negativen Einfluß auf die Patient-Therapeut-Beziehung sein kann. Eine tiefe, vertrauensvolle Patient-Therapeut-Beziehung wird aber von den meisten Psychotherapeuten gleichgültig welcher Schulrichtung, als wesentliches Element einer erfolgreichen Therapie angesehen (vgl. *Goldfried,* 1980).

3.3.2 Einzelfalldarstellung in der ELT

Wie unsere nachfolgenden Einzelfalldarstellungen von Behandlungen chronischer Angststörungen zeigen werden, ist es nicht einfach die methodischen Vorschläge von *Kazdin* (1981) und insbesondere von *Hayes* (1981) in die Tat umzusetzen, will man nicht flexibles therapeutisches Handeln wiederum auf rigide Therapieprogramme reduzieren und den Patient-Therapeut-Kontakt einengen. Zudem verfügen wir über nur wenige zuverlässige Meßinstrumente, die es erlauben, Gefühle, Verhalten, Empfindungen, Kognitionen und deren Veränderungen einigermaßen objektiv exakt abzubilden. Simultane Erhebung der aktuell ablaufenden Erlebnisprozesse im Therapeuten und Klienten und zwischen beiden würden, wie bereits erwähnt, den gesamten Therapieprozeß entscheidend stören. Unsere Falldokumentation versucht sowohl der Forderung nach empirischer Abbildung als auch der Empfindlichkeit der therapeutischen Situation gegenüber methodischen Eingriffen Rechnung zu tragen. Die Falldarstellung auf empirischer Datenbasis befindet sich nach wie vor im instrumentell-methodischen Experimentierstadium.

Der nachfolgende Fall wird etwas ausführlicher dargestellt, um eine klare Vorstellung von der ELT-Arbeit zu geben.

Fall 1:
Patient: Christine L., 48 Jahre; verheiratet, 1 Kind; wegen der Störung nicht mehr berufstätig.

1. Problemdefinition

Angst auf die Straße zu gehen; in die U- oder S-Bahn; ins Theater oder ins Konzert. Erschwerende Bedingungen für diese Situationen sind Lärm und schlechte Luft, erleichternd empfindet Christine die Anwesenheit einer vertrauten Person und das in der Nähe geparkte Auto.
Symptome: Herzklopfen, Zittern, Kurzatmigkeit, Schwitzen, „wackelige" Beine.

Ablauf der Angstsituation:
Christine vermeidet nicht grundsätzlich ihre Angstsituationen. Sie nimmt sich vor, bis zu einem bestimmten Ziel zu gehen. Versucht sich Mut zuzusprechen und sich zusammenzureißen. Nach einigen Minuten wird ihr schwindelig, sie muß sich hinsetzen, ihr Mann, der immer dabei sein muß, holt dann entweder das Auto oder ruft ein Taxi. Manchmal genügt es auch, wenn sie sich 10 Minuten im Liegen ausruht. Danach kann sie den Rückweg antreten.

Stabilität des Problems und Problemgeschichte:

Der erste Angstfall trat vor 12 Jahren in der Kirche während der Messe auf. Seit diesem Zeitpunkt klagte Christine über äußerst starke Kopfschmerzen und Sehstörungen. Am Tag vor dem ersten Anfall ging es Christine bereits schlecht. Sie nahm vor dem Gang zur Kirche noch sehr starken Kaffee zu sich. Christine hatte zu diesem Zeitpunkt einen instabilen Kreislauf und niedrigen Blutdruck.

1969 suchte sie nach mehreren erfolglosen medikamentösen Behandlungen (ca. 2 1/2 Jahre) eine Diagnoseklinik auf, in der ihr nach gründlichen Untersuchungen eine psychologische Therapie empfohlen wurde. Christine begab sich für ein Jahr in psychoanalytische Behandlung, die jedoch erfolglos blieb. Ein Chiropraktiker diagnostizierte eine „kaputte“ Wirbelsäule (vermutlich Wirbeltrauma, das von einem weiter zurückliegenden Autounfall herrührte) als Ursache für die Kopfschmerzen. Die Behandlung führte zu einer starken Besserung der Kopfschmerzen, die Angstzustände blieben jedoch an Intensität und Häufigkeit seit 12 Jahren bis zum gegenwärtigen Zeitpunkt unverändert.

Reaktionen der Familie:

Der Ehemann versteht ihre Angst nicht, nimmt sie aber als gegeben hin. Er drängt sie nicht, etwas zu unternehmen, was sie manchmal bedauert, fragt sie jedoch bei gegebenem Anlaß, welche Ausreden „wir“ heute haben, um mit irgendwelchen Freunden nicht auszugehen. Beliebte „Ausrede“ ist die Wirbelsäule. Christine hat gegenüber ihrem Ehemann schwere Schuldgefühle und hat ihm bereits mehrmals angeboten, sie zu verlassen. Die Tochter glaubt, daß nur körperliche Beschwerden bei ihrer Mutter vorliegen.

Zur Person Christines:

Sie plant den folgenden Tag genau in jedem einzelnen Schritt. Der Gedanke an etwas Unvorhergesehenes, Überraschendes macht sie ängstlich. Sie hat den Anspruch, alles im Verlauf des Tages müsse perfekt und reibungslos ablaufen. Auf die Therapeuten wirkt Christine andererseits aber auch sehr dynamisch und energiegeladen.

Die Angsthierarchie

	Angststärke (0–10)		Vermeidungsstärke (1–5)	
	Baseline	Therapieende	Baseline	Therapieende
1. Restaurant, gedämpfte Atmosphäre, laut, schlechte Luft, hektisch, in Begleitung des Ehemanns	1	0	1	0

	Angststärke (0–10) Baseline	Therapie-ende	Vermeidungsstärke (1–5) Baseline	Therapie-ende
2. Kurze Wegstrecke (100 m) gehen:				
mit Begleitung	2	0	1	0
ohne Begleitung	3	0	2	0
3. Lange Wegstrecke gehen (200 m):				
mit Begleitung	5	0	2	0
ohne Begleitung	6	0	3	0
4. Sehr lange Wegstrecke (2 km)	10	3	5	2
5. Kurze Strecke mit dem Fahrrad (500 m)	3	0	1	0
Lange Strecke mit dem Fahrrad (2 km)	6	3	4	2
6. Theater, Konzert	8	4	4	2
7. S-Bahn, U-Bahn	10	3	5	2

Spezifikation:

Bei Dunkelheit wird in jeder dieser aufgeführten Situationen weniger Angst empfunden. Langes Stehenbleiben oder Warten ist schwerer als das Gehen.

2. Befindlichkeit und Persönlichkeitsstruktur

Das FPI (Freiburger Persönlichkeitsinventar; *Fahrenberg, Selg, Hampel,* 1978) ermittelt eine stark gehemmte, depressive aber auch reaktiv-aggressive Patientin (s. Abb. 6). Der Angstwert im STAI-GX 2 (*Spielberger,* 1970) beträgt 60 Punkte. Im Emotionalitäts-Inventar (EMI, *Ullrich* und *Ullrich,* 1976) schildert die Patientin ihre Befindlichkeit während *der letzten Woche vor Therapiebeginn* als sehr ängstlich, gehemmt, erschöpft. Das Allgemeinbefinden ist stark gestört (s. Abb. 7).

3. Verhalten und Maße im in-vivo-Test

Die Patientin wird gebeten ca. 200 m auf der Straße zu gehen. Sie stellt sich die bevorstehende Situation kurz bildhaft vor und beurteilt dann

a) ihr momentanes Befinden (MB)
b) ihre Erwartungsangst
c) Grad der Vermeidung, die Situation aufzusuchen (s. Abb. 8).

Anschließend wird der Test durchgeführt.

Christine tritt auf der Straße zuerst mit der Absatzkante auf und rollt dann den Fuß ab. Ihre Haltung ist verkrampft, der Mund geschlossen. Auf Anfrage berichtet sie über weiche Knie, Schwitzen in den Händen, zunehmenden Schwindel. Sie hält anfangs den Atem an, dann versucht sie tief einzuatmen.

Christine sieht die Straße nur unklar. Als sie den belebten Verkehr auf der Hauptstraße erkennt, dreht sie um und bemerkt: „Weiter schaffe ich es nicht mehr, sonst wird es schlimmer“ (!). Anschließend bewertet Christine anhand

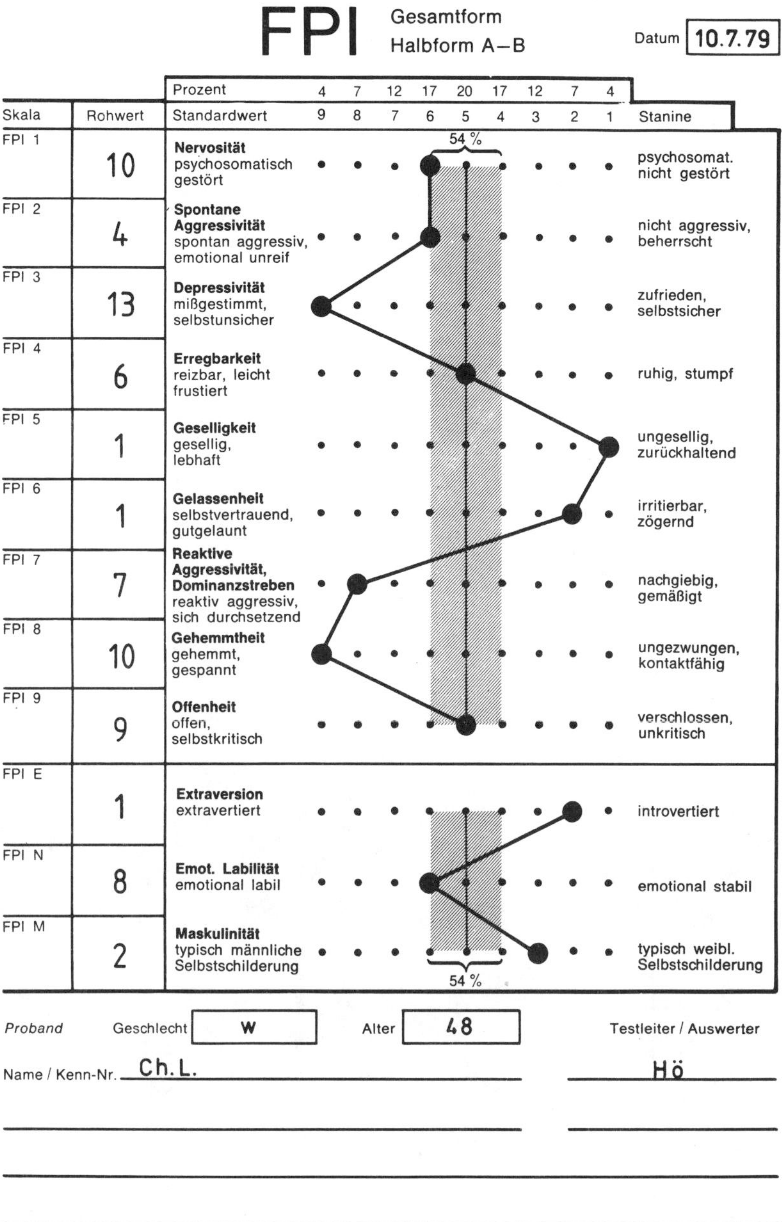

FPI Gesamtform Halbform A–B Datum 10.7.79

Skala	Rohwert	Prozent / Standardwert	4 / 9	7 / 8	12 / 7	17 / 6	20 / 5	17 / 4	12 / 3	7 / 2	4 / 1	Stanine
FPI 1	10	**Nervosität** psychosomatisch gestört										psychosomat. nicht gestört
FPI 2	4	**Spontane Aggressivität** spontan aggressiv, emotional unreif										nicht aggressiv, beherrscht
FPI 3	13	**Depressivität** mißgestimmt, selbstunsicher										zufrieden, selbstsicher
FPI 4	6	**Erregbarkeit** reizbar, leicht frustiert										ruhig, stumpf
FPI 5	1	**Geselligkeit** gesellig, lebhaft										ungesellig, zurückhaltend
FPI 6	1	**Gelassenheit** selbstvertrauend, gutgelaunt										irritierbar, zögernd
FPI 7	7	**Reaktive Aggressivität, Dominanzstreben** reaktiv aggressiv, sich durchsetzend										nachgiebig, gemäßigt
FPI 8	10	**Gehemmtheit** gehemmt, gespannt										ungezwungen, kontaktfähig
FPI 9	9	**Offenheit** offen, selbstkritisch										verschlossen, unkritisch
FPI E	1	**Extraversion** extravertiert										introvertiert
FPI N	8	**Emot. Labilität** emotional labil										emotional stabil
FPI M	2	**Maskulinität** typisch männliche Selbstschilderung										typisch weibl. Selbstschilderung

54 %

Proband Geschlecht W Alter 48 Testleiter / Auswerter

Name / Kenn-Nr. Ch. L. Hö

Abb. 6 Auswertungsbogen (mit freundlicher Genehmigung: Copyright by Verlag für Psychologie, Dr. C.J. Hogrefe, Göttingen)

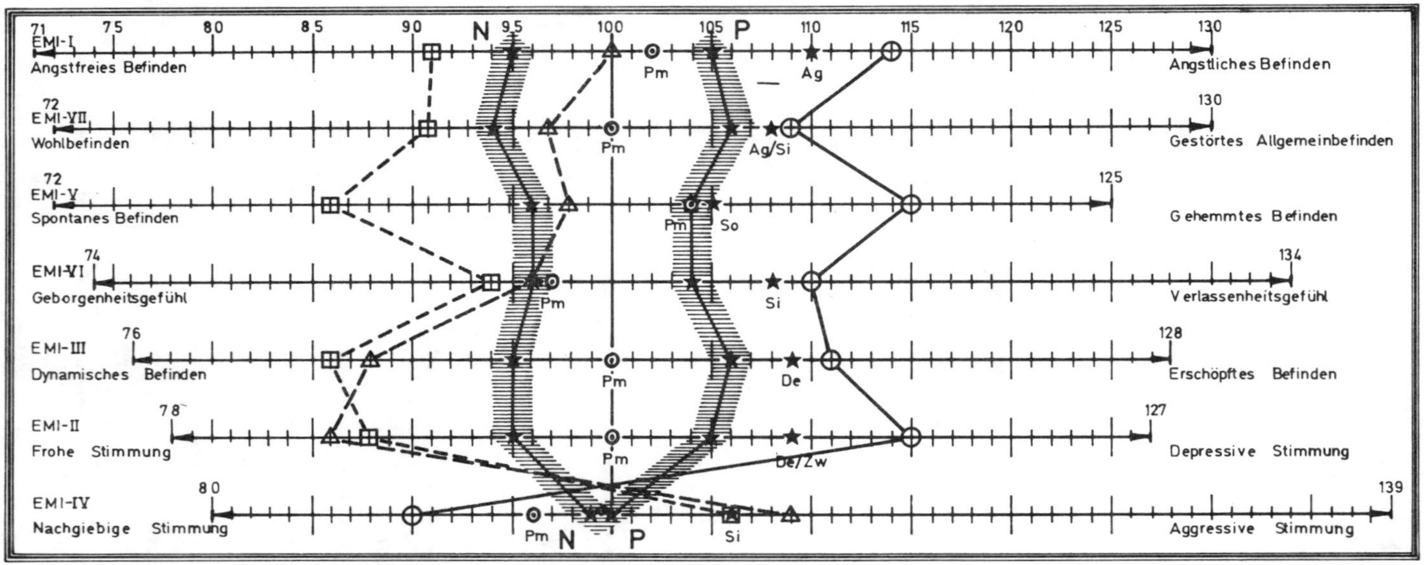

BEACHTE

Die Skalen sind nach steigenden Anfangswerten geordnet

LEGENDE; KLINISCHE REFERENZGRUPPEN:

N-N = Stichprobe klinisch Nichtgestörter (N = 566)
P-P = Stichprobe psychiatrischer Patienten (N = 481)
Pm = Psychomotorische Störungen (N = 37)
Ag = Agoraphobie, multiple Situationspobie, Angstneurose (N = 59)
De = Phasische und reaktive Depression (N = 30)
Si = Schizophrenia simplex / psychoneurotische, Borderline-Syndrom (N=30)
So = Sozial Phobie (N = 91)
Zw = Zwangsneurosen (N = 38)

MESSANLASS	DATUM	SYMBOL
1. *Baseline*	*10.7.79*	o——o
2. *n. 2 Woch.*	*23.7.79*	Δ— —Δ
3. *" 3 "*	*29.7.79*	□- - -□

NAME	Ch. L.
KENNZIFFER	
BEDINGUNG	

Abb. 7 EMI ~ B: Auswertungsbogen. T-Wertprofile ungestörten und gestörten Befindens (aus *Rita* und *Rüdiger Ullrich:* Das Emitionalitätsinventar Testmanual EMI–B, Anleitung für den Therapeuten, Teil IV. Verlag J. Pfeiffer, München 1977)

Name: Ch. L.
Datum: 11.7.79
Baseline

Kreuzen Sie an, wie Sie sich jetzt im Moment fühlen.

	entspannt	
überhaupt nicht	0 1 ○ 3 4 5 6 7 8 9 10 11 12	ganz entspannt
	aufmerksam	
überhaupt nicht	0 1 2 3 4 5 6 7 8 9 ○ 11 12	sehr aufmerksam
	hilflos	
überhaupt nicht	0 1 2 3 4 5 6 7 8 ○ 10 11 12	sehr hilflos
	ängstlich	
überhaupt nicht	0 1 2 3 4 5 6 7 8 9 10 ○ 12	sehr ängstlich
	unruhig	
überhaupt nicht	0 1 2 3 4 5 6 7 8 9 10 ○ 12	sehr unruhig
	lustlos	
überhaupt nicht	0 1 ○ 3 4 5 6 7 8 9 10 11 12	sehr lustlos
	unangenehm	
überhaupt nicht	0 1 ○ 3 4 5 6 7 8 9 10 11 12	sehr unangenehm
	ärgerlich	
überhaupt nicht	0 1 ○ 3 4 5 6 7 8 9 10 11 12	sehr ärgerlich
	gelangweilt	
überhaupt nicht	○ 1 2 3 4 5 6 7 8 9 10 11 12	sehr gelangweilt

Wie schwer fällt es Ihnen, diese Angstsituation aufzusuchen?

überhaupt nicht	0 1 2 3 4 5 6 7 8 9 10 11 ●	sehr schwer

Sind Sie im Moment erregt?

überhaupt nicht	0 1 2 3 4 5 6 7 8 9 ● 11 12	sehr stark

Abb. 8 Befindlichkeit (Momentan-Befinden) vor Aufsuchen der Angstsituation

des APQs (situationsspezifisches Autonomic Perception Questionaire nach *Mandler,* 1958) das Ausmaß ihrer körperlichen Erregung in dieser Situation, schätzt retrospektiv ihre Befindlichkeit (MBr) ein, und gibt eine Situationsbewertung ab (Abb. 9).

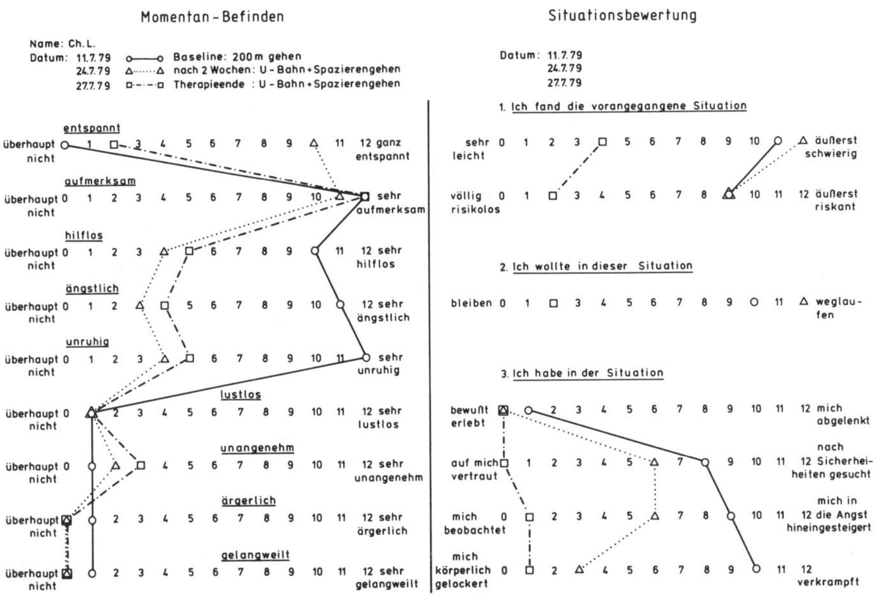

Abb. 9 Befindlichkeit ($MB_{(r)}$ nach Aufsuchen der Angstsituation)

Die APQ-Summenwerte nehmen im Laufe der Therapie zu (APQs-Baseline: 78; in-vivo-Test nach der 2. Woche: 87; in-vivo-Test Therapieende: 84; Maximal mögliche Punktzahl im APQs = 171). Dies ist aber auf die größere Sensibilität der Patientin gegenüber körperlichen Erregungsprozessen zurückzuführen, d.h. Christine nimmt nun einige körperliche Erregungen wahr, wie sie während der Baseline-Erhebung ebenfalls vorhanden waren, aber von ihr nicht registriert wurden. Die kritischen somatischen Angstsymptome, wie Herzfrequenz, flache Atmung, sind zum Therapieende weit weniger stark ausgeprägt (Abb. 10).

2. Therapieverlauf

Die Therapie wird von zwei Therapeuten abwechselnd durchgeführt. Die Symptomarbeit leistet nur ein Therapeut, bei allen anderen Sitzungen ist jeweils ein Therapeut abwechselnd Beobachter und führt Protokoll. Die Therapiezeitdauer beträgt 3 Wochen, Sitzungen werden jeden Werktag durchgeführt.

Abb. 11 zeigt den gesamten Therapieverlauf und deutet die verschiedenen Stadien Erfahrensorientierten Lernens (ELT) an.

Obwohl die nachfolgenden Sitzungsprotokolle den Therapieverlauf nur knapp und stichwortartig wiedergeben, glauben wir, daß sie einen guten Einblick in unsere experientialistische Arbeit geben können. Die in den Protokollen beschrie-

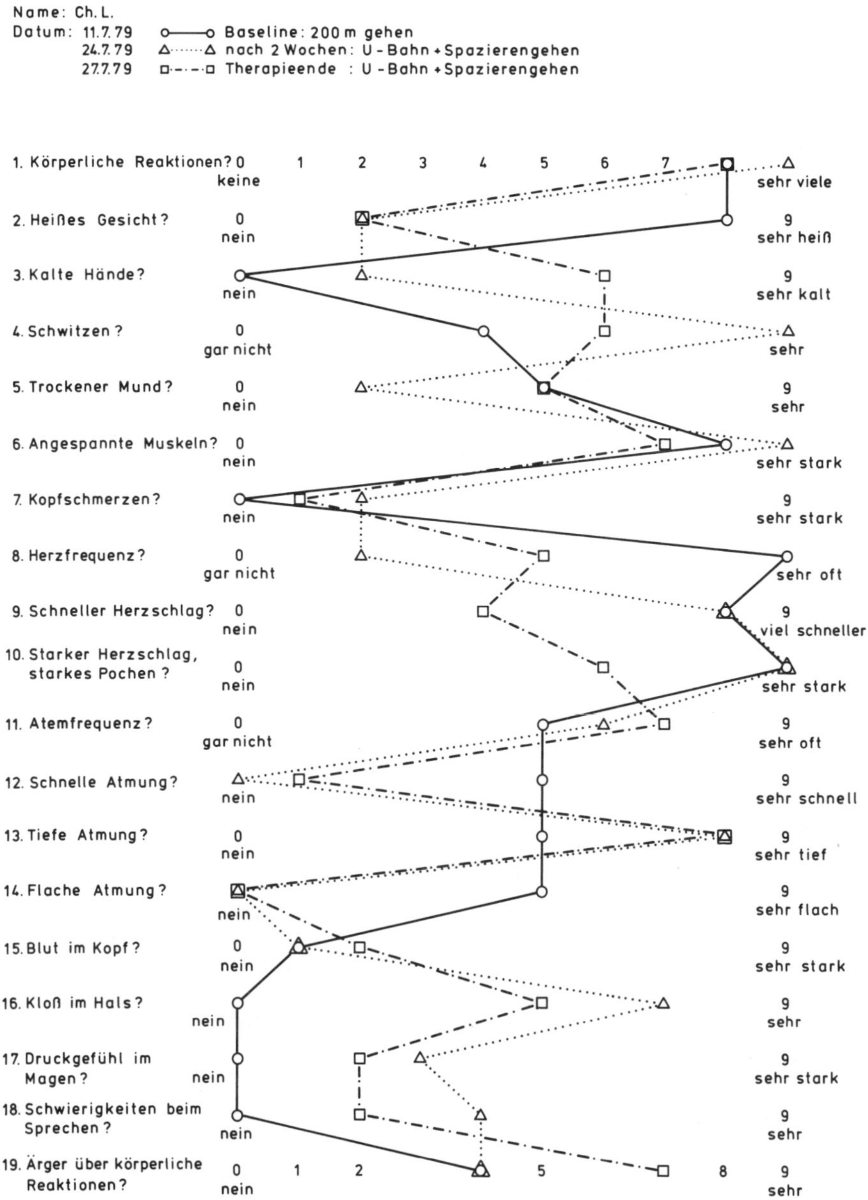

Abb. 10 $APQ_{(s)}$: Wahrnehmung körperlicher Erregung nach der in-Vivo-Situation

ELT Arbeitsstadien:	**1. Woche**	
Stadium 1	1. Tag	Erstinterview: Anamnese; Erfassung des Mikroverlaufs der Angst (kognitiv, physiologisch, verhaltensmäßig); FPI STAI-GX2, EMI
Stadium 2	2. Tag	Konstruktion: Angst- und Vermeidungshierarchie; in-vivo-Test: 200 m gehen. Fremdbeobachtung; Befindlichkeitstest (MB-Skala) vor dem in-vivo-Test. Erwartungsangstskala; Befinden retrospektiv (MB r); Situationsbewertung; APQ (s)
1. Stunde: Stadium 2 2. Stunde: Stadium 1	3. Tag (= 3. Sitzung)	
1. Stunde: Stadium 1 2. Stunde: Stadium 1, 2	4. Tag (= 4. Sitzung)	
	2. Woche	
1. Stunde: Stadium 1, 2, 3, 5 2. Stunde: Stadium 1	5. Tag (= 5. Sitzung)	
1. Stunde: Stadium 1 2. Stunde: Stadium 1, 2	6. Tag (= 6. Sitzung)	
1. Stunde: Stadium 1 2. Stunde: Stadium 2, 5	7. Tag (= 7. Sitzung)	
1. Stunde: Stadium 1 2. Stunde: Stadium 2, 3	8. Tag (= 8. Sitzung)	
1. Stunde: Stadium 2, 3, 4	9. Tag (= 9. Sitzung)	
	3. Woche	
Sitzungszeit: offen: Stadium 1	10. Tag (= 10. Sitzung)	EMI
Sitzungszeit: offen: Stadium 1	11. Tag (= 11. Sitzung)	In-vivo-Test: U-Bahn und Spazierengehen; APQ (s); Befinden retrospektiv (MB r); Situationsbewertung retrospektiv
Doppelst.: Stadium 2, 3, 4, 5	12. Tag (= 12. Sitzung)	
Doppelst.: Stadium 4, 5	13. Tag (= 13. Sitzung)	
1. u. 2. Stunde: Stadium 4, 5	14. Tag (= 14. Sitzung)	EMI; Angsthierarchie; In-vivo-Test: U-Bahn; Spazierengehen; APQ (s); MB (retrospektiv)
	Katamnese	Nach 3 Wochen: Ansichtskarte Nach 2 Jahren: Kurzinterview Angst (schriftlich) Tagebuch Angst für 1 Woche 1 Monat später: Brief

Abb. 11 Therapieverlauf Christine L.

benen „Übungen“ sind nicht Bestandteil eines vorher genau festgelegten Therapieprogramms, sondern Augenblicksideen des/der Therapeuten, die dem aktuell ablaufenden Therapieprozeß (bzw. dem aktuell ablaufenden Erlebnisprozeß des Therapeuten) entspringen, diesen schärfer fassen und weiter entwickeln helfen. (Natürlich haben diese Übungen bestimmte Bezugsquellen, wie z.B. die eigenen „Gestalt“-Erfahrungen).

3. Sitzung

1. Stunde (immer vormittags):

Der intrapsychische Konflikt der Patientin wird schnell offensichtlich (s.a. FPI-Profil): Es besteht eine starke Spaltung zwischen einer lebenslustig-eingestellten Christine und einer gehemmten und sich-Sorgen-machenden Christine. Die Macht über das aktuelle Verhalten besitzt der hemmende Teil, die „lebenslustige“ Christine kann nur bitten oder die gehemmte Christine wegschicken oder töten. Die „lebenslustige“ Christine besitzt keine Macht das zu tun, was sie möchte. Sie möchte z.B. nach Mexiko fahren, über die „Stränge“ schlagen, frei sein, wieder arbeiten können. Die gehemmte oder „hemmende“ Christine befürchtet dagegen ein Chaos, wenn sie diese Wünsche zulassen würde.

2. Stunde (immer nachmittags):

Bildhafte Vorstellung der Situation: 500 m auf der Leopoldstraße zu gehen. Bearbeitung der damit verbundenen Kognitionen (Umfallen, hilflos auf der Straße liegen) und der körperlichen Begleitreaktionen (Herzklopfen, Schwindel, Zittern, Schwitzen).

Das kognitive Angstkonzept (vgl. *Butollo,* 1979; *Beck,* 1981) wird erläutert.

4. Sitzung

1. Stunde:

Fokus: Umgang mit den Angstreaktionen
Einübung in die progressive Muskelentspannung nach *Jacobson* und Herausarbeitung der individualspezifischen Muskelanspannungsgebiete: Schulter, Brust (Atmung), Unterschenkel und Füße. Bildhafte Vorstellung der Angstsituation: 500 m auf der Leopoldstraße gehen. Die Patientin soll die dabei auftretenden körperlichen und kognitiven Reaktionen registrieren.

Frage, was sich gegenüber der 2. Sitzung (Baseline) bei Christine verändert habe?
Antwort:

a) Die Vorstellung, die Angstreaktion aufzusuchen, verursacht weniger Unruhe.
b) Vermehrte Risikobereitschaft wird entdeckt. Christine kündigt spontan an, „es“ am Wochenende zu versuchen.

2. Stunde:

Fokus 1: Umgang mit den Angstreaktionen
Christine wird gebeten, sich in die Mitte des großen Therapieraumes mit geschlossenen Beinen zu stellen und den Kopf hin und her zu bewegen. Sie registriert als körperliche Begleiterscheinungen: angespannte Schulter, weiche Knie, steife Arme und ein „Absacken" des Blutdrucks. Sie ist gleichzeitig überrascht, daß sie solange stehen könne, ohne daß sie sich schwindelig fühlen würde. Christine unterbricht die Übung mehrmals. Nach einiger Zeit berichtet sie das Gefühl, der Kopf würde mit jeder Bewegung stärker an den Hals geschraubt werden. Christine beendet die Übung abrupt mit den Worten: „So, jetzt reichts" (!)

Sie bemerkt, daß kurze Bewegungen des Kopfes ihr angenehmer sind als weit ausholende Bewegungen.

Fokus 2: Inbalance (oder Kampf) zwischen der „lebenslustigen" und der ‚hemmenden" Christine

Vorschlag, etwas Ungewöhnliches jetzt hier im Moment zu tun, um der „lebenslustigen" Christine mehr Macht zu geben. Die Inbalance zwischen beiden Persönlichkeitsteilen wird sofort deutlich: Spontan kündigt Christine an, einen Purzelbaum zu machen, nimmt aber ihr Vorhaben sofort mit den Worten zurück: „Ich kann das doch nicht, dann schmerzt womöglich mein Rücken". Sie ärgert sich nun darüber, daß sie das Vorhaben so großartig angekündigt hat, es aber nicht durchführt.
Vorschlag: Etwas Ungewöhnliches tun, ohne Ankündigung.
Christine steigt auf das Fensterbrett, löscht die Tafel (nicht ohne zu fragen, ob sie es dürfe, versucht sich vorher zu merken, was auf der Tafel steht) schreibt auf die Tafel: „Ich bin eine blöde Ziege !!!!!!" Anschließend holt sie Wasser für die Blumen. Auffällig ist, daß sie stets ihr Vorhaben ankündigt, kommentiert und erklärt. Der Dialog zwischen der „lebenslustigen" und der „hemmenden" Christine wird fortgesetzt.

Frage, ob sich gegenüber der 3. Sitzung etwas geändert habe?
Antwort: Die „hemmende" Christine ist kleiner geworden, und hat auch keine Angst mehr, daß sich die „lebenslustige" Christine chaotisch benehmen würde. („Die Leute werden denken, ich habe mich zum positiven verändert".) Die „hemmende" Christine beneidet sogar die „lebenslustige" Christine. Die Auseinandersetzung zwischen beiden Teilen erfolgt beinahe liebevoll. Auf die Frage, wie sich die „lebenslustige" Christine verhalten würde, wenn sich die „hemmende" Christine über sie stülpen würde, kommt die Antwort, daß sie dann nichts machen könne.

Der Therapeut symbolisiert nun die „hemmende" Christine und hält Christine fest. Sie versucht sich zu befreien, droht fürchterliche Taten an („so laut schreien, daß die Polizei kommt") unternimmt jedoch nichts.

Anschließend werden diese Übungen im Zusammenhang mit der Störung gebracht und diskutiert. Christine macht einen Purzelbaum und löscht die ‚blöde Ziege' aus.

5. Sitzung

1. Stunde:

Anfängliche Haltung Christines: Abwartend, eher abwehrend. Die körperliche Abwehrhaltung (sich an den Oberschenkeln festhalten) wird gelöst, indem der Therapeut die gleiche Haltung einnimmt und so Christines Aufmerksamkeit auf ihren Widerstand richtet („so verhalte ich mich, wenn irgendetwas auf mich zukommt, über das ich keine Kontrolle habe").

Fokus 1: Umgang mit den Angstreaktionen

Gefühlsdifferenzierung: Unruhe – Angst (ergibt sich aus der obigen Haltung Christines).

„Unruhe ist zuerst da, dann wird durch Gedanken Angst daraus. Z.B. gestern abend im Gasthaus: Erst kommt Unruhe, dann gehe ich raus, dann kommt der Ärger über mich selbst, ich will dann einfach ohne Ziel losgehen. Der Ehemann kommt nach und sagt ich könne ruhig weitergehen. Ich denke mir, jetzt ist Schluß (!) und kehre um".

Fokus 3: Funktion der Angst im allgemeinen Lebenskontext (ergibt sich jetzt unmittelbar aus Fokus 1)

Frage: Was wäre, wenn sie keine Unruhe/Angst empfinden würde–
Antwort: Dann könnte sie wieder arbeiten, die Arbeit macht Spaß und bringt ihr Anerkennung. Allerdings besteht auch bei ihr die Gefahr, sich zu überarbeiten, sich zu erschöpfen. Sie hat Angst sich zu überfordern. Sie findet in der Arbeit kein Ende, kann keinen Schlußpunkt setzen.
Frage: Weshalb?
Antwort: Weil ich mit den anderen mithalten möchte.

Übung: Dialog zwischen rechter und linker Hand. Die rechte Hand möchte mithalten und sich nichts anmerken lassen, um von den anderen akzeptiert zu werden. – Die linke Hand möchte von alledem nichts wissen. Was hindert die linke Hand sich durchzusetzen?

Antwort: Das wäre egoistisch, und Egoismus ist etwas sehr Negatives. Christine stellt ihre Bedürfnisse immer denen anderer hintenan.

Übung: Rollenspiel: Ehemann (Therapeut) – Ehefrau (Christine) diskutieren über ein Urlaubsziel.
Christine greift jedes Argument des Therapeuten auf, um ihren Urlaubswunsch zu verteidigen; Therapeut geht nicht darauf ein, sondern bringt neues Argument. Christine schlägt als Kompromiß einen getrennten Urlaub vor, droht anschließend mit Scheidung, nimmt die Drohung wieder zurück.
Christine hält sich allein verantwortlich für die möglichen Konsequenzen, die auf ihre Meinungsbeharrung folgen könnten. Sie möchte Katastrophen verhindern.

Frage zu ihrem Angstproblem: Was bleibt von Christine übrig, wenn sie „es" darauf ankommen ließe?
Vorschlag: Aus dem Haus gehen ohne Ziel und es darauf ankommen lassen, ob es zur Katastrophe kommt.

2. Stunde:

Christine weint und sagt, daß ihr alles klar sei, sie müsse lernen, sich öfters einmal durchzusetzen. Sie faßt den Vorsatz es zu versuchen. Fragt den Therapeuten was man bei Meinungsverschiedenheiten alles beachten sollte. Das vorangegangene Rollenspiel wird analysiert. Vorschlag, sich in Konfliktsituationen darauf zu beschränken zu sagen, was sie im Augenblick empfände und was sie vom Gesprächspartner gerne möchte. Sie solle aber in Zukunft darauf achten, nicht sofort mit jedem und allem aufzuräumen.

In-vivo-Übung: Auf die Straße gehen

Zuerst Entspannungsübung, Vorbereitung auf die bevorstehende Angstsituation durch Imagination der Szene.
Verlauf: Christine geht etwa 25 Minuten, meidet jedoch die Leopoldstraße (Hauptverkehrsstraße). Sie zieht plötzlich die Schuhe aus und läuft barfuß, legt jedoch bald darauf wieder die Schuhe an (nachdem sie überlegt hat, was andere Leute wohl über sie denken werden). Sie freut sich, daß es so gut geht (nur leichter Schwindel), sieht auf ihre Uhr, sagt, daß sie solange noch nie gegangen wäre und möchte zurück. Therapeut und Christine trennen sich für ein kurzes Wegstück. Christine geht alleine. Sie bittet dann die Übung abbrechen zu dürfen, ohne daß ein Zeichen akuter Angst sichtbar wird. Sie entschuldigt sich und meint, daß sie sehr müde sei. Die Frage, ob sie vor weiterem Erfolg Angst hätte, und was sie dazu brächte jetzt aufzuhören, beantwortet sie mit Schulterzucken.

6. Sitzung

Frage nach etwaigen Veränderungen im Vergleich zu der letzten Sitzung.
Antwort: „Ich habe ‚ein bißchen' mehr Mut, bin etwas ruhiger und weiß jetzt, daß die Angst nachlassen kann". Sie führt dies auf das Entspannungstraining und die veränderte Gehweise zurück (Füße am Boden schleifen).

Fokus 1: Umgang mit den Angstreaktionen

Vorbereitung auf die in-vivo-Übung

1. Vorstellungstraining

Dabei fällt auf, daß sie die bevorstehende Angstsituation eher positiv ausmalt und nicht auf das mögliche Eintreten der Angst eingeht. Der Begriff „schaffen", etwas leisten spielt eine große Rolle (!).

2. Ablauf der Übung

Christine geht von der Kaulbachstraße zur Leopoldstraße, diese bis zur nächsten Seitenstraße, beschließt dann wieder in die Seitenstraße einzubiegen (ca. 500 m). Kognitionen: „Ich schaffe es nicht weiter, heute ist es genug". Christine schafft mit diesen Feststellungen Realitäten, die sie nicht in Zweifel ziehen will.

Zustand: Zittrig, schwindelig, jedoch kein ausgesprochenes Angstgefühl, keine Panik. Sie kann sich nicht mehr auf die kognitiven und physiologischen Abläufe konzentrieren. Auf die Frage des Therapeuten, was sie hindere, weiter zu gehen, sagt sie, daß sie es nicht wisse, aber sie möchte in die Seitenstraße, denn heute wäre es genug (!).

In der Seitenstraße wird die Verarbeitung der Situation wieder möglich: Sie ärgert sich über sich selbst; sie sagt, sie bräuchte jemanden, der sie innerlich bei der Hand nimmt, und sagt: Du kannst das, setz dich ruhig der Angst aus. Dieser Jemand könne doch nur sie selbst sein, meint der Therapeut und fragt, wie sich das äußerlich zeige, wenn Christine sich innerlich bei der Hand nehme? Darauf macht sie den Vorschlag, noch ein Stück Kaulbachstraße zu gehen und dann auf die Leopoldstraße bis zum Siegestor (1 km). Auf dem Rückweg die gleiche Prozedur: „Heute ist es genug". Biegt in die Seitenstraße ein.

Wieder im Therapieraum:
Frage, ob Erfahrung der Überforderung in der Vergangenheit gemacht wurde. Christine erzählt eine Reihe von Erlebnissen, bei denen sie sehr überfordert war, aber es nicht wahrhaben wollte, daß ihrem Willen natürliche (körperliche) Grenzen gesetzt sind. Die Folge war große Enttäuschung über sich, und Verzweiflung, daß es etwas stärkeres gäbe als ihren Willen.

Zusammenhang mit den Überforderungserlebnissen und den Vermeidungsgedanken in der in-vivo-Situation („jetzt ist Schluß, mehr schaffe ich nicht") wird Christine klar. („Wenn du jetzt weiter gehst, kann es dir so wie früher gehen".)

2. Stunde

Fokus 1: Umgang mit den Angstreaktionen

Inszenierung des Konflikts Gehen – Aufhören; Dialog zwischen „gehen-wollende" Christine und der „angsthemmenden" Christine.
Verlauf: Christine fällt es sehr schwer diesen Konflikt zu verbalisieren, ähnlicher Konfusionszustand wie in der in-vivo-Situation tritt auf. Die „gehen-wollende" Christine droht der Angst verschiedene Maßnahmen an, um sie zu vertreiben, jedoch fehlen die Emotionen, um die Angst davon zu überzeugen, daß die „gehenwollende" Christine es ernst meint. Auch Provokationen von seiten der Angst (symbolisiert vom Therapeuten), sie doch wegzuschreien, führen nicht zu aggressiven Gefühlsäußerungen.

Fokus 3: Äußerung von Aggressionen

Übung: Dem Kissen als Angstsymbol das anzutun, was die Angst mit Christine macht.
Gelingt nicht, Christine steigt aus der Übung aus. Erzählt, daß es ihr sehr schwer falle, anderen Menschen gegenüber aggressiv zu sein. Es wäre zwar einmal geschehen, das würde sie jedoch immer noch bereuen.
Therapeutischer Hinweis: Wenn niemand anderes da ist, dem gegenüber man seinen Ärger ausdrücken kann, bleibt man nur selbst übrig.
Erzählt, daß es sie ärgert, daß die Therapeuten immer so ruhig sind und so geduldig.

7. Sitzung

1. Stunde

Einübung in das „konstatierende Beobachten". Die Patientin soll ihre angsterzeugenden und begleitenden Gedanken anhören, kommentieren (z.B. „jetzt meine ich, ich kann nicht mehr weiter, jetzt meine ich, wenn ich weiter gehe, falle ich um" etc.). Sie soll ihren Angstgedanken zuhören, ihnen aber gleichsam keine Macht über ihr Verhalten geben. Der Therapeut leistet Hilfestellung als Modell.

In-Vivo-Übung

Vorstellung der Angstsituation. Entspannung- und Selbstinstruktionseinübung. Verlauf: Martiusstraße, Leopoldstraße bis Münchner Freiheit, auf der anderen Straßenseite von halber Strecke ab allein zurück ins Institut (ca. 1,5 km). Christine verspürt wenig Angst, sucht Sicherheiten wie Hauseingänge, Hausmauern, ohne sie jedoch in Anspruch zu nehmen. Schwierigkeiten macht ihr das Heraustreten aus der Straßenunterführung ins Freie: momentaner Orientierungsverlust. Neuralgischer Punkt („Ich schaffe es nicht mehr") tritt nur kurz auf (wie ein Blitz kommt der Gedanke) und wird von ihr selbst überwunden. Äußert später, daß sie nur 50% der Angst vom Vortag hatte.

2. Stunde

Auf die Frage, wie es ihr hier im Zimmer im Moment gehe, erzählt Christine ihre Empfindungen in der vorangegangenen Angstsituation und schildert allgemeinen Zustand. Nach dreimaligem Stellen der gleichen Frage sagt Christine, daß sie sich hier wie auf einer Anklagebank fühle; entschärft die Äußerung gleich darauf wieder. Die langen Gesprächspausen sind Christine sehr unangenehm und sie versucht von ihren Angstreaktionen zu erzählen (sie übernimmt Verantwortung für das gute Gelingen der Sitzung). Reizwort Anklagebank führt zu Berichten von Kindheitserlebnissen: Christine rechtfertigte sich immer schon, bevor sie angeklagt wurde.

Übung 1: Rollentausch. Christine kann Therapeuten ausfragen.

Übung 2: Etwas Taktloses zum Therapeuten sagen.

Fällt Christine sehr schwer. Sie bemerkt schließlich, daß der Cotherapeut ungeputzte Schuhe hat und daß ihr der Bart des Therapeuten nicht gefällt.

Therapeut weist auf die Hemmung hin, aggressiv zu sein. Sie solle diese Hemmung genau wahrnehmen, um sie in anderen Situationen wieder zu erkennen.

Hemmungen müßten vor allem als solche wahrgenommen werden. Sie abzubauen sei eine andere Sache.

8. Sitzung

1. Stunde

Entspannung, Konzentration auf die Atmung, da in der in-vivo-Situation Atmungsschwierigkeiten auftreten. Soll Atmung fließen lassen und nur beobachten;

stellt fest, daß sie in die Atmung eingreift und sie verändert. Atmung wird unregelmäßig und dazwischen sehr tief (Kognitionen: ist vielleicht nicht richtig wie ich atme, vielleicht sollte ich flacher oder tiefer atmen usw.).

Es gelingt ihr, nicht mehr in den Atemvorgang einzugreifen und sie erfährt das Gefühl der Entspannung und *Sicherheit.* Christine soll sich nun eine Angstsituation vorstellen und die Atmung beobachten: sie stellt fest, daß sie tief Luft holt, die Atmung anhält, gleichzeitig unsicher wird, und dann erst ausatmet. Zustand des fließenden Atmens wird wieder hergestellt und der Unterschied zur Angstsituation registriert.

2. Stunde: Aggression ausdrücken

Aus der Entspannung heraus soll sich Christine eine Szene vorstellen, in der sie sehr ärgerlich war gegenüber einer Person, diesen Ärger jedoch nicht zeigte. Erzählt, daß eine Nachbarin anderen Bewohnern gesagt hat, daß Christines Tochter das Treppenhaus beschmiert. Christine bekommt das von einer anderen Nachbarin erzählt, möchte die „Ratschkattl" zur Rede stellen. Trifft auf dem Weg zu dieser eine andere Frau und erzählt ihr unter höchster Erregung und Tränen die ganze Sache. Die Frau rät von der Konfrontation ab.

Christine ist noch drei Tage sehr ärgerlich und grüßt die betreffende „Ratschn" nicht.

Die Szene wird nochmals durchgespielt, aber diesmal wird die Aggressionshandlung ausgeführt. Christine geht es daraufhin besser. Rollenspiel: sie ist einmal die Nachbarin, dann wieder sie selbst. Erkennt, daß Aggressionsäußerungen nicht nur einen abreagierenden Effekt besitzen, sondern die Situation viel klarer für beide Beteiligten gestalten und daß es besser sei, direkte Forderungen zu stellen, als jemanden indirekt zu verstehen zu geben, daß man mit seinem Verhalten nicht einverstanden ist (Einfühlung in die Nachbarin). Die Hemmungen, Forderungen zu stellen bzw. Aggressionen zu äußern werden ihr klar: Keine Verantwortung übernehmen wollen, für das, was an Katastrophen passieren könnte. (Therapeut weist darauf hin, daß beide die Verantwortung tragen.)

Sie erzählt dann von Erlebnissen, bei denen sie aus Wut geschrien hatte und die befürchtete Katastrophe doch nicht eingetreten sei.

Therapeut demonstriert ihr, wie man Aggressionen ausdrücken kann: sagen was man fühlt und was man möchte oder nicht möchte.

Vorschlag, *alleine* Angstsituationen aufzusuchen.

9. Sitzung

1. Stunde:

1. Kritischer Punkt in Christines Verhalten: Sie setzt sich der Angst nicht bedingungslos aus, sondern erhofft sich, daß die Angstempfindung nicht so schlimm werden wird. Sie spielt die körperlichen Begleiterscheinungen etwas runter: „Dir ist gar nicht so schwindlig".
Erneutes Einüben der Selbstinstruktionen des „konstatierenden Beobachters", Therapeut fungiert als Modell.
2. Thema der Aggressionsäußerung wird wieder aufgegriffen. Ihr ist jetzt klar, daß die Äußerung von Aggressionen klärender für eine Situation sind, und auch

ehrlicher. Ihr bisheriges Verhalten, Konflikten aus dem Weg zu gehen, wäre unfair (erinnert sich an die „Ratschn“).

Erzählt einen Alptraum, den sie nach der ersten in-vivo-Übung hatte: „Sie geht auf einer Straße. Vor ihr steht plötzlich ein kleines Männchen, ohne Beine, sein grüner Kopf sitzt direkt auf den Schultern, die Augen sind stechend. Dieses Wesen versperrt ihr den Weg. Sie kann nicht zurückweichen, da hinter ihr nur Zaun und Mauer sich befinden. Das Wesen greift an, beißt, versucht ihr an die Kehle zu gehen. Christine wird sehr wütend, packt das Wesen und schmettert es auf die Straße. Das Wesen ist tot“. (Bei der Erzählung wird sie wütend und macht die entsprechenden heftigen Armbewegungen des Niederschmetterns).

Übung:	Sich in die einzelnen Gegenstände und Wesen des Traums einzufühlen und deren Aufgaben und Funktionen zu schildern.
Straße:	„Du brauchst nur das Hindernis aus dem Weg räumen, dann kannst du gehen wohin du willst, du bist frei“.
Wesen:	„Du kommst mir nicht aus, ich habe dich in meiner Gewalt, du wirst so wie ich“.
Träumer:	Ist unsicher, ängstlich und wartet was geschieht.
Straße:	Fordert zum Beseitigen des Hindernisses auf.
Träumer:	Ist unschlüssig, wartet weiter.
Wesen:	Wird es langweilig, greift an, beißt.
Träumer:	Wehrt zögernd ab, unternimmt weiter nichts.
Wesen:	Geht an die Kehle.
Träumer:	Fühlt sich in seiner Existenz bedroht, will nicht, daß das Wesen gänzlich von ihm Besitz ergreift, startet Gegenangriff und zerschmettert das Wesen.

Christine wird erneut der Zusammenhang zwischen ihrem Verhalten im Traum (abwarten, nichts unternehmen, obwohl sie in die Enge getrieben wird) und in realen Konfliktsituationen deutlich. Ebenso der Umgang mit ihrer Angst. Therapeut sagt ihr, daß der Traum auch eine Lösung des Konflikts zeigt: Hindernisse aktiv aus dem Weg räumen, Initiative und Verantwortung ergreifen.

2. Stunde

Vorschlag: Alleine in Schwabing spazierengehen, sich der Angst auszusetzen, anschließend zurückzukommen und Bericht erstatten.

Christine kommt wieder, erzählt, daß sie sich ärgert, daß sie nicht weiter gegangen sei. Sie erzählt den Ablauf der Übung: Sie sucht nach verschiedenen Sicherheiten: Telefonzelle, Hauseingänge. Lenkt sich ab mit Schaufenster-betrachten und Brief in den Briefkasten einwerfen. Das Hören der Notarztsirene verschlechtert ihren Zustand („gleich brauchst Du auch einen Arzt“). Biegt in die Seitenstraße ein, die menschenleer erscheint. Bekommt Angst, daß niemand ihr helfen könne, wenn sie jetzt umfallen würde. Geht zurück und beruhigt sich, daß sie schon nicht hinfallen werde. Therapeut weist darauf hin, daß es Christine sehr schwer fällt, es auf alles ankommen zu lassen. Therapeut schlägt vor, am Wochenende es verstärkt alleine zu versuchen und wenn der kritische Punkt käme, nicht umzukehren, sondern noch weiter weg vom sicheren Ort zu gehen.

10. Sitzung

Selbständig durchgeführte Übungen am Wochenende:

1. Zum ersten Mal über eine Stunde im Restaurant gesessen, ohne Gefühl der Unruhe; es war im Gegenteil sehr angenehm.
2. 1 1/2 Stunden in der Kirche gewesen bei einem Konzert (ursprüngliche traumatische Situation).
3. 1/2 Stunde alleine spazierengegangen; bekam Ohrensausen und mußte umkehren, zuhause angekommen waren die Ohrenschmerzen weg. Die rückhaltlose Hingabe an die Situation gelingt noch nicht.

Christine ist sehr glücklich über ihre Erfolge. Ihr Mann müsse sie beim Selbstlob etwas bremsen.
Übung: U-Bahn-fahren zusammen mit dem Therapeuten.
Vorbereitung: Vorstellung der Angstsituation, Einübung der Entspannung, des Konstatierenden Beobachtens und der Atmung.
Verlauf: Der erste U-Zug wird nur beobachtet, in den zweiten Zug wird eingestiegen, eine Station gefahren.

Christine erzählt nach der Fahrt, daß sie früher gedacht habe, sie hätte zu schwache Nerven und deshalb könne man gegen die Angst nichts unternehmen. Ihr kamen später Zweifel, weil die Angst- und Erschöpfungszustände zu Hause nicht auftraten. Sie war dann ziemlich ratlos und verzweifelt. Ihr wird jetzt alles klar und jetzt wisse sie auch wie man mit solchen Gefühlen umgehen könne.

Frage des Therapeuten, ob sie etwas daran hindere, alleine zur Giselastraße zurückzufahren?
Antwort: „Heute noch nicht, fahren Sie bitte mit".

Gleich darauf wird ihr ihre Vermeidungsstrategie klar und sie schlägt einen Kompromiß vor: Therapeut soll mit zum Zug gehen und mit der nächsten Bahn nachkommen. Schließlich geht sie alleine.

Eindruck: Sie wirkt nicht verkrampft; ist offen, redet viel, ist sehr fröhlich und stolz. Spricht davon, was sie zuhause alles üben werde. Sie glaubt nicht, daß sie nochmals rückfällig werden würde, ihr Mann würde das sicher verhindern. Er wäre jetzt sehr unnachgiebig geworden (sie erzählt ihrem Mann so ziemlich alles, was in der Therapie geschieht).

Der Traum beschäftigt sie noch immer. Er gibt ihr das Vertrauen in sich selbst, mit der Angst einmal so radikal umzugehen, wie sie es im Traum mit dem grünen Wesen tat.

11. Sitzung

Übung: U-Bahn bis Marienplatz (3 Stationen), dann zu Fuß bis zum Stachus (12 Minuten in der belebten Münchner Einkaufszone) gehen, wo der Therapeut sie erwarten werde.

Verlauf: Bei der Vorbereitung auf die Situation treten bereits starke Angstreaktionen auf: Körperverkrampfung, Atemstocken, panikmachende Gedanken. Der Weg zum Stachus kommt in der Vorstellung unendlich weit vor. Entschließt sich schließlich zu gehen. Christine ist 1/4 Stunde später immer noch vor der Institutstür und versucht ihren Mann, der im Auto wartet, zu überreden, sie zu begleiten. Dieser bleibt jedoch unnachgiebig. Als der Therapeut dazukommt, bittet sie diesen mitzukommen. Der Therapeut verweist darauf, daß sie umkehren könne und die Übung nicht zu machen brauche. Sie will nicht zurück. Der Therapeut spricht ihr die Selbstinstruktionen vor („ich lasse es darauf ankommen, dann habe ich eben Angst, ich kann auf mich schon vertrauen, irgendetwas werde ich schon tun").

Sie bittet den Therapeuten bis zur U-Bahn-Station Giselastraße mitzugehen. Vermeidungsgedanken: „ich schaffe das nicht, es geht nicht" usw. Christine zittert sehr stark, das Gesicht ist sehr errötet, sie läuft unruhig hin und her, stößt dabei laute Seufzer aus (das erste Mal bei einer Übung); der Umgang mit den körperlichen Angstreaktionen gelingt ihr recht gut (Beine, Arme ausschütteln, Knie lockern, Atmen). Nach einigen Versuchen den Therapeuten zum Mitfahren zu bewegen, entschließt sie sich allein zu fahren, nachdem der Therapeut sie an ihren Alptraum erinnert hat („Angst springt ihr an die Kehle").

Am Stachus angekommen, ist sie sehr erleichtert und stolz auf sich. Nach dem Ausfüllen der Fragebögen (s. Abb. 9, 10) erzählt sie, daß es ihr gelungen sei, zumindest gelegentlich sich voll der Situation auszuliefern. Sie ging in der *Mitte* der Kaufingerstraße und versuchte nicht, sich irgendwo anzuhalten oder nach Hauseingängen zu suchen. Therapeut sagt ihr, daß sie eine großartige Leistung vollbracht habe und schenkt ihr einen Strauß Blumen. Er weist sie darauf hin, sich diese Situation einzuprägen und sich an sie zu erinnern, wenn sie einmal wieder vor ähnlichen Schwierigkeiten stehen sollte.

Rückweg zusammen bis Marienplatz. Sie fährt mit der U-Bahn alleine zurück.

12. **Sitzung** (Doppelstunde)

Übung 1: Umgang mit dem Mißerfolg

Christine vermutet, daß der Therapeut sehr enttäuscht und ärgerlich gewesen wäre, wenn sie gestern die Übung nicht geschafft hätte. Diese Vermutung wird im Rollenspiel korrigiert. Rollentausch: Therapeut spielt Christine, die von einer mißglückten Übung zurückkehrt. Christine als Therapeut ist sehr enttäuscht und beleidigt. Der Therapeut in der Rolle von Christine macht den Therapeuten für das Versagen verantwortlich, gibt schlechte Prognose. Christine (Therapeut) ist verzweifelt. Erneuter Rollentausch: Christine berichtet dem Therapeuten über einen Mißerfolg und schildert wie es ihr dabei geht, und was sie zukünftig tun werde.

Christine will die in-vivo-Übung am nächsten Tag wiederholen. Therapeut lobt ihren Entschluß.

Therapeut weist Christine darauf hin, daß sie sich für ihre Mißerfolge rechtfertigt, nach Gründen sucht, um ihr Versagen zu erklären. Außerdem würde sie ihre ganze Person negativ bewerten nach einem solchen Mißerfolg.

Christine habe das Recht etwas nicht zu können, ihr eigenes Lerntempo und Übungstempo zu bestimmen und auch wenn ihr etwas nicht gelänge, wäre sie als Mensch in Ordnung.

Das Rollenspiel wird in diesem Sinne wiederholt: Christine sagt dem Therapeuten, daß sie diese Übung nicht geschafft habe, sie aber als Mensch trotzdem in Ordnung sei. (Es macht Christine sehr viel Schwierigkeiten diesen Satz auszusprechen. Zuerst versucht sie den Sachverhalt zu umschreiben. Therapeut weist auf ihre Hemmung hin, Christine versucht es erneut. Der Therapeut bittet sie, das Gesagte einwirken zu lassen.)

Übung 2:

Etwas im Raum zu machen, das nicht gelingt (Christine wählt den Kopfstand), diesen Mißerfolg zuzugeben ohne sich zu rechtfertigen, oder sich negativ zu bewerten: „Obwohl ich das nicht kann, bin ich in Ordnung". Die Verbalisierung fällt Christine schwer. Der Therapeut weist sie darauf hin, daß dies keine Sache von zwei oder drei Wochen sei. Der erste Schritt, zu lernen, sich auch in seinen Mißerfolgen zu akzeptieren, wäre jedoch die Wahrnehmung der Hemmung bei solchen Gelegenheiten.

Übung 3:

Christine schreibt einen fiktiven Brief an ihre Mutter, in dem sie von ihren Erfolgen und Mißerfolgen berichtet, die auch zukünftig wieder auftreten können. Am Schluß steht der Satz, daß sie trotz allem, was sie noch nicht könne, sich als Mensch in Ordnung fühle.

Auf die Hemmung, sich auch in ihren Mißerfolgen zu akzeptieren wird sie erneut hingewiesen.

Übung 4:

Mutter schreibt Christine einen Brief, in dem steht, daß sie Christine so liebt, wie sie eben ist.

Therapeut weist darauf hin, daß es ein logischer Irrtum sei anzunehmen, man wäre nicht wertvoll, wenn man etwas nicht könne. Es ist ein Irrtum zu glauben, man müsse alles bewerten, abwiegen.

Übung 5:

Vater erzählen, was sie hier in München gemacht hat, wo sie noch Schwierigkeiten habe, aber daß sie sich dabei selbst akzeptiere und sich in Ordnung fühle.

Hausaufgabe:

Sich selbst zweimal in der Woche einen Brief schreiben, der die augenblicklichen Erfolge und Mißerfolge beinhaltet und die Selbstakzeptierung (Briefe sollen von Idealmutter und Traumvater kommen). Die Briefe sollen wirklich abgeschickt werden und nach Zustellung gelesen werden. Sinn: sich jede Woche einige Male mit diesem Problem auseinanderzusetzen.

13. Sitzung

1. Bericht über Vortag

Christine war den ganzen Tag unterwegs. U-Bahn gefahren, zwei Stunden auf dem Viktualienmarkt.

Mittagessen im Kaisergarten, abends spazieren am Starnberger See. Sie hat das Programm selbst geplant. Der Tag hat ihr sehr viel Freude gemacht. Heute hat sie Muskelkater in den Beinen.

2. Die Frage, ob es irgend etwas gäbe, das mit ihrer Angst zusammenhängen würde, das sie nicht verlieren und zurück in ihre Heimatstadt nehmen möchte, wird verneint.

Übung: Sätze bilden, die anfangen mit: Früher, als ich noch starke Angst hatte, hatte ich den Vorteil . . .

Antworten:
- daß ich für gewisse Dinge keine Verantwortung übernehmen mußte;
- einen allgemein akzeptierten Grund zu haben, etwas nicht zu tun, was ich nicht mochte, ohne mich irgendwelchen Diskussionen auszusetzen.

Übung: Sätze bilden, die beginnen mit: Heute habe ich den Nachteil . . .

Antworten:
- keine Ausrede mehr zu haben;
- daß ich Farbe bekennen muß;
- es jemanden zu beweisen, daß ich kann.

3. Frage, was sie an die Stelle der Angst setzen könnte, um etwas nicht zu tun, was sie nicht tun möchte, aber was andere von ihr verlangen?

Beispiel: Ehemann möchte Bekannte besuchen, zu denen Christine nicht gerne möchte, keine Lust habe sie zu besuchen. Ehemann würde darauf reagieren, daß sie nur Angst habe und sie sich überwinden müsse, wie das geht wisse sie ja. Er bleibe unnachgiebig.

Christine befürchtet, daß sie dann nachgibt, um zu beweisen, daß sie es könne. Auf welche andere Weise könne sie dem „Druck", der auf sie ausgeübt werden wird, noch begegnen?

Rollenspiel zum obigen Beispiel: Christine beharrt darauf, daß sie keine Lust habe, geht auf die Gegenargumente und Beleidigungen des Gesprächspartners nicht ein.

Therapeut sagt ihr, daß sie sicher unterscheiden könne, ob etwas Angst ist oder Unlust. Solle sie sich wirklich einmal nicht im Klaren sein, könne sie sich eine andere Aufgabe aussuchen, die etwa gleich schwierig ist.

Der Zusammenhang zwischen Aggression und Angst- bzw. Vermeidungsverhalten wird noch einmal klar gemacht.

4. Auf Bewertungs- und Abwertungsgedanken wird noch aufmerksam gemacht.

14. Sitzung

1. Stunde: In-vivo-Übung: U-Bahn fahren zum Marienplatz und spazierengehen; anschließend Ausfüllen der Fragebögen.

2. Stunde:

Wiederholung der wichtigsten Erkenntnisse aus der Therapie:
1. Umgang mit der Angst in der konkreten Angstsituation
2. Umgang mit dem Mißerfolg
3. Selbstakzeptierung auch bei Mißerfolgen
4. Bestimmung des Tempos bei den Übungen
5. Wenn „neuralgischer Punkt" auftritt („ich schaffe das nicht mehr"), Erinnerung an „Durchbruchsszene"

6. Wahrnehmung von Vermeidungsstrategien und Unterscheidung zu Unlust, etc.
7. Wahrnehmung der eigenen Hemmungen (Äußerung von Wünschen, Durchsetzung)
8. Beziehung der Angst zu den Hemmungen
9. Hinweis, wie die Lücke, die die Angst hinterläßt, geschlossen werden kann (s. Sitzung 13).

Hausaufgabe: Zweimal im Monat etwas Neues in Angriff nehmen, und den Ehemann dabei führen.

Gespräch mit Ehemann: Therapeut sagt ihm, er solle Christine ihr eigenes Übungstempo bestimmen lassen, und keinen Druck ausüben. Er versucht mit dem Therapeuten ein wissenschaftliches Gespräch zu führen, um Christines Problemverhalten genau verstehen zu können. Therapeut sagt ihm, daß Christines Erlebnisse in der Therapie kaum in irgendwelche wissenschaftliche Kategorien gepreßt werden, oder in verständlicher Weise erzählt werden können.

Christine betont, wie wichtig für sie der „Durchbruchstag" gewesen sei. Christine schenkt dem Therapeuten ein Männchen aus Kork, den sie grün angemalt hat, keine Füße besitzt und keinen Mund. Weist auf ihren Traum hin. Sie hätte niemals geglaubt, daß sie dieses Männchen so zu Boden schmettern könnte.

3. Katamnese

Drei Wochen nach Therapieende erhalten wir eine Ansichtskarte mit folgendem Text:

Lieber Herr Höfling,
wir sind für zwei Wochen in die Berge gefahren, haben fast nur Sonnenschein und werden ab und zu von Blitz und Donner erschreckt. – Mir selbst geht es gut wie seit Jahren nicht, ich mache täglich eine längere Radtour und übe auch Spaziergänge, ich spüre, daß es jeden Tag besser geht. Morgens stehe ich auf und freue mich, daß ich endlich tun kann, was ich gern möchte (wenn auch noch mit Angst, deren Umfang schon beträchtlich geschrumpft ist). Für diese neue Lebensfreude danke ich Ihnen und Herrn Butollo und wünsche Ihnen für Ihre neuen Versuche große Erfolge!
Ihre Christine L.

Knapp zwei Jahre nach Therapieende bitten wir Christine L., eine Woche lang ein standardisiertes Tagebuch zu führen (*Butollo,* 1978) und die Fragen im ‚Kurzinterview Angst' (*Höfling, Butollo,* 1978) schriftlich zu beantworten.

Die Tagebuchangaben decken sich mit den Antworten im ‚Kurzinterview Angst' (Abb. 12). Christine L. berichtet über gelegentliches Auftreten leichter Angstempfindungen, die sie aber weder beruflich noch privat behindern. Sie beschäftigt sich gedanklich höchstens 10 Minuten pro Tag mit ihrer Angst. Samstags und Sonntags treten überhaupt keine Angstreaktionen auf.

Einen Monat später erhalten wir folgenden Brief:

Lieber Herr Butollo,
in den knapp zwei Jahren nach der Therapie bei ihnen und Herrn Höfling habe ich oft an München gedacht und mir ausgemalt, was aus mir geworden wäre, wenn ich Sie nicht aufgesucht hätte. Die Therapie war für mich erfolgreich.

Was ich mir vor zwei Jahren nie hätte vorstellen können – eine Fahrt quer durch Israel mit einer kleinen Gruppe – war für mich ein großes Erlebnis. Während meines Aufenthaltes

1. Angstproblem		Bitte entsprechende Ziffer eintragen!
a) Intensität	1 ② 3 4 5 6 7 gar nicht … sehr stark	2 36
b) Häufigkeit	00=keine Angabe 01=nicht aufgetreten 02=selten 03=1mal pro Monat 04=2mal pro Monat 05=3mal pro Monat 06=1mal pro Woche 07=2mal pro Woche 08=3mal pro Woche 09=4mal pro Woche ⑩=5mal pro Woche 11=6mal pro Woche 12=täglich 13=mehrmals täglich	1 0 37 38
c) letztes Auftreten	der Angst vor 1 Tag~~en~~	0 1 39 40
2. Intensität körperlicher Begleiterscheinungen		
a) Herz	1 2 ③ 4 5 6 7 gar nicht … sehr stark	3 41
b) Kreislauf	1 ② 3 4 5 6 7 gar nicht … sehr stark	2 42
c) Atmung	1 ② 3 4 5 6 7 gar nicht … sehr stark	2 43
3. Vermeidung		
	1 ② 3 4 5 6 7 keine Vermeidung … völlige Vermeidung	2 44
4. Behinderung durch Angst		
a) im Beruf	1 2 ③ 4 5 6 7 keine Behinderung … völlige Behinderung	3 45
b) in Freizeit und sozialen Beziehungen	1 ② 3 4 5 6 7 keine Behinderung … völlige Behinderung	2 46
5. Veränderung der Angst zum Ausgangsstatus (=100)		
	ⓞⓞⓞ … 100 … 200 Verbesserung … Verschlechterung	0 0 0 47 48 48
6. Neu aufgetretene Probleme		
	⓪=keine Angabe 1=ja, nämlich ______ 2=nein	0 50 51-80=leer

Abb. 12 Kurzinterview „Angst A"

in Israel war ich frei von Angst, eine eintägige Fahrt durch die Wüste empfand ich als schönstes Erlebnis, die Weite und Ruhe dieser Landschaft hätte ich wochenlang genießen können.

Nun noch eine Schilderung meines Befindens: Nach der Behandlung bei Ihnen habe ich versucht, mit der Angst zu leben. Es ging von Woche zu Woche besser, ab und an gab es einen Rückfall, ich geriet in Panik auf offener Straße, bei Freunden, selten zu Hause. Mein Rezept war dann, mich zu entspannen und mich mit der Angst auseinanderzusetzen. Über jeden wenn auch noch so kleinen Erfolg war ich sehr froh. – Nach knapp einem Jahr fühlte ich mich so gesund, daß ich wieder halbtags berufstätig sein konnte. Die Angst ist immer noch da, sie tritt manches Mal so plötzlich auf, daß ich dann sehr erschrocken und ratlos

bin. Doch ich habe gelernt, die Angst aufzufangen, ihr nicht auszuweichen, sie zu akzeptieren. Ihnen und Herrn Höfling danke ich für alle Hilfen. Oft muß ich an meine erste U-Bahnfahrt in München denken. Nach einer zweistündigen zähen Debatte mit Herrn Höfling tat ich den Sprung ins Wasser, ich fuhr allein an einen mir nicht bekannten Ort, und es ging alles gut. In Angstsituationen denke ich zurück an diesen Tag, der mein Leben wieder lebenswert gemacht hat, und es hilft mir wieder weiter.
Für heute grüßt Sie ganz herzlich Ihre Christine L.

Der folgende Fall demonstriert, daß die Reihenfolge der ELT-Arbeitsstadien nicht invariant festliegt, auch wenn sich im allgemeinen der symptomorientierte Therapiebeginn (ELT-Stadium 1) bei Phobien und chronischen Ängsten bewährt hat. Die Abbildungen 13 und 14 zeigen den Effekt der flexiblen experientialistischen Arbeitsweise auf den therapeutischen Verlauf.

Fall 2:

Patient: Rudolf K., Mathematiker, 36 Jahre, geschieden, 1 Kind

1. Problemdefinition:

Reisephobie mit dem kognitiven Angstinhalt, es nicht mehr „zu schaffen", zurückzukommen. Da diese Kognition bereits vor Reiseantritt auftaucht, wird seit 2 Jahren das Reisen vermieden. Reisen heißt, sich mehr als 100 km vom Wohnort zu entfernen und mindestens einen Tag zu übernachten. Die Reiseangst hindert Rudolf, beruflich voranzukommen, da an seiner Arbeitsstelle beruflicher Aufstieg mit Reisen verbunden sei.

Während der letzten längeren Autofahrt vor 2 Jahren, verspürte Rudolf zunehmend starke Beklemmungen und Engegefühle in der Brust, Atemnot und Verkrampfungen der Oberschenkel. Diese Symptome zwangen ihn zur Umkehr.

Er würde aber andererseits gerne verreisen, die Welt erkunden, um so ein wenig Freude in seinen traurigen und angespannten Alltag zu bringen. Rudolf hat es noch nicht überwunden, daß seine Frau ihn plötzlich verließ und die Scheidung einreichte.

Stabilität des Problems und Problemgeschichte

Vermeidung jeglicher Reise seit 2 Jahren. Rudolf erinnert sich, daß die Urlaubsreisen zusammen mit seinen Eltern immer mit Unannehmlichkeiten verbunden waren. Der Vater delegierte alle unangenehmen Dinge der Reisevorbereitung und -durchführung an seine beiden Söhne. Fehler tadelte er streng, auch mit körperlicher Züchtigung, wie überhaupt Rudolfs Vater sehr repressiv war. Er habe nie zu Eigeninitiative und Verantwortung erzogen.

In Anforderungs- und Leistungssituationen wünscht sich Rudolf oft jemanden, der ihm sagt, was er tun solle. Er braucht ein Erfolgserlebnis das ihn aufbaut. Er würde gerne wieder Motorrad fahren (mit 20 Jahren das letzte Mal).

Ängste vor anderen Menschen, besonders vor Autoritäten traten während der gesamten Kindheitsentwicklung und in der Studiumszeit auf. Als Kind war er oft krank, stotterte und litt unter verschiedenen Verhaltensstörungen.

Im Anamnesefragebogen von *A. Lazarus* gibt der Patient an, zwei Autounfälle und einen Fahrradunfall erlebt zu haben. Er charakterisiert sich als ängstlich, konflikt- und schuldbeladen, aggressiv, voller schrecklicher Gedanken und er glaubt, daß er „nichts richtig" machen könne.

Baseline und Therapieverlaufsmessungen

Ein Verhaltenstest ist nicht möglich, weil der Patient eine solche Stichprobe für sehr künstlich hält. Außerdem würde seiner Meinung nach die Begleitung des Therapeuten beruhigend wirken, weil dieser als Fachmann sicher weiß, wie er einen Angstanfall unterbinden könnte. Der Vorschlag, zu Testzwecken alleine zu fahren, wird abgelehnt.

Der Therapieverlauf wird anhand eines Fragebogens zum Therapieprozeß (TP-Fragebogen, *Höfling,* 1979) festgehalten (s. Abb. 13, 14). Der Patient füllt nach jeder Sitzung diesen Bogen aus und schätzt auf einer zweiten Skala seine momentane Befindlichkeit ein. Dem Therapeuten stehen entsprechende Fragebogen zur Beantwortung zur Verfügung.

2. Therapieverlauf

Die ersten drei Sitzungen dienen der Problemspezifikation und der Anamneseerhebung. Eine 2stündige Therapiesitzung pro Woche wird vereinbart.

4. und 5. Sitzung

Der Therapeut versucht dem Patienten das kognitive Angstmodell zu vermitteln und eine Umattribuierung auf die Selbstverursachung des Problems einzuleiten (ELT-Stadium 1). Rollenspiele (der „reiseängstliche" Rudolf führt einen Dialog mit dem „lebensbejahenden" Rudolf) sollen den inneren Konflikt und die Selbstverbalisationen anschaulich zum Vorschein bringen. Diese Rollenspiele fallen Rudolf sehr schwer. Er sieht nicht ein, daß er selbst seine Angst produziert. Die psychischen Prozesse hält er größtenteils für unbewußt. Einen inneren Dialog hat er bei sich noch nie wahrgenommen. Es fällt ihm jedoch auf, daß er ein schlechtes Auflösevermögen bezüglich seiner Gefühle besitzt (Fragen des Therapeuten während des Rollenspiels, wie er sich fühle etc., werden mit „gut" beantwortet. Er kann seine Gefühlslage nicht weiter spezifizieren).

6. Sitzung

Rudolf erzählt folgenden Traum (er erhielt zum Therapieanfang ein Tagebuch, in denen er seine Angstereignisse und Träume aufschreiben sollte):

Er steht als Flic gekleidet am Bahnhof und trägt einen Knüppel. Plötzlich befindet er sich auf der Straße und weiß, daß er etwas Furchtbares angestellt hat. Er fängt an zu laufen. Auf einmal hat er ein Gewehr in der Hand und möchte sich erschießen. Er steckt den Gewehrlauf in den Mund und drückt ab, es löst sich jedoch kein Schuß. Das Gewehr wird gegen die Stirn gehalten. Diesmal löst sich der Schuß; Blut quillt aus der Stirn, er fällt zu Boden. An dieser Stelle wacht Rudolf erregt auf.

Der Traum wird in gestalttherapeutischer Form inszeniert: Alles was der Träumer träumte, soll er im Rollenspiel selbst verkörpern (vgl. *Perls,* 1976; *Franz,* 1980).

Verlauf: Die Gedanken „Benütztwerden" und „Verlassenwerden" treten in den einzelnen Traumelementen immer wieder auf. Der Patient erlebt den geträumten Selbstmord als symbolischen Hinweis, daß die Stirn, der Verstand ermordet werden soll, damit die Gefühle (die irgendetwas Katastrophales „angestellt" haben, von denen der Verstand nichts weiß) zu ihrem Recht kommen (ELT-Stadium 2).

7. Sitzung

Rudolf berichtet, daß seine Freundin, eine Nervenärztin, ihn unter Druck setze. Er solle stärker an seinen Problemen arbeiten. Insbesondere wäre es für ihn wichtig, wenn er beruflich vorwärts kommen würde. Sie findet auch sonst eine Vielzahl verschiedener psychischer „Defekte" an ihm.

Im Laufe der Sitzung wird Rudolf seine ambivalente Haltung gegenüber seiner Freundin deutlich. Er möchte seine Wohnung, die ihm als Zufluchtsort dient, nicht aufgeben und bei seiner Freundin einziehen. Diese wirft ihm vor, daß er sich nicht zu ihr bekenne. Sie wolle ihn ganz oder gar nicht.

Therapeut und Patient üben im Rollenspiel, Rudolfs Ambivalenz gegenüber der Freundin zu bekennen (ELT-Stadium 4).

8. Sitzung

Rudolf kann sich nicht entscheiden, ob er bei seiner Freundin bleiben möchte oder nicht. Er denkt über alle möglichen Konsequenzen seines Handelns nach, und wägt rational alles genau ab. Nachdem der Therapeut wiederholt nach Rudolfs aktuellen Gefühlen und Bedürfnissen gefragt und Rudolf weiterhin sein Wenn und Aber dargelegt hatte, gibt der Therapeut zu verstehen, daß ihn diese Form der Problemerörterung langweile. Darauf fühlt sich Rudolf (nach Anfrage) sehr „leer".

Der Therapeut schlägt die Focusing-Technik (*Gendlin,* 1978) vor. Rudolf empfindet folgende Sequenz: Leere – Angst vor Verlassensein – Wüste ohne Wasser – Qual – Erleichterung – Leere – Druck – Unfrei sein (ein Kuli mit Karren).

Der Therapeut empfiehlt die Entscheidung mit Hilfe des Focusing herbeizuführen und diese Technik zu Hause immer dann anzuwenden, wenn er ins Grübeln komme (ELT-Stadium 2/4).

9. Sitzung

Seit der letzten Therapiestunde hat sich viel ereignet. Rudolf hat seiner Freundin von seiner Ambivalenz ihr gegenüber erzählt, und daß er bei ihr bleiben, aber seine eigene Wohnung als Freiraum behalten möchte. Außerdem habe er entgegen ihrer Erwartung nicht die Absicht, in absehbarer Zeit Berufskarriere zu machen, oder seinen Arbeitsplatz zu wechseln. Seine Freundin habe das akzeptiert.

Das wesentlichste Ergebnis des vergangenen Wochenendes sei gewesen, daß er gelernt habe, selbst etwas zu ändern, und nicht zu warten, bis andere etwas ändern (wie das in der Ehebeziehung der Fall war) (ELT-Stadium 2). Er möchte sich nun wieder seiner Reiseangst zuwenden und fragt den Therapeuten um Rat.

Der Therapeut gibt erneut eine kognitive Theorie der Angst- und Angstbewältigung (ELT-Stadium 1).

10. Sitzung

Der Therapeut äußert eine Vermutung, die ihn schon seit Therapiebeginn beschäftigt: Könnte es nicht sein, daß auch Rudolfs Vater reiseängstlich gewesen sei, und er diese Angst dadurch bewältigte, daß er seinen beiden Söhnen die unangenehmen Aufgaben übertragen habe? Rudolf fällt plötzlich auf, daß auf Reisen meist etwas geschehen sei (Autodefekt, Unfall), und die Reise nicht fortgesetzt werden konnte. Der Vater kündigte auch oft einen Motorradausflug mit Rudolf an, das Motorrad ging jedoch beinahe regelmäßig vor dem Ausflug kaputt. Der Vater ließ es aber vorher nicht reparieren. Rudolf habe bis zu seinem 14. Lebensjahr im Urlaub viel unternehmen wollen, und sich deshalb über die Sehenswürdigkeiten des Urlaubsgebietes genauestens informiert. Die Eltern verließen aber nie ihren Urlaubsort, sondern wollten sich ausruhen. Rudolf erinnert sich auch, daß er als Kind immer Angst hatte, es könnte wieder eine Autopanne während der Anreise geben, und sie müßten tagelang in der Werkstatt sitzen und auf die Fertigstellung der Autoreparatur warten (der Vater überwachte die Reparatur).

Rudolf wäre mit 14 Jahren sehr abenteuerlustig gewesen, wollte zur See fahren und ferne Länder besuchen. Der Vater setzte ihn unter Druck und zwang ihn zum Studium (ELT-Stadium 3).

11. Sitzung

Vorbereitung auf eine Kurzurlaubsreise:
Einübung in das konstatierende Beobachten, Übung des vollständigen Ausatmens, progressive Muskelentspannung, besonders der kritischen Muskelpartien (Oberschenkel, Brust, Hals) und Vorbereitung auf den Reiseablauf in der Vorstellung kombiniert mit Entspannung.

Hausaufgabe: Diese Übung jeden Tag wiederholen (ELT-Stadium 1).

12. Sitzung und folgende

Die Angstbewältigung macht große Fortschritte. Rudolf führt auch zunehmend mehr Freizeitaktivitäten aus (Konzert, Theater, Kino, Skifahren). Er trennt sich von seiner Freundin, die ihn doch weiterhin unter Druck setzt (sich zu ändern, Karriere).

Die Idee, daß sein Vater ebenfalls unter Reiseangst gelitten haben könnte, fasziniert ihn, und er findet immer wieder Bestätigungen in seiner Erinnerung. Seine Mutter wäre z.B. immer sehr unternehmungs- und reiselustig gewesen, sein Vater habe aber seine dynamische Frau mit stark einengenden Pflichten (z.B. Pflege der Schwiegermutter, obwohl diese nicht so hilfsbedürftig war) belegt. Der „abenteuerlustige" Rudolf ist wohl für seinen Vater gleichfalls eine Herausforderung gewesen, so daß dieser Rudolf mit aller Autorität in die Pflicht genommen habe (ELT-Stadium 3).

Drei Probleme treten im Laufe der 24 Sitzungen umfassenden Therapie noch auf:

Problem 1:

Wenn sich Rudolf besonders „abenteuerlustig“ fühlt (er läßt jetzt dieses überschwengliche Gefühl zu), vergißt er seine Angst und genießt die Landschaft während einer Auto- oder Bahnreise. Er hat auch wieder begonnen, Motorrad zu fahren. Schwierigkeiten bereitet ihm noch die Reisevorbereitung. Er lenkt sich Tage vor dem geplanten Reiseantritt gedanklich ab, fühlt sich aber körperlich zunehmend unwohler und aggressiver. Am Abend vor der Abreise „bricht dann die Angst hervor“. Zur zeitlichen Verschiebung von einer geplanten Venedigreise kommt es Stunden vor Reiseantritt. Diese Reise wollte er mit seiner neuen Freundin machen.

Die therapeutische Symptomarbeit der nächsten Wochen besteht in der strukturierten Vorbereitung auf die Angstsituation in der Vorstellung, Unterbindung von kognitiven Vermeidungsstrategien (Ablenkung), dagegen bewußte Hinwendung zur Angst, Registrierung der panikmachenden Gedanken (konstatierendes Beobachten) und Entspannung. Der Patient führt diese Angstvorstellungsübungen kombiniert mit dem konstatierenden Beobachten und der Entspannung als Hausaufgabe täglich 30 Minuten durch.

Problem 2:

Der wesentliche Inhalt der Reiseangst ist nun nicht mehr die Angst, nicht mehr zurückzukommen, sondern daß er es nicht „schaffen“ könnte, alle seine Reisewünsche umzusetzen. Er möchte dem Therapeuten Erfolge vorweisen können, damit dieser nicht enttäuscht ist und ihn für unfähig hält. Er setzt sich selbst unter Druck und bestraft sich mit seinem Ärger, wenn er seine Angst nicht in den Griff bekommt („ich bin doch blöd“). Im Falle der geplanten Venedigreise stellt er nachträglich fest, daß die von ihm antizipierte Enttäuschung seiner Freundin (sie wußte von seiner Angst), ihn sehr unter Druck gesetzt habe. Eigentlich kam es nicht aus Angst zu dieser Reiseverschiebung (er fuhr einige Wochen später), sondern aus Verweigerung gegenüber dem erwarteten Leistungsdruck.

Problem 3:

Rudolf sucht immer wieder nach „Defekten“ in seiner Persönlichkeits- und Handlungsstruktur.

Die beiden zuletzt genannten fundamentalen Problembereiche werden in den Zusammenhang mit Rudolfs Lerngeschichte gestellt (ELT-Stadium 3), in der aktuellen Patient-Therapeut-Beziehung wieder identifiziert, und letztlich auch in dieser Beziehung gemeinsam modifiziert (ELT-Stadium 2/4). Rudolf wird beauftragt seine Beziehung zu seinen Eltern, insbesondere zu seinem Vater, in ähnlicher Weise zu korrigieren (ELT-Stadium 5).

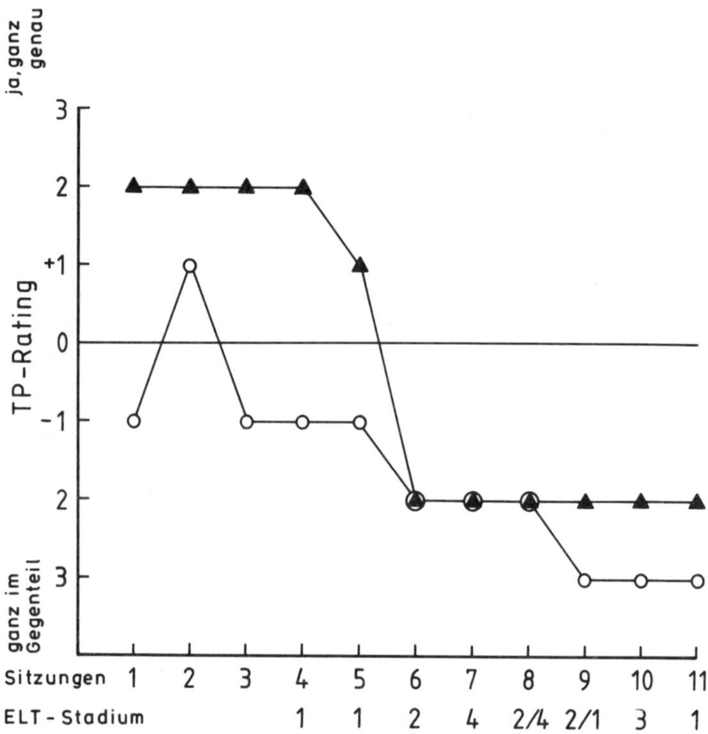

TP-Frage 2: Heute habe ich nicht gewagt alles vorzubringen, was mich innerlich bewegte ▲——▲

TP-Frage 13: Ich kann eigentlich nicht so recht glauben, daß das, was wir heute in der Sitzung machten, hilfreich ist für die Bewältigung meiner Probleme ○——○

Abb. 13a Therapieverlauf R.K

3. Katamnese

Ein Jahr nach Therapieende bittet Rudolf nochmals um eine Sitzung: Seine Verlobte wünscht sich nach der unmittelbar bevorstehenden Heirat ein Kind. Er gerät mit seiner zukünftigen Frau in Streit, obwohl er selbst ein Kind haben möchte. Mit Hilfe des Therapeuten wird ihm schnell klar, daß er nur die Einengung seiner wiederentdeckten „Abenteuerlust" befürchtet. Er möchte noch 2–3 Jahre lang die Welt kennenlernen, dann lasse er sich auch wieder „in die Pflicht" mit einem Kind nehmen (ELT-Stadium 2/4/5).

Seit Therapieende hatte Rudolf sechs Reisen mit längerem Aufenthalt am Urlaubsort unternommen: Nach Südtirol, Venedig, Wien, in den Schwarzwald und an die Adria. Als Angstintensität während dieser Urlaubsreisen gibt er Werte zwischen 3–4 auf einer Angstintensitätsskala von 0–10 an. Im Veränderungsfragebogen des Erlebens und Verhaltens (VEV) von *Zielke* und *Mehnert* (1978) kommt Rudolf auf einen Gesamtwert von 227. Dieser Wert demonstriert eine

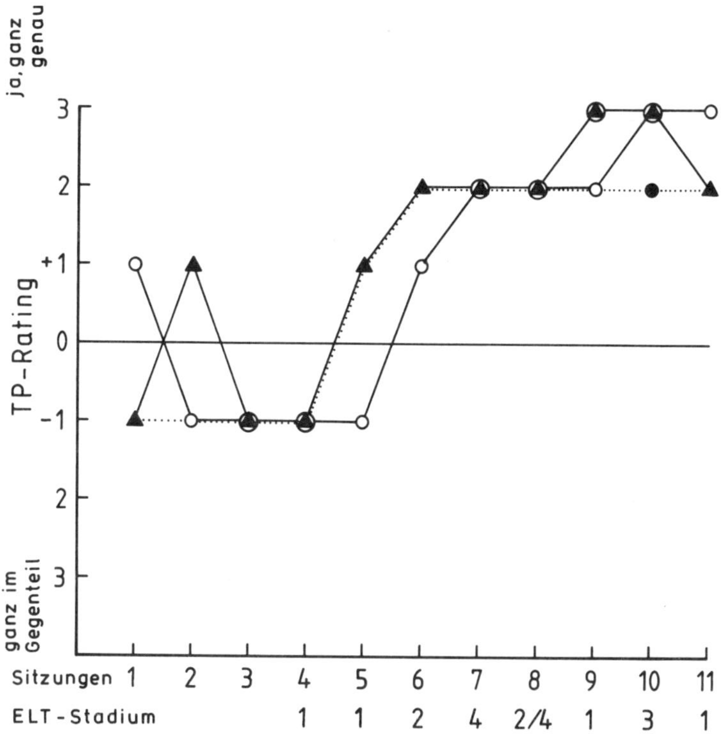

TP-Frage 9: Ich fühlte mich heute von dem Therapeuten verstanden o——o

TP-Frage 10: Es fiel mir leicht zu verstehen, was der Therapeut sagte ▲——▲

TP-Frage 11: Ich glaube, daß ich bis Therapieende die schwierigsten Problemsituationen bewältigen werde ·········

Abb. 13b Therapieverlauf R.K.

hochsignifikante positive Veränderung im Vergleich zum Zeitraum vor Therapiebeginn. Als besonders wichtige, durch die Therapie herbeigeführten positiven Veränderungen notiert Rudolf im VEV:

Ich sehe Schwierigkeiten gelassener entgegen (+ 2); Ich weiß jetzt eher was ich tun will und tun kann (+ 2); Alle Dinge haben jetzt Bedeutung und Leben für mich (+ 3); Im Umgang mit anderen Menschen bin ich ruhiger geworden (+ 2); Ich bin entspannter (+ 3); Ich glaube, daß ich jetzt eher weiß, was für mich wichtig ist (+ 3); Ich kann mich jetzt mit meinen Problemen besser abfinden (+ 3); Ich liege nicht mehr im Kriegszustand mit mir selbst (+ 2). Die Skala des VEV erstreckt sich von + 3 bis – 3 mit einer 0-Kategorie, die keine therapeutische Veränderung signalisiert. In einem Schreiben an den Therapeuten heißt es: Die Therapie hat mir sehr viel gebracht. Für mich ist es sehr schön, wieder reisen zu können, die Osterreise nach Wien war besonders erlebnisreich, ich war echt in Aktion und es freute mich sehr, Neues zu erleben und mich dabei so gut zu fühlen. Ich danke Ihnen, lieber Herr Dr. Höfling, für alles und hoffe, daß der gute persönliche Kontakt bestehen bleiben kann. Mit freundlichen Grüßen Ihr R.K.

3.3.3 Bewertung der Einzelfälle

Wie folgendes Schema (vgl. *Kazdin,* 1981) zeigt, gelang in unseren zwei Fällen zum größten Teil die Kontrolle derjenigen Variablen, die die interne Validität der Therapieeffektivität beeinträchtigen hätten können.

Messung	Fallbeispiele 1	2
Charakteristik des Falles:		
Objektive Daten	+	+
Kontinuierliche Messungen	+	+
Stabilität	+	–
Unmittelbare und herausragende Effekte	+	+
Gefahren für die interne Validität		
Problemgeschichte	+	+
Reifung	+	–
Meßeffekte	+	+
Statistische Regression	+	+

\+ = erhoben bzw. kontrolliert
– = bleibt ein Problem

Alle bisherigen Einzelfalltherapien (weitere sechs in dieser Weise dokumentierte Behandlungen liegen vor) beschränken sich auf eine relativ homogene Störungsgruppe von situativen Ängsten, die eine starke soziale Problemkomponente besitzen. Eine *kontrollierte* Anwendung der Therapie Erfahrensorientiertes Lernen auf andere Störungsgruppen, wie z.B. Depressionen und Zwangsneurosen stehen noch aus.

Was die Wirkmechanismen der ELT anbelangt, so gibt es Übereinstimmung mit erfahrenen Therapeuten anderer Therapierichtungen (*Goldfried,* 1980): Die Provokation von Erlebnissen und Aktionen in der Therapie, das Ausrichten der Aufmerksamkeit auf diesen Erlebnisprozeß (Awareness) im Rahmen einer vertrauensvollen und intensiven Patient-Therapeut-Beziehung. Diese als entscheidend postulierten Wirkprinzipien haben bislang aber nur hypothetischen Charakter.

Weitere Replikationen von Einzelfallstudien sind notwendig, um die Nützlichkeit der fünf ELT-Arbeitsstadien in ihrem Zusammenhang anschaulich unter Beweis zu stellen. Eine mögliche methodische Vorgehensweise wäre, zwei relativ homogene Problemfälle simultan zu behandeln, in einem Fall z.B. die biographische Arbeit dann durchzuführen, wenn der Patient das Material dazu anbietet, im zweiten Fall dieses Angebot jedoch nicht wahrzunehmen und z.B. bei der Symptomarbeit zu verharren. Entsprechend könnte abwechselnd mit allen anderen ELT-Stadien verfahren werden. Die Nützlichkeit der einzelnen ELT-Stufen in bezug auf den Therapieerfolg könnte dann durch den Vergleich kontinuierlich erhobener Ratings der Befindlichkeit und des Therapieprozesses (TP-Fragebogen) nachgewiesen werden. Diese Methodik fordert vom ELT-Therapeuten eine starke Selbstkontrolle und die Rückstellung ethischer Bedenken.

Eine andere Möglichkeit wäre, die Wertigkeit des einzelnen ELT-Arbeitsstadiums am Therapieerfolg mit Hilfe einer Therapie-Gruppenvergleichsstudie bestimmen zu lassen (vgl. *Wilson,* 1982).

3.3.4 Gruppenvergleichsstudie

Eine Gruppenvergleichsstudie, die wir im Rahmen eines größeren Forschungsprojektes vor längerer Zeit durchführten, kann zumindest eine vorläufige Antwort auf die Frage nach der Nützlichkeit der ELT-Vorgehensweise geben.

Versuchsplan

1. Auswahl der Klienten

85 Klienten mit phobischen Ängsten nahmen an einer psychodiagnostischen Untersuchung teil (Auswahlkriterien und Prozedur: s. Kapitel: Psychopharmakologische Angsttherapie). Die diagnostische Untersuchung war mit einem Beratungs- bzw. Therapieangebot verbunden. 40 Klienten wählten nach Abschluß dieser Untersuchung die Gruppenpsychotherapie, 25 Klienten (meist mit Tier- oder Sozialängsten) das Beratungsgespräch, 10 Klienten nahmen keine der beiden Möglichkeiten in Anspruch (kein Interesse mehr, in eine andere Stadt umgezogen). 10 Patienten erhielten, ihrer akuten Problematik wegen, eine Einzelbehandlung.

Die 40 Patienten mit Sozial-, Situations- und Tierängsten wurden per Zufall therapeutischen Interventionsrichtungen zugeordnet. Die Gruppentherapie bestand aus 10 eineinhalb-stündigen Sitzungen, die einmal pro Woche stattfanden.

2. Beschreibung der einzelnen Therapiegruppen

Die therapeutische Arbeit der an der Studie teilnehmenden Therapeuten war durch kein vorher formuliertes Therapieprogramm eingeengt. Die Therapeuten sollten ihre gewohnte Arbeit ausführen (s. Tabelle S. 126).

3. Dokumentationsmittel

Nach jeder therapeutischen Sitzung füllten die Klienten das STATE-TRAIT-Inventary = STAI-GX 1 (*Spielberger, Gorsuch, Lushene,* 1970; dt. *Laux,* 1981) und die Therapieprozeßfragebogen für Gruppen (TP; *Höfling,* 1979) aus. Außerdem wurden die Teilnehmer gebeten, ein Tagebuch mit halbstandardisierten Fragen zur Dokumentation des Angstverhaltens und zur Registrierung von Träumen und Tagträumen zu führen. Die Katamnese mit einem Nachfragebogen (*Höfling, Haf, Wolff,* 1980, unveröffentl.) erfolgte 6 Monate nach Beendigung der Therapie.

4. Vergleich der Therapiegruppen anhand des TP-Fragebogens

1. Einschätzung des Therapeuten

Die TP Fragen 3: heute habe ich mich über den Gruppenleiter geärgert,
8: heute hielt sich der Therapeut *zu* sehr zurück,
12: ich fühlte mich heute von dem Therapeuten sehr verstanden
13: heute fiel es mir leicht zu verstehen, was der Therapeut sagte,

dienten der Therapeuteneinschätzung durch den Klienten.

Am besten schnitt dabei die Gruppe IV (VT) ab. Nur gelegentlich hatten die Klienten den Eindruck, daß sich der Therapeut zu sehr „zurückgehalten" hatte (14,8% der negativen Aussagen).

Die meisten negativen Äußerungen (etwa 1/3 aller Ratings) gegenüber dem Therapeuten wurden in Gruppe III (Gestaltherapie) abgegeben. Die Klienten

	GRUPPE I	II	III	IV
Therapierichtung:	5 Std. Verhaltenstherapie (VT), anschließend 5 Std. Gestalttherapie (GTT)	10 Std. Erfahrensorientiertes Lernen (ELT)	GTT	VT
Therapeut (Geschl.):	m	m	m	w
geplante Gruppenstärke	10	12	9	9
nicht erschienen zum 1. Sitzungstermin	3	3	–	3
abgebrochen nach 1–3 Sitzungen:	2	–	6	2
End-Teilnehmer:	5	9	3	4
Art der Störung:	1 generalisierte Sozial- und Existenzangst 1 Sozialangst mit psychosomatischer Symptomatik 3 Situationsängste (Dunkelheit, U-Bahn, Lift)	7 soziale Ängste (teilweise Redeängste oder mit Depressionen vermischt) 2 Situationsängste (Dunkelangst, Herzphobie bei Menschenansammlungen)	1 Sozial- und Existenzangst 1 Redeangst mit Stottern 1 Agoraphobie	1 Dunkelangst 1 Sozial- und Dunkelangst 2 Tierängste (eine mit Existenzproblemen)
Geschlecht:	3 w, 2 m	5 w, 4 m	2 w, 1m	4 w

fühlten sich vom Therapeuten nicht verstanden (37,5% der Ratings) und konnten den Therapeuten auch nicht verstehen (41,7%). (*Die Prozentzahlen beziehen sich auf die Gesamtzahl der über die zehn Sitzungen gemachten Aussagen*).

Eine Rangreihe der Therapeuten würde folgendermaßen aussehen:

Am positivsten eingeschätzt — am wenigsten positiv eingeschätzt
Therapeut der Gruppe
IV I II III

2. Einstellung zur Gruppe

Die TP Fragen 4: Manchmal habe ich das Gefühl, in der Gruppe zu kurz zu kommen
6: Ich habe das Gefühl, daß ich in der Gruppe dazugehöre
11: Die Stimmung in der Gruppe war heute feindselig gespannt

sollten Aufschluß darüber geben, wie der Klient zu seiner Therapiegruppe steht.

In der ELT-Gruppe (Gruppe II) und in der VT/GTT-Gruppe (Gruppe I) hatten die Klienten den Eindruck, zu kurz zu kommen:
Gruppe I (VT und GTT): 26,3% der Gesamt-Ratings
Gruppe II (ELT): 42% der Gesamt-Ratings

Wohl aufgrund der geringen Gruppenstärke war dies in Gruppe III (3 Klienten) und IV (4 Klienten) nicht der Fall.

Das Gruppen-Zugehörigkeitsgefühl war in allen Gruppen sehr groß. Nur in Gruppe II (ca. 15% der Äußerungen) und in Gruppe III (8%) kamen gegenteilige Aussagen vor. Am stärksten ausgeprägt war das Gruppengefühl in Gruppe IV (reine Frauengruppe).

Eine feindselige Stimmung wurde von den Klienten ganz selten registriert. Gelegentlich feindselig erlebten die Klienten der Gruppe III (16,6%) und Gruppe II (ca. 5%) die Stimmung.

Bringt man die Gruppen bezüglich der Variable Einstellung zur Gruppe in eine Rangreihe, so ergibt sich folgendes Bild:

Höchste Anzahl positiver Aussagen zur Gruppe		Niedrigste Anzahl positiver Aussagen zur Gruppe	
IV	I	II	III

Dabei ist zu bedenken, daß sich Gruppe II aus 9 Klienten zusammensetzte, Gruppe III nur aus 3 Klienten.

3. Befindlichkeit der Klienten während der Gruppentherapie

TP-Fragen 1: Während der Gruppensitzung fühlte ich mich körperlich entspannt,
2: heute habe ich nicht gewagt, alles vorzubringen, was mich innerlich bewegt,
7: heute fand ich die Gruppensitzung richtig gut,
9: in der heutigen Gruppensitzung war ich innerlich stark beteiligt.

Körperliche Anspannung und Entspannung wechselte zu etwa gleichen Teilen in allen Gruppen.

In Gruppe I bezogen sich 67%, in Gruppe II 59% der Ratings auf körperliche *Anspannung*. In Gruppe IV dagegen waren die Klienten eher *entspannt* (58%).

Die Klienten in Gruppe IV brachten vorwiegend alles vor, was sie innerlich bewegte (72%), dagegen wagten die Klienten der Gruppe I (67%), Gruppe II (74%), III (53%) sehr oft nicht, ihre wesentlichen Probleme und Gefühle zu äußern.

Die Gruppensitzungen wurden im allgemeinen als gut und sehr gut eingeschätzt, lediglich Gruppe III bekam schlechte Kritiken. Eine starke innerliche Beteiligung am Gruppenprozeß war ebenfalls bei den meisten Klienten zu beobachten. Nur in Gruppe I (26 %) gab es öfters gegenteilige Einschätzungen.

4. Einstellung zur Therapie bzw. zum Therapieerfolg

Folgende TP-Fragen sollten darüber Aufschluß geben:

5: Ich kann eigentlich nicht so recht glauben, daß das, was wir in der Gruppe machen, mir bei meinen wirklichen Schwierigkeiten helfen wird.

10: Ich glaube, es wird mir immer besser möglich, meine Probleme selbst zu lösen.

14: Ich glaube, daß ich bis Therapieende die schwierigsten Situationen meiner Hierarchie bewältigen werde.

15: Ich habe heute sehr an mir gearbeitet und glaube, daß dies für die Bewältigung meiner Probleme von Nutzen ist.

16: Ich habe heute nicht mitgearbeitet, aber bei den anderen Gruppenmitgliedern gesehen, wie ich mein Problem bewältigen könnte.

Die Klienten der Gruppe II waren eher *oder sogar sehr* überzeugt, daß ihnen die Therapie helfen könnte (ca. 76%), danach folgte Gruppe IV (70%). Die Gruppe III schätzte die Therapieeffizienz am geringsten ein. Nahezu 78% der getroffenen Äußerungen waren *negativ*. In ähnlich positiver bzw. negativer Weise wurde Frage 10 beantwortet.

Immerhin 41,6% der abgegebenen Ratings in Gruppe 3 waren vorsichtig positiv (Antwortkategorie eher „ja“) im Hinblick auf die selbständige Lösung des eigenen Problems. Dagegen glaubten die Klienten in Gruppe I vorwiegend nicht (73%) an eine eigenständige Problemlösung.

Vorwiegend stellvertretendes Lernen (Frage 16) kam vor allem in Gruppe II (ca. 55%) vor, kaum jedoch in Gruppe IV (11%)!

Rangreihe der Gruppen bezüglich der Einstellung zum Therapieerfolg:

am stärksten positiv			am wenigsten positiv	
Gruppe	II	IV	III	I

5. Vergleich der Therapiegruppen anhand der schriftlichen Befragung 6 Monate nach Therapieende

Gruppe I: (VT/GTT) Rücklauf: 4 von 6 Antworten, kein Therapieabbrecher antwortete!

Zwei Klienten half die Therapie bei der Angstbewältigung (60%ige Verbesserung des Angstproblems auf einer Skala mit den Polen 100% Verbesserung – 100% Verschlechterung) und waren auch mit ihr zufrieden, 1 Klient (psychosomatische Störungen) verspürte keine positiven Veränderungen und begab sich beim gleichen Therapeuten in Einzeltherapie. Eine Klientin (Dunkelangst) klagte über größere Angst nach der Therapie (40% Verschlechterung), vor allem Angst vor der Angst, die sich ihrer Ansicht nach durch die Konfrontation mit den Ängsten der Gruppenmitglieder entwickelte, sie war aus diesem Grunde nicht mit der Therapie zufrieden. Zwei Teilnehmer wünschten eine längere Therapie.

Alle vier Beantworter gaben an, daß sich *keine* durch die Therapie bewirkten Veränderungen in ihrem Leben ergeben hätten. Andere Probleme stünden mittlerweile bei drei Klienten im Vordergrund, jedoch wünschte keiner eine weitere Therapie.

Die Therapie hat nach Ansicht der Klienten bewirkt:
- Neue Atemtechnik; das Gefühl mit der Angst nicht alleine zu sein.

Wünsche an die Therapie:
- Keine Programm-Hektik
- Therapeut soll mehr von sich erzählen
- Längere Zeitdauer
- Einzeltherapie.

Gruppe II: (ELT) Rücklauf 7 von 9 Anschriften.

Sechs Teilnehmer profitierten von der Therapie in unterschiedlichem Ausmaße (20–80%ige Verbesserung). Eine Klientin mit Sozialangst erlitt allerdings nach einem viertel Jahr einen Rückfall. Ein Klient (Herzphobie bei Menschenansammlungen) zog keinen Nutzen aus der Therapie und war mit ihr auch nicht zufrieden. Dieser Klient nahm weiterhin Tranxilium und Valium zur Bekämpfung seiner Angst. Fünf Klienten hätten sich eine „längere“ Therapie gewünscht, und vier überlegten sich ernsthaft, eine neue Therapie zu beginnen. Ein Klient unterzog sich bereits einer weiteren Gruppentherapie. ELT führte bei fünf Klienten zu Veränderungen in ihrem Leben. Andere Probleme als das Angstproblem stünden mittlerweile bei drei Klienten im Vordergrund.

ELT vermittelte nach Ansicht der Klienten:

- Selbstsicherheit aus der Erkenntnis und Wahrnehmung der emotionalen Probleme;
- Die Erkenntnis, daß man sich mit seiner Angst konfrontieren muß;
- Das Annehmen der eigenen Person, der eigenen Gefühle und den Mut zur Äußerung dieser Gefühle;
- Zusammenhang des Problems mit der Vergangenheit;
- Symptombefreiung.

Diese Änderungen wären durch Rollenspiele, Beobachtung der Gruppenmitglieder, „Verbale Löschung" und durch die positive Rückmeldung der Teilnehmer bewirkt worden.

Gewünschte andere Vorgehensweise:

- intensives Eingehen auf die einzelnen Teilnehmer
- Einzeltherapie (zwei Klienten äußerten diesen Wunsch), da die Probleme der Teilnehmer eher belastend waren
- Motivierung zum Mitmachen, wobei einem die Angst davor etwas genommen werden sollte!

Diese ELT-Gruppe und die Gestaltgruppe waren insgesamt gesehen antwortfreudiger, lieferten mehr Antworttext, teilweise mit zusätzlichen Briefen an den Untersucher versehen. Auch hatte der Untersucher den Eindruck, daß sich diese Klienten besser in Bezug auf ihre Gefühle ausdrücken konnten.

Gruppe III: (Gestalttherapie): Rücklauf 3 von 3 Anschriften. Kein Therapieabbrecher antwortete.

Zwei Klienten half die Therapie (40%ige Verbesserung) und waren auch mit dieser zufrieden, obwohl sie sie gerne fortgesetzt hätten. Beide Klienten wollten sich auch einer weiteren Therapie unterziehen, ein Klient befand sich mittlerweile bereits in Einzeltherapie.

Andere Probleme als das Angstproblem stünden bei allen drei Teilnehmern jetzt im Vordergrund. Gestalttherapie führte bei zwei Patienten auch zu anderen Veränderungen in deren Leben.

Die Therapie bewirkte:

- Symptomreduktion (keine Magenschmerzen mehr)
- Verstandesmäßiges Abfinden mit dem Problem (bei Agoraphobie-Klient)
- Sich anderen mitteilen können
- Wahrnehmung der Körpergefühle
- Bessere Sicht der Zusammenhänge.

Diese Veränderungen wurden nach Ansicht der Klienten erzielt durch den Kontakt zu den anderen Gruppenteilnehmern und durch die vermittelten *Techniken* der Konzentration auf das Symptom und des „Aussteigens".

Andere gewünschte Vorgehensweisen:
- Intensivere Arbeit *am* Problem
- Mehr Aktivität auf seiten des Therapeuten, der „einen nicht so sehr hängen lassen sollte".

Gruppe IV: (VT): Rücklauf 3 von 4 Anschriften. 1 Abbrecher antwortete.

Alle drei Klienten waren mit der Therapie zufrieden, zwei Klienten half VT bei der Bewältigung ihrer Angstprobleme (Veränderung 100%ige Besserung und 60%ige Besserung), zwei Klienten hätten sich gerne noch länger einer Therapie unterzogen, ein Klient überlegte sich ernsthaft, weiter in Therapie zu gehen. VT bewirkte keine weiteren Veränderungen in ihrem Leben, gleichwohl stünden mitlerweile bei zwei Klienten andere Probleme als das Angstproblem im Vordergrund.

Die Therapie bewirkte:

- Symptombesserung oder -befreiung
- Kenntnis, wie man seine Angst bewältigen könnte
- Einblick in die Probleme anderer Menschen

Die Veränderungen waren zurückzuführen auf den

Kontakt mit den Teilnehmern
- Mitteilungsmöglichkeiten
- Erkenntnis bewußter Konfrontation
- Therapeut als Modell.

Zwei Klienten hätten sich die Therapie nicht besser vorstellen können, eine Klientin wünschte sich eine noch intensivere Beschäftigung mit der Angst und weniger „allgemeines Gerede".

Die Klientin, die nach der 1. Sitzung die Therapie abbrach, teilte mit, daß die Angstintensität geringer geworden sei. Die Erkenntnis, daß diese Art von Therapie ihr nicht helfen könne, führte zum Abbruch. Eine Therapie wird auch zukünftig nicht gewünscht.

3.3.5 Schlußfolgerungen

Die durch Zeitungsannoncen selegierten Patienten stellten ein etwas unsicheres Klientel dar. Die hohe Zahl (9) der nicht zum ersten Sitzungstermin erschienenen Patienten zeigt, daß bei dieser Stichprobe die Vermeidungstendenz stärker als die Therapiemotivation war. Eine Zeitspanne von 6 Wochen zwischen psychodiagnostischer Untersuchung und Therapiebeginn mag ebenfalls für einen Teil der Ausfälle verantwortlich gewesen sein. Akute Problemfälle wurden deshalb in der Zwischenzeit an andere Therapeuten in Einzelbehandlung übergeben.

Aufgrund der Vorauswahl der Klienten und der zahlreichen Therapieabbrüche (10) in den ersten drei Sitzungen, können natürlich keine statistisch abgesicherten Aussagen mehr getroffen werden.

Dennoch ermöglichen die vorhandenen deskriptiven Daten einige interessante Feststellungen:
Die Anzahl von 4 Therapieabbrüchen in den beiden Verhaltenstherapiegruppen (I und IV) und die extrem hohe Zahl von 6 Therapieabbrüchen in der Gestalttherapie-Gruppe (III) verleiten zu der Vermutung, daß diese Arten des thera-

peutischen Problemeinstiegs nicht allen Klienten entgegenkommt. Insbesondere scheint die sofortige Konfrontation fundamentaler Erlebnis- und Erfahrungsprozesse innerhalb der gestalttherapeutischen Gruppe zu zusätzlicher Angst und Angstabwehr zu führen. Dagegen motiviert der symptomorientierte Einstieg des Erfahrensorientierten Lernens (ELT), bei *gleichzeitigem* flexiblen Arbeiten mit auftauchendem biographischem Material, Alltags- und Sozialproblemen, die Patienten der Gruppe II zum Verbleib und zur engagierten Arbeit in der Gruppe.

Alle vier Behandlungsarten erreichen bei den Therapieteilnehmern eine Sensibilisierung gegenüber anderen Problembereichen, jedoch nur bei den Patienten der ELT-Gruppe kommt es auch zu einer Generalisierung der therapeutischen Erkenntnisse und zu selbstinitierten Veränderungen im Lebenskontext (s. Katamnese). Allerdings muß eine 10 Doppelstunden umfassende ELT-Gruppentherapie als zu kurz angesehen werden.

Über diesen vorläufigen deskriptiven Therapiegruppenvergleich hinaus lassen sich noch einige allgemeinere Feststellungen treffen:

- Die positive Einschätzung des Therapeuten durch die Therapieteilnehmer und das Gruppenzugehörigkeitsgefühl hat nicht unbedingt etwas mit der Einschätzung der Zufriedenheit mit der Therapie und des Therapieerfolgs zu tun. Dies wird aus dem Vergleich zwischen der VT- und der ELT-Gruppe deutlich. Obwohl die VT-Gruppe eine „eingeschworene" Frauengemeinschaft darstellte, wurde der Therapieerfolg etwas geringer eingeschätzt als bei der ELT-Gruppe, bei der sich die Gruppenmitglieder unwohler fühlten, und weniger positiv gegenüber der Gruppe und dem Therapeuten eingestellt waren. Harmonie in der Gruppe ist kein Kriterium für Therapieerfolg. Andererseits führt eine vorwiegend negative Einstellung zum Therapeuten (sich nicht verstanden fühlen), zur Therapie und zur Gruppe zu zahlreichen Therapieabbrüchen bzw. zu einer negativen Einschätzung des erwarteten Therapieerfolgs, wie dies die Gestaltherapie-Gruppe ersichtlich machte. Allerdings fiel die Katamnese der drei verbleibenden „Gestalt"-Patienten sehr viel positiver aus, als dies anhand der Daten zum Therapieende zu erwarten gewesen wäre. Es ist zu vermuten, daß die Gestalttherapie über einen längeren Therapiezeitraum ihre Effizienz entfaltet, und daß von den Klienten der Therapieerfolg erst viel später wahrgenommen wird (letzteres äußerte die Klientin mit sozialen Ängsten). Dies würde sich auch mit dem Wachstumsmodell der Gestalttherapie decken. Eine Anwendung von *Kazdin*s Unmittelbarkeitshypothese (1981) der therapeutisch verursachten Veränderung erweist sich zumindest für den Gestalt-Therapieansatz als sehr problematisch.
- Die Verlaufsanalysen der TP-Ratings über die 10 Sitzungen hinweg zeigen, daß diejenigen Klienten am meisten von der Therapie profitieren, die engagiert mitarbeiteten (TP-Frage 16: Ich habe an mir gearbeitet). Der Angstverlauf (STAI-GX 1) kovariierte mit der Aussage: „Heute habe ich nicht gewagt, alles vorzutragen, was mich innerlich bewegte", in dem Sinne, daß bei Zurückhaltung stärkere Angst erlebt wurde. Das Angstniveau kovariierte auch mit der Nähe zum Therapieende. Vor allem bei Klienten mit sozialer Angstsymptomatik, die sich noch längere Zeit Therapie wünschten, war die Angstintensität zum Therapieende beinahe so hoch, wie zum Therapieanfang.
- Aus einer Gruppentherapie ergibt sich nicht zwingend ein stellvertretender Lerneffekt durch die Beobachtung anderer Ängste bzw. ihrer Bewältigung.

Manche Angstklienten empfinden die Probleme ihrer Gruppenmitglieder eher belastend. Erst nachdem Patienten mit ihrer eigenen Problematik Fortschritte erzielten, stellte sich ein zusätzlicher „Beobachtungs-Lern-Effekt" ein. Wahrscheinlich muß das stellvertretende Lernen stärker zum Thema therapeutischer Interventionen gemacht werden.

4 Literatur

Anderson, J.R.: Arguments concerning representations for mental imagery. Psychological Review, 1978, 85

Ashton, H., Millman, J.E., Telford, R., Thompson, J.W.: A Comparison of some physiological and psychological effects of Propranolol and Diazepam in normal subjects. British J. clin. Pharmac., 1976, 3, 551–559

Averill, J.R.: Personal control over aversive stimuli and its relationship to stress. Psychological Bulletin, 1973, 80, 286–303

Azrin, N.H.: A strategy for applied research: Learning based but outcome oriented. American Psychologist, 1977, 32, 140–149

Bandler, R., Grinder: The structure of magic. Vol. I. (dt. 1981). Science and Behavior Books Inc., Palo Alto, Ca. 1975

Bandura, A.: Principles of behavior modification. New York: Holt, 1969

Bandura, A.: Self-efficacy: Toward a unifying theory of behavioral change. Psychological Review, 1977, 84, 191–215

Bandura, A., Adams, N.E., Hardy, A.B., Howells, G.N.: Tests of generality of self-efficacy theory. Cognitive Therapy and Research, 1980, 4, 39–66

Barlow, D.H.: Behavior Therapy: The next decade. Behavior Therapy, 1980, 11, 315–328

Barlow, D.H.: On the Relation of Clinical Research to Clinical Practice: Current Issues, New Directions. Journal of Consulting and Clinical Psychology, 1981, 49, 183–192

Barlow, D.H., Wolfe, B.E.: Behavioral approaches to anxiety disorders: A report on the NIMH-SUNY, Albany, Research Conference. Journal of Consulting and Clincal Psychology, 1981, 49, 448–454

Bartlin, G., Fiegenbaum, W., Krause, R.: Reizüberflutung. Theorie und Praxis. Stuttgart, Kohlhammer, 1980

Beck, A.T.: Cognitive therapy and the emotional disorders. International University Press, New York 1976

Beck, A.T., Emery, G.: Kognitive Verhaltenstherapie bei Angst und Phobien – Eine Anleitung für den Therapeuten. Sonderheft II der Mitteilungen der DGVT, 1981

Bem, D.J.: Self-perception theory. Advances in Experimental social Psychology 1972, 6

Birbaumer, N.: Neuropsychologie der Angst. Urban & Schwarzenberg, München 1973

Buchwald, A.M., Strack, S., Coyne, J.C.: Demand characteristics and the Velten mood induction procedure. Journal of Consulting and Clinical Psychology, 1981, 49, 478–479

Burrows, G.D., Davies, B., Fall, L., Poynton, C., Stevenson, H.: A Placebo controlled Trial of Diazepam and Oxprenolol for Anxiety. Psychopharmacology 1976, 50, 177–179

Burstein, S., Meichenbaum, D.: The Work of Worrying in Children Undergoing Surgery. Journal of Abnormal Child Psychology, 1979, 7, 121–132

Butollo, W.: Stimulus relations in classical GSR conditioning. Psychonom Sci., 1971, 23, 401–403

Butollo, W.: „Flooding" versus „Sensitization" in the conditioning of autonomic responses. In: *J.C. Brengelmann* (Hrsg.), Verhaltenstherapie – Behaviour Therapy. München 1973

Butollo, W.: Experimente zur Modifikation aversiver Emotionen. VWGOE, Wien 1974

Butollo, W.: Psychologische Therapien chronischer Angst. In: *W. Tack* (Hrsg.), Kongressbericht der Deutschen Gesellschaft für Psychologie. Göttingen, 1977

Butollo, W.: Chronische Angst. Theorie und Praxis der Konfrontationstherapie (Fortschritte der Klinischen Psychologie 19). Urban & Schwarzenberg, München 1979

Butollo, W., Burckhardt, P., Müller, M., Himmler, C.: Mehrdimensionale Verhaltenstherapie bei chronischen körperbezogenen Angstreaktionen. Unveröff. Vortragsmanuskript. Symposion des Deutschen Komitees für Psychosomatische Medizin. Köln 1978

Butollo, W., Mittelstaedt, L.: Systematic investigation of several components in the treatment of phobic disorders. EABT-Conference, Athen, 1976

Campbell, D.T., Stanley, J.C.: Experimental and quasi-experimental designs for research. Rand McNally, Chicago 1963

Chaves, J.F., Barber, Th.: Cognitive Strategies, Experimenter Modelling, and Expectation in the Attenuation of Pain. Journal of Abnormal Psychology, 1974, 83, 356–363

Cornelius, R.R., Averill, I.R.: The influences of various types of control on psychopysiological stress reactions. Journal of Personality, 1980, 14, 503–517

Corrodi, H., Fuxe, K., Lindbrink, P., Olson, L.: Minor Tranquilizers, stress and central catacholamine neurons. Brain research, 1971, 29

D'Zurilla, Th.J., Goldfried, M.R.: Problem solving and behavior modification. Journal of Abnormal Psychology, 1971, 78, 107–126

Denber, H.C.B.: Antianxiety Drugs in Clinical Practice. In: *H.C.B. Denber* (Ed.), Psychopharmacological Treatment. New York 1975

Doenicke, A., Ott, H.: Lormetazepam Noctamid (Anästhesiologie und Intensivmedizin, 133). Springer-Verlag, Berlin 1980

Ellis, A.: Reason and Emotion in Psychotherapy. Lyle Stuart, New Jersey 1962

Ellis, A.: Die rational-emotive Therapie (Leben lernen, 26.). Pfeiffer, München 1977

Ellis, A.: A note on the treatment of agoraphobics with cognitive modification versus prolonged exposure in vivo. Behavior Research and Therapy, 1979, 17, 162–164

Ellis, A.: Rational-Emotive Therapy: Similarities and Differences. Cognitive Therapy and Research, 1980, 4, 325–340

Emmelkamp, P.M.G.: Phobias: Theoretical and behavioural treatment considerations. In: *J.C. Boulougouris, A.D. Rabavilas* (Eds.), The Treatment of Phobic and Obsessive-Compulsive Disorders. Oxford 1977

Ericsson, K.A., Simon, H.A.: Verbal Reports as Data. Psychological Review, 1980, 87

Florin, J., Tunner, W. (Hrsg.): Therapie der Angst. Urban u. Schwarzenberg, München 1975.

Florin, J.: Entspannung, Desensibilisierung. Kohlhammer, Stuttgart 1978

Foa, E.B., Steketee, G.S., Ascher, L.M.: Systematic desensitization. In: *A. Goldstein u. E.B. Foa,* Handbook of Behavioral Interventions. A clinical guide. New York 1980

Frankl, V.E.: Paradoxical intention and dereflection. Psychother., 1975, 12, 226–237

Franz, G.: Traumarbeit in der Gestalttherapie. Integrative Therapie, 1980, 2/3, 203–221

Freud, S.: Über die Berechtigung, von der Neurasthenie einen bestimmten Symptomkomplex als Angstneurose abzutrennen. In: *S. Freud,* Gesammelte Werke, Bd. 1. 1895

Gendlin, E.T.: Focusing (Orig.: Focusing, 1978.). Otto Müller Verlag, Salzburg 1981

Goerres, A.: Psychoanalyse und Verhaltenstherapie. Praxis der Psychotherapie, 1969, 14, 184–195

Goldfried, M.R.: Some views on Effective Principles of Psychotherapy. Cognitive Therapy and Research, 1980, 4, 271–306

Goldstein, A.: Learning Theory Insufficiency in Understanding Agoraphobia – A Plea for Empiricism. In: *J.C. Brengelmann u. W. Tunner* (Hrsg.), Behavior Therapy – Verhaltenstherapie. Urban & Schwarzenberg, München 1973

Grawe, K.: Soll psychotherapeutische Praxis tabu bleiben? Psychologische Rundschau, 1982, 2

Harrell, Th.H., Chambless, D.L., Calhoun, J.F.: Correlational relationships between self-statements and affective states. Cognitive Therapy and Research, 1981, 5, 159–173

Hayes, S.C.: Single Case Experimental Design and empirical Clinical Practice. Journal of Consulting and Clinical Psychology, 1981, 49, 193–211

Hersen, M., Barlow, D.H.: Single case experimental designs: Strategies for studying behavior change. Pergamon Press, New York 1976

Höfling, S.: Entwicklung eines multivariaten Untersuchungsmodells zur Angst- und Erregungsmessung – Empirische Erprobung an einer psychopharmokologischen Fragestellung. Unveröffentl. Dissertation, München 1981

Hugdahl, K.: The three-systems model of fear and emotion – a critical examination. Behavior Research and Therapy, 1981, 19, 75–86

Hull, C.L.: A Behavior System. New Haven, 1952

Jacobson: Progressive Relaxation. Univ. of Chicago Press, Chicago, 1938

Jaruik, M.E.: Drugs used in the treatment of psychiatric disorders. In: *L.S. Goodman, A. Gilman* (Eds.), The pharmacological Basis of Therapeutic. MacMillan, London–Toronto, 1970

Katz, R.L.: Sedatives and Tranquilizers. New. Endl. J. Med., 1972, 286, 757

Kazdin, A.E.: Drawing Valid Inferences from single case studies. Journal of Consulting and Clinical Psychology, 1981, 49, 183–192

Kazdin, A.E., Wilson, G.T.: Evaluation of behavior therapy: Issues, evidence, and research strategies. Ballinger, Cambridge, Mass. 1978

Kielholz, P. (Ed.): Beta-Blockers and the central nervous system. Hans Huber Publishers, Bern 1977

Kiesler, D.J.: Empirical Clinical Psychology: Myth or Reality. Journal of Consulting and Clinical Psychology, 1981, 49, 212–215

Lader, M.H., Mathews, A.M.: Ein physiologisches Modell der phobischen Angst und der Desensibilisierung. In: *N. Birbaumer* (Hrsg.), Neuropsychologie der Angst. Urban & Schwarzenberg, München 1973
Lader, M.H., Tyrer, P.J.: Central and peripheral effects of propranolol and sotalol in normal human subjects. Br. J. Pharmac., 1972, 45, 556–560
Lang, P.: Imagery in therapy: An information processing analysis of fear. Behavior Therapy, 1977, 8, 862–886
Lang, P.J.: A bio-informational theory of emotional imagery. Psychophysiology, 1979
Laucken, U.: Naive Verhaltenstheorie. Klett Verlag, Stuttgart 1974
Lazarus, A.A.: Multimodale Verhaltenstherapie. Fachbuchhandlung für Psychologie, Frankfurt/M., 1978
Lazarus, R.S.: Stress und Stressbewältigung – Ein Paradigma. In: *S.-H. Filipp* (Hrsg.), Kritische Lebensereignisse. Urban & Schwarzenberg, München 1981
Lazarus, R.S., J.B. Cohen: Psychologcial Stress and Adaptation: Some Unresolved Issues. In Selye (Hrsg.), Guide to Stress Research. Van Nostrand, New York 1981
Ledwidge, B.: Cognitive behavior modification: A step in the wrong direction. Psychological Bulletin, 1978, 85, 353–375
Leonhard, K.: Individualtherapie der Neurosen. Fischer-Verl., Jena 1965
Leuner, H.: Katathymes Bilderleben. Thieme-Verlag, Stuttgart 1970
Linden, M., Manns, M.: Psychopharmakologie für Psychologen. Otto Müller Verlag, Salzburg, 1977
Lowen, A.: Der Verrat am Körper (Orig.: Betrayal of the body, 1967). Scherz-Verlag, München 1980
Lydtin, H., Lohmoeller, G.: Beta-Rezeptoren-Blocker. Aesopus Verlag GmbH, Lugano–München 1977
Mahoney, M.J., Kaydin, A.E.: Cognitive Behavior Modification: Misconceptions and Premature Evaluation. Psychological Bulletin, 1979, 86, 1044–1049
Malleson, N.: Panic and phobia. A possible method of treatment. Lancet, 1959, 1, 225–227
May, J.R.: Psychophysiology of Self-Regulated Phobic Thoughts. Behavior Therapy, 1977, 8, 150–159
McGrath, J.E.: Methodological Problems in Research on Stress. In: *Krohne* u. *Laux,* (Eds.), Achievement, Stress and Anxiety. Washington 1982
Meichenbaum, D.: Cognitive Behavior Modification. An integrative approach. Plenum, New York 1977
Meichenbaum, D.: Dr. Ellis, please stand up. Counseling Psychologist, 1977, 7, 43–44
Meichenbaum, D.: Kognitive Verhaltenstherapie bei Angst, Ärger, Schmerz. In: *P.O. Davidson* (Hrsg.), Angst, Depression und Schmerz (Leben lernen). Pfeiffer, München 1980
Miller, S.M.: Controllability and Human stress: Method, Evidence and Theory. Behavior Research and Therapy, 1979, 17, 287–304
Mowrer, O.H.: Anxiety reduction and learning. 1940, 1940, 27, 497–516
Mullen, B., Suls, J.: The Effectiveness of Attention and Rejection as coping styles: A Meta-Analysis of Temporal Differences. Journal of Psychosomatic Research, 1982, 26, 43–49
Natale, M.: Effects of induced elation – depression on speech in the initial interview. Journal of Consultation and Clinical Psychology, 1977, 45, 45–52
Nawas, M.M., Fishman, S.T., Pucel, J.C.: A standardized desensitization program applicable to group and individual treatments. Behavior Research and Therapy, 1970, 8, 49–56
Nelson, R.O.: Realistic Dependent Measures for Clinical Use. Journal of Consulting and Clinical Psychology, 1981, 49, 168–182
Nisbett, R.E., Schachter, S.: Cognitive manipulation of pain. Journal of Experimental Social Psychology, 1966, 2, 227–236
Nisbett, R.E., Wilson, T.D.: Telling more than we can know: Verbal reports on mental processes. Psychological Review, 1977, 84
Ott, H., Wagner, W.: Angst – Versuch einer Begriffsklärung und Ableitung eines methodologischen Konzepts zur Angstmessung im Rahmen von Anxiolytika-Prüfungen. Pharmakopsychiat., 1978, 11, 103–112
Paar, G.: Psychopharmaka in der psychosomatischen Medizin. In: *V. Uexkull* (Hrsg.), Lehrbuch der Psychosomatischen Medizin. Urban & Schwarzenberg, München 1979
Paul, L.G.: Untersuchungen zur Erfolgsbeurteilung einer systematischen Gruppendesensibilisierung zwei Jahre nach Abschluß der Behandlung. In: *Florin, J.* u. *Tunner, W.* (Hrsg.), Therapie der Angst. Urban & Schwarzenberg, München 1975

Perls, F.: Grundlagen der Gestalttherapie (Orig.: The Gestalt Approach and Eye Witness to Therapy, 1973). Science and Behavior Books, Palo Alto 1976

Piaget, J.: Sprechen und Denken des Kindes. Düsseldorf 1972

Pongratz, L.J.: Geschichte, Gegenstand, Grundlagen der Klinischen Psychologie. In: *L.J. Pongratz* (Hrsg.), Handbuch der Psychologie. Bd. 8/I: Klinische Psychologie. Hogrefe, Göttingen 1977

Prystav, G.: Psychologische Copingforschung: Konzeptbildungen, Operationalisierungen und Messinstrumente. Diagnostica, 1981, XXVII, 189–214

Roeper, G.: Leonhard's „individual therapy" and its relation to behaviour therapy. Behav. Res. Ther., 1976, 14, 239–244

Rogers, C.R.: On becoming a person. A therapist's view of Psychotherapy. Houghton Mifflin Company, 1961

Rogers, C.R.: Entwicklung der Persönlichkeit. Klett-Cotta, Kempten 1979

Schachter, S., Singer, J.E.: Cognitive, social, and physiological determinants of emotional state. Psychological Review, 1962, 69, 379–399

Schandry, R.: Psychophysiologie. Urban & Schwarzenberg, München 1981

Seligman, M.E.P.: Erlernte Hilflosigkeit. Urban & Schwarzenberg, München 1979

Seligman, M.E.P., Abramson, L.Y., Semmel, A., Bayer, C.: Depressive attributional style. Journal of Abnormal Psychology, 1979, 88, 242–247

Sherrington, C.S.: The integrative action of the nervous system. Yale University Press, New Haven 1906

Spielberger, Ch.D., Gorsuch, R.L., Lushene, R.E.: STATE-TRAIT Anxiety Inventory. Consulting Psychologists Press, Inc., Palo Alto 1970

Strupp, H.H.: Psychotherapy research and practice: An overview. In: *S.L. Garfield, A.E. Bergin* (Eds.), Handbook of psychotherapy and behavior change: An empirical analysis (2nd ed.). Wiley, New York 1978

Strupp, H.H.: Clinical Research, Practice, and the Crisis of Confidence. Journal of Consulting and Clinical Psychology, 1981, 49, 216–219

Thompson, S.C.: Will it hurt less if I can control it. A complex answer to a simple question. Psychological Bulletin, 1981, 90, 89–101

Vaitl, D.: Entspannung – Lockerung für Leib und Seele. Psychologie heute, 1979, 8, 23–33

Valins, S., Ray, A.A.: Effects of cognitive desensitization on avoidance behavior. Journal of Personality and Social Psychology, 1967, 1

Velten, E.: A laboratory task for induction of mood states. Behavior Research and Therapy, 1968, 88, 273–482

White, P.: Limitations on Verbal Reports of Internal Events: A Refutation of Nisbett and Wilson and of Bem. Psychological Review, 1980, 87, 105–112

Wilson, G.T.: Fear Reduction Methods and the Treatment of Anxiety Disorders. In: *Franks, C.M., Wilson, G.T., Kendall, Ph. C., Brownwell, K.D.* (Eds.), Annual Review of Behavior Therapy. Vol. 8: Theory and Practice. Gilford Press, New York 1982

Wilson, T.D.: Verbal Reports on Internal States. Journal of Personality and Social Psychology, 1981, 40, 53–71

Wolpe, J.: Psychotherapy by reciprocal inhibition. Stanford University Press, Stanford, C.A. 1958, repr. 1965

Wolpe, J.: The practice of behavior therapy. Pergamon Press, New York 1969

Wolpe, J.: Cognition and Causation in Human Behavior and its Therapy. American Psychologist, 1978, May, 437–444

Wolpe, J.: Reciprocal inhibition and therapeutic change. Journal of Behavior Therapy and Experimental Psychiatry, 1981, 12, 185–188

Wolpe, J., Lang, P.: Fear Survey Schedule (FSS III). In: *D. Schulte,* Diagnostik in der Verhaltenstherapie. Urban & Schwarzenberg, München 1974

Wolpe, J., Lazarus, A.A.: Behavior therapy techniques: A guide to the treatment of neurosis. Pergamon Press, London 1966

Wygotski, L.S.: Denken und Sprechen (Orig. 1934). Fischer Taschenbuch Verlag, Frankfurt 1977

Zauner, J.: Psychopharmaka und Klinische Psychotherapie. Zeitschrift für Psychosomat. Medizin und Psychoanalyse., 1972, 20, 138–148

Zielke, M., Kopf-Mehnert, C.: Veränderungsfragebogen des Erlebens und Verhaltens (VEV). Beltz-Tests, 1978

Zimbardo, P.G., Cohen, A., Weisenberg, M., Dworkin, L., Firestone, I.: The control of experimental pain. In: *P.G. Zimbardo,* The control of motivation. Glenview, Ill., Scott, Foresman 1969

5 Anhang: Schritte zur Angstlösung im Selbstversuch

Es ist hier nicht intendiert, professionelle psychotherapeutische Angstlösung durch ein Selbsthilfeprogramm zu ersetzen. Wir wollen hier vielmehr versuchen, dem Leser durch eine prädikative Beschreibung einiger ELT-Arbeitsschritte unser Angsttherapiekonzept „in erfahrensorientierter Weise" näher zu bringen.

Der Anfang

1. Therapieentscheidung

Für sich oder mit einem zuhörwilligen Bekannten kann man als erstes die Bedingungen erörtern, die einer ernstlichen Arbeit an sich selbst entgegenstehen. Dabei ist es hilfreich, sich als allererstes eine Art *Tagebuch* anzulegen. Durch Aufzeichnungen der Tagesereignisse werden diese nochmals reflektiert und zumindest teilweise noch einmal durchlebt. Einige Fragen sind gerade am Anfang zu stellen:
Was *treibt* mich eigentlich dazu, meine Lage, mein Leben, bestimmte Eigenheiten etc. zu verändern?
Was für *Änderungen* bin ich grundsätzlich bereit vorzunehmen?
Was für heimliche *Vorteile* bringen mir meine Probleme, und welche Ideen habe ich, um ihren Ausfall zu kompensieren?
Hierher gehören Detailfragen wie: Wen bringe ich mit meinen Problemen zum Leiden und damit irgendwie unter meine Kontrolle? Was für Risiken erspare ich mir, indem ich durch mein Problem nach außen hin hilflos, inkompetent, behindert bin?

Wie schlimm ist für mich, wenn mir im Falle einer erfolgreichen Problemlösung eine oder mehrere Bezugspersonen, z.B. Mutter, Vater oder Ehepartner sagen, sie hätten ja schon immer gewußt, daß meine Schwierigkeiten nur eingebildete gewesen wären?
Was erwarte ich mir als weiterreichende *Konsequenz* einer erfolgreichen Lösung meiner Schwierigkeiten?
Auf welche Weise erwarte ich mir *insgeheim,* daß die Lösung erfolgt, als Wunderheilung, als Tat eines von mir bezahlten Experten oder als Ergebnis meiner Arbeit?
Wie weit bin ich in der Lage die Veränderung auch als eine Art *Abenteuer* zu sehen, als eine Reise ins Unbekannte, als Öffnung für Neues, kurz als Verlassen festgefügter, wenn auch hinderlicher Gewohnheiten, Routinen und Rituale?

Nach Beurteilung all dieser Aspekte wird die *Therapieentscheidung* zur Selbsttherapie getroffen, entweder – oder, pack' ma's oder laß' ma's bleiben?

2. Problembeschreibung

Sozusagen aus dem Stehgreif heraus, (noch) ohne die später wohl unvermeidlichen Floskeln aus dem Therapeutenjargon („Wachstum", „Selbstfindung", „Such-Fähigkeit", „Selbstverantwortung" etc. etc. etc. . . .), empfehlen wir zuerst einmal in eigenen Worten *schriftlich* festzuhalten:

a) *Was stört* mich an meinem Verhalten, Fühlen, Denken? Was stört mich an den entsprechenden Reaktionen anderer und was an der Welt an sich?
b) *Wie* möchte ich „es" gerne haben? Wiederum im eigenen Handeln, Denken, Erleben, an meinen Mitmenschen, an der allgemeinen Lebenssituation.
c) *Wie* möchte ich „es" lieber *nicht* haben? Was darf keinesfalls passieren, was fürchte ich als mögliche Folge eines Änderungsprozesses?
d) Was sind meine *Annahmen* über die anderen und die Welt an sich, über meine und deren Aufgaben im Leben, über den Sinn in meiner und deren Existenz?

Nach der Beschäftigung mit diesen Fragen empfehlen wir eine stichwortartige, schriftliche Wiedergabe *einer typischen Szene,* die sich wirklich ereignet hat, in der „das" Problem akut geworden ist. Die Beschreibung soll die wichtigen Merkmale der *Situation* (sozial und physisch), meiner Aktionen und Reaktionen darin (im Verhalten, Denken und Fühlen) sowie darüber enthalten, wie die ganze Sache für mich und für die anderen ausging. Was ist *typisch* an diesem Vorfall – wiederum für mich, den anderen, die Verhältnisse.

3. Änderungsziel, erste Formulierung

Es kann hilfreich sein zu unterscheiden zwischen:

a) Negativen Änderungswünschen: so oder so soll es *nicht* oder *nicht mehr* sein, und
b) positiven Änderungswünschen: so oder so wäre es schön, so soll es werden.

Betrachtet man seine Änderungswünsche nach diesen beiden Gesichtspunkten, wird man bald feststellen, daß es meist einfacher ist seine Wünsche *negativ* zu formulieren. Wir wissen im allgemeinen recht gut, was wir alles *nicht* wollen, ohne das *was* wir (positiv) *wollen,* angeben zu können. Etwas mühsam kann es vor allem dann werden, wenn wir die positiv zu formulierenden Wünsche differenzieren in solche, die wir an die soziale und physische *Umwelt,* und solche, die wir an *uns selbst* richten.

Für beide Richtungen können wir fragen,

a) was genau ihr *Inhalt* ist,
b) welche *bisherigen Änderungsversuche* wir bereits *wie* unternommen haben, und
c) welche *allgemeinen,* „existentiellen" *Annahmen* über uns und die Umwelt ihnen zugrunde liegen.

Die Durchführung

Der Übersicht halber wird die Beschreibung der Durchführung dieses Vorhabens in folgende Abschnitte gegliedert:

A: Wahrnehmung des IST-Zustandes
  1. Schritt: Arbeitskontrakt
  2. Schritt: Anlage eines Tagebuches, Problembeschreibung (Auswahl, Detailbeschreibung)
  3. Schritt: Selbstbeobachtung und Selbstwahrnehmung (Außen, Innen)

B: Graduelle Angstkonfrontation
  – Konfrontation in der Vorstellung, in der Realität

A. Wahrnehmung des IST-Zustandes

Wie in diesem Buch bereits aufgezeigt wurde, wächst Angst häufig durch die Interpretation, die gedankliche Bewertung, die wir über eine bestimmte Situation vornehmen. Das heißt, daß es nicht notwendig die Lebenssituation *allein* ist, die uns so große Schwierigkeiten bereitet, sondern unsere Eigenart, sie in einer ganz bestimmten Weise zu deuten, zu bewerten! Besonders bei den irrationalen Ängsten steht diese Bewertung dann in einem Mißverhältnis zur tatsächlichen Situation.

Die erste Aufgabe ist es, die Wahrnehmung und die Aufmerksamkeit gezielter auf das *So-Sein* gewisser innerer und äußerer Realitäten zu lenken: Was spüre, denke, sehe ich denn im Augenblick wirklich? Versuchen Sie das, was Sie in Ihrer gegenwärtigen Situation tatsächlich erleben, wahrzunehmen.

Vielleicht merken Sie, daß das direkte *Wahrnehmen* der inneren und äußeren Vorgänge selbst bereits zu einer *Veränderung* des subjektiven Erlebens führt. Es kann sein, daß die Zuwendung der Aufmerksamkeit auf das, was Sie bei Angst und Unruhe tatsächlich empfinden, bereits eine Entkrampfung und Angstlösung nach sich zieht.

In diesem Moment sind wir unserer gelebten Gegenwart am nächsten. Bindungen an nicht Präsentes, das in unseren Meinungen, Befürchtungen etc. aber nicht real existiert, beginnen sich zu lösen. Vielleicht kann dann auch der Umstand, der die Angst auslöst und den wir durch das Angsthaben nicht zulassen, nicht „wahr"-haben wollen, eher auf seine wirkliche Gefährlichkeit hin untersucht werden.

Bei all dem ist es ratsam nicht zu vergessen, daß unsere subjektive Realität bereits das Ergebnis einer Übersetzungsarbeit unseres Sinnes-, Wahrnehmungs- und Denkapparates ist. In diesem Sinne machen wir uns unsere eigene Realität. Wir können sie auch einengen, reduzieren, Teile ganz ausschließen. Und zudem geschieht das meist ohne daß wir es bewußt steuern. Die Angst ist ein wichtiger Antreiber für diese Reduzierung unseres Erlebens. Hier genau hinzusehen, hinzuspüren, ist ein guter Anfang.

Für das Erschließen des eigenen angstbezogenen IST-Zustandes empfehlen wir nun folgende Schritte:

Erster Schritt: Arbeitskontrakt

Schließen Sie mit sich selbst einen „Vertrag" darüber, daß Sie die verschiedenen Übungen und Schritte über einen bestimmten Zeitraum hinweg regelmäßig durchführen. Lesen Sie ruhig diesen Abschnitt zu Ende, bevor Sie diese Entscheidung treffen. Aber es ist sinnvoll sich darüber, vor dem eigentlichen Arbeitsanfang, klar zu werden. Setzen Sie für den Abschnitt A, also alles was mit Wahrnehmung des IST-Zustandes zu tun hat, eine Zeitgrenze, z.B. zuerst einmal zwei Wochen oder drei Wochen. Zwar ist es vorteilhaft diesen Abschnitt länger fortzuführen, zuerst aber soll ein überschaubarer Zeitraum gewählt werden.

Wenn Sie, wie die meisten Menschen, Schwierigkeiten haben „gute" Vorsätze auch auszuführen, dann gibt es einige Hilfen dafür, wie sie sich selbst unterstützen können: Vor allem vergessen Sie nicht, daß Sie das Ganze für *sich* machen und sonst niemanden. Sollten Sie also Mißerfolge erleiden, so warten Sie. Sie brauchen sich nicht innerlich zu rechtfertigen, indem Sie sich selbst oder die Methode beschimpfen, sondern wenden Sie sich aufs Neue dem IST-Zustand zu und starten den nächsten Anlauf.

Es kann auch hilfreich sein mit einer anderen Person über diesen Kontrakt zu sprechen, ihn eventuell mit ihr abzuschließen, so daß zumindest am Anfang eine „äußere Instanz" für die Einhaltung der verschiedenen Aufgaben und Übungen, sowie für die Erörterung eventueller Pannen gegeben ist.

Meist ist dann aber die Gefahr noch größer, sich und dem anderen etwas vorzuschwindeln, die vielleicht desillusionierende Realität des eigenen Versagens zu vertuschen. Wenn Sie das alles nicht machen wollen, können Sie diesen Kontrakt auch mit einer physisch nicht anwesenden Person, sozusagen „im Geiste", abschließen. Führen Sie mit dieser Person eine Art inneren Dialog, wobei Sie ihr alle Gründe für das Durchführen dieser Aufgaben darlegen können: Warum Sie das alles überhaupt machen wollen, was Ihnen an diesem Versuch wichtig ist etc.

Sie können diesen Dialog aber auch mit sich selbst führen: z.B. indem Sie die einander widersprechenden Teile Ihres Bewußtseins gleichsam auf je einen Stuhl „placieren". Nehmen Sie nun die Rolle desjenigen Teils in Ihnen ein, der für die korrekte Durchführung der Übung ist. Wenn Sie alle Argumente geäußert haben, wechseln Sie einfach den Platz und antworten als der Teil in Ihnen, der dieses ganze Manöver für schwachsinnig hält und es nach Kräften sabotiert. Gehen Sie dann wieder in die andere Rolle zurück, antworten und führen Sie das Spiel weiter, solange „Stoff" da ist. Was immer dann das Ergebnis ist, es basiert wahrscheinlich auf mehr Klarheit.

Setzen Sie sich selbst eine *Belohnung* aus für die vollständige Durchführung der einzelnen Schritte im Teil A. Wenn Sie den Kontrakt mit einer realen Person abschließen, können Sie ihr auch gleich das Geld für die Erfüllung dieses Wunsches zur Verwahrung geben. Wer will, kann die Angelegenheit verschärfen, indem er den Kontraktpartner autorisiert, im Falle des Nichteinlösens das Geld an eine gemeinnützige Institution zu überweisen. Das wird dann aber allmählich zu einer Selbstbestrafung und das ist vielleicht nicht die beste Form des Motivierens.

Das alles klingt ein bißchen sehr mechanistisch und bringt diejenigen Menschen auch leicht auf die Palme, die sich die Änderungen ihrer Probleme durch einen genialen Streich erwarten, sozusagen auf die große Lösungen hoffen (Scheidung, Revolution, Ausstieg). Tatsache ist, daß die Veränderung lange eingefahrener Prozesse eine sorgfältige Selbstwahrnehmung dieser Prozesse und eine oft langwierige Einübung von Alternativen erforderlich macht. So ist es zu erklären, daß es heute eine Reihe von Therapien gibt, die dramatische Momenteffekte erzeugen, deren Langzeitresultate jedoch im Vergleich zu den rauschartigen Adhoc-Veränderungen eher spärlich sind.

Zweiter Schritt: Anlegen eines Tagebuches

Wer nicht ohnehin regelmäßig Tagebuch schreibt, wird vielleicht überrascht sein zu hören, daß das Führen eines Tagebuches vielleicht der wichtigste Schritt von allen ist, die hier vorgeschlagen werden. Unsere Klienten erhalten stets zu Beginn der Therapie ein Tagebuch, das viele Funktionen erfüllt. Eine davon ist es, den Strom der Alltagsereignisse systematisch zu reflektieren. Wir registrieren und betrachten bewußt was war – die realen Begebenheiten und unsere subjektiven Stellungnahmen wie Gefühle, Bewertungen u.ä. dazu. Das Führen eines Tagebuchs kann zu einer Art meditativer Tätigkeit werden. Sie erlaubt es dem Menschen, sich gleichsam innerlich zurückzulehnen, die Ereignisse des Tages noch einmal Revue passieren zu lassen, und sie auch im Kontext der größeren Zeitabläufe zu sehen.

Am besten dient ein fest gebundenes Buch, mit leeren Seiten versteht sich. Am Anfang sollte man sich Zeit für einen Rückblick auf das bisherige Leben nehmen. Schreiben Sie über Ihre Kindheit und versuchen Sie dabei einerseits zu schreiben, welche Ereignisse wirklich stattfanden, und dann auch Ihre Empfindungen während dieses Vorganges des Erinnerns.

Das können Gefühle, Befürchtungen, Hoffnungen, Lebensregeln usw. gewesen sein. Versuchen Sie auch, Ihre *charakteristische Stimmungslage* in den verschiedenen Phasen der Kindheit zu rekonstruieren. Dieser mehrseitige Bericht sollte mit einer Beschreibung der gegenwärtigen Lebenslage und der Erwartungen für die Zukunft schließen. Denken Sie daran, daß das Tagebuch der Ansprechpartner ist, mit dem wir völlig ehrlich umgehen können. Schreiben Sie vielleicht so, daß es an Sie als Leser wiederum addressiert ist. Man schreibt mehr oder weniger bewußt auch das Tagebuch leicht so, als würde man es eines Tages einer ganz bestimmten Person zum Lesen geben. Es ist wichtig, das herauszufinden. Warum ist es gerade diese Person? Was bezwecke ich mit dieser Botschaft? Wie will ich mich darstellen? Es kann nämlich sein, daß diese Motive die Objektivität und die Präzision der Eintragungen stören.

Schließen Sie diesen Bericht mit einer Zusammenfassung darüber, was an der derzeitigen Lebenssituation schwierig, belastend, einfach negativ erscheint. Versuchen Sie zu trennen, was Sie daran der Situation, dem eigenen Verhalten, dem Verhalten anderer zuschreiben.

Haben Sie das erledigt, so suchen Sie nach Aspekten, die in ihrem Leben erfreulich, in Ordnung oder zumindest unproblematisch sind. Und danach fassen Sie noch einmal zusammen, was anders werden soll und zwar an Ihnen, an anderen Personen und an der gesamten Lebenssituation. Verwenden Sie ruhig ein paar Gedanken daran, wie Ihr Leben aussehen würde, wenn die Ängste, Probleme usw., die zur Zeit im Vordergrund stehen, nicht mehr existent wären. Was würden Sie *tun,* wie würden Sie sich *fühlen,* wie würden Sie über sich und andere *denken?* Versuchen Sie hierbei nicht in Allgemeinheiten zu flüchten, wie „ja, dann wäre ich halt glücklich", „dann wäre das Leben schön", „und dann wäre ich endlich frei". Versuchen Sie vielmehr, diese Fragen *so konkret wie möglich* zu beantworten, was würden Sie wirklich tun, was würde tatsächlich anders ablaufen?

Wir betonen diesen Punkt deshalb, weil ein Leben ohne langgehegte, chronische psychische Konflikte, manchem Menschen, wenn er sich das alles genau durchdenkt, viel mehr Angst macht als die Konflikte, die ihn angeblich behindern, sein Leben zu leben. Die Befreiung von chronischen Belastungen kann uns frei machen für *neue Entwicklungen,* die müssen jedoch nicht notwendig ein endloser Strom von Honig, Milch und Eierkuchen sein.

Die täglichen Eintragungen, die auf diesen Erstbericht folgen, können einerseits freie Berichte, aktuelle Erfahrungen, Einschätzungen der gegenwärtigen Situation usw. beinhalten. Darüber hinaus aber sollten auch einige gleichbleibende Fragen kurz beantwortet werden. Welche das sind, wird im folgenden erörtert.

1. Problemauswahl

Legen Sie eine Liste an, in der diejenigen Lebensbereiche, die für Sie problematisch sind, einfach und ganz global aufgezählt werden. Also, z.B. Angst vor Vorgesetzten, Angst vor Prüfungen, Ehekonflikt, Unzufriedenheit im Beruf, Müdigkeit, depressive Gefühle nach dem Aufwachen, Angst in der U-Bahn, wenn andere Leute mich anschauen usw. Bringen Sie dann diese Themen dahingehend in eine Rangreihe, daß dasjenige Thema, das Ihnen am meisten zu schaffen macht, an erster Stelle steht, dann das nächstschwierige usw. Wenn Sie das gemacht haben, gehen Sie über zu

2. Detailbeschreibung

Jetzt soll eine genaue Beschreibung des ersten Problems folgen. Beschreiben, was Sie in den Augenblicken, die schwierig, angstvoll etc. sind, denken, tun. Was Sie *fühlen* oder spüren vor, während und nach diesem Tun, was ist die *Konsequenz,* die sich unmittelbar daraus ergibt; wiederum in Ihrem Tun, Fühlen und Denken. Welche *Situationen* lösen diesen Ablauf aus. Beschreiben Sie eine dieser Situationen detailliert. Welche Aspekte der Situation sind es, welche Personen, Gegenstände, welche äußeren Umstände, welches Zusammentreffen verschiedener Ereignisse. Welche Faktoren verschlimmern die Situation, welche erleichtern sie. Haben Sie Einfluß auf die Faktoren? Versuchen Sie vor allem das Zueinander und den zeitlichen Ablauf von Situation, Ihrem Denken, Fühlen und Tun darin, und dem Verhalten der Mitmenschen dabei zu beleuchten.

Wenn Sie das gemacht haben, schreiben Sie auf, wie Sie jetzt diese Situation *bewerten,* also was bedeutet dieser Problemablauf für Sie persönlich? Was glauben Sie, sind die Bewertungen der anderen Mitmenschen, finden sie das normal, glauben sie, daß Sie verrückt sind, machen sie sich über Sie lustig? Halten Sie dabei fest, ob es *tatsächliche Bewertungen* sind, die Ihnen von den Menschen gesagt werden. Oder sind es Ihre *Phantasien* darüber, wie sie Ihr Verhalten bewerten *könnten.*

Suchen Sie zuletzt ein ganz konkretes Ereignis, in dem sich das Angstproblem zuletzt wirklich geäußert hat. Beschreiben Sie dieses tatsächliche Ereignis Punkt für Punkt. Wie und wodurch wurde es ausgelöst, was hat Sie in diese Situation gebracht? Haben Sie das Ereignis bereits erwartet, haben Sie es angstvoll erwartet? Wenn ja, wie tun Sie das, d.h. was denken Sie sich dabei, wie atmen Sie, wie verhalten Sie sich, was machen Sie in Ihrem Körper? Wie haben Sie dann tatsächlich in dieser Situation reagiert, als die Angst stärker wurde, das gefürchtete Ereignis eintrat?

Was fühlten Sie, was dachten Sie und was haben Sie getan? Können Sie sich erinnern wie Sie geatmet haben? Wie haben in dieser Situation eventuell anwesende Menschen auf Ihre Angstgefühle reagiert? Was haben sie getan, was glauben Sie haben sie gedacht, wie war ihnen zumute? Haben sie Ihr Problem bemerkt und wenn ja, wie haben sie darauf reagiert?

Wie ist es für Sie, wenn Ihr Problem bemerkt wird, wenn die anderen wissen, daß Sie „es" in dieser oder jener Situation haben? Und wie ist die Situation zuende gegangen? Versuchen Sie genau zu rekonstruieren, was in Ihnen in dieser Situation abläuft, was Sie getan haben, wie Sie sich verhalten, *innerlich, körperlich, gefühlsmäßig* und im *Denken.* Wie war das? Sind Sie in der Situation geblieben, mit „eingezogenem" Kopf und haben gewartet, bis alles von selber vorbei geht? Sind Sie aus dieser Situation rausgegangen, indem Sie weggelaufen sind, indem Sie die Augen zugemacht haben? Oder haben Sie versucht sich abzulenken, die Sache zu überspielen? Was sonst haben Sie gemacht?

Schreiben Sie auf, was für *Methoden Sie selbst entwickelt* haben, um solche Situationen zu beenden. Halten Sie auch fest, wie erfolgreich ganz konkret in dieser Situation diese oder jene Maßnahme war, und wie Sie das jetzt bewerten.

Halten Sie das für eine geeignete Methode? Oder ist was falsch an der Angelegenheit Ihrer Meinung nach? Was ist falsch?

Schreiben Sie jetzt noch eine Liste von *Situationen,* in denen Sie sich ähnlich fühlten, also in denen ähnlich unangenehme Erfahrungen auftreten. Versuchen Sie die Gemeinsamkeit dieser Situation zu entdecken.

All das jetzt Festgehaltene bezieht sich auf vergangene Ereignisse. Es ist sehr wichtig, im Nachhinein sagen zu können, was sich in einer schwierigen Situation tatsächlich zugetragen hat. Noch *wichtiger ist aber die Schulung der Fähigkeit, verschiedene Ereignisse im Innen und Außen während ihres Ablaufes bewußt wahrzunehmen.* Der nächste Schritt enthält Anregungen zur Schulung dieser Fähigkeit.

Dritter Schritt: Selbstbeobachtung und Selbstwahrnehmung

Die Unterscheidung von Selbstbeobachtung und Selbstwahrnehmung mag als Spitzfindigkeit erscheinen, in den Bedeutungshöfen dieser beiden Begriffe liegt jedoch ein feiner Unterschied. Beobachtung erfolgt eher von einer distanzierten, vom beobachteten Objekt selbst abgehobenen Position aus. Selbstwahrnehmung hingegen ist die Wahrnehmung dessen, was im Beobachtungsobjekt selbst geschieht, also eine Erfahrung dessen, was im Erfahrenden eben jetzt geschieht. D.h. Objekt und Subjekt erscheinen irgendwie in eines zu verschmelzen, der Beobachtende ist gleichzeitig Beobachter. Sein Beobachtungsprozeß wird selbst Gegenstand seiner Wahrnehmung. Wir können gedanklich eine Bewegung registrieren, sie benennen, z.B. Rasieren, und wir können die Bewegung spüren, ihren Effekt spüren, beides unmittelbar wahrnehmen. Das sollen die nächsten Übungen klären helfen.

Aus Ihrer Erfahrung mit Angstsituationen wissen Sie, daß in diesen Situationen die Wahrnehmung ganz deutlich reduziert ist. Wir machen in solchen Situationen oft die verrücktesten Koordinationsfehler, übersehen wichtige Dinge, reagieren schusselig oder verkrampft. Unsere Arme und Beine gehorchen nicht mehr richtig, das Zueinander von dem, was wir wahrnehmen, und dem was wir tun, klappt nicht. Wir machen uns oft gerade durch solche Verhaltensweisen zum Mittelpunkt der Aufmerksamkeit anderer, obwohl das genau das Gegenteil von dem ist, was wir beabsichtigen. Wer möchte da nicht am liebsten in den Boden versinken. Oder ist es Ihnen noch nicht passiert, daß Sie bei festlichem Anlaß ein Glas ganz vorsichtig hinstellen wollen, es dann aber so fest taten, daß es zerbrach?

Andere Beispiele dafür sind Versprecher, oder überhaupt die Wahl der Sprache, des Sprechtempos, der Gestik. Wichtig ist dabei, daß in diesen Situationen, wie eingangs erwähnt, das *Aufmerksamkeitsfeld* eingeengt ist. Es fällt uns schwer, verschiedene Inhalte innerhalb eines Sinnessystems gleichzeitig zu würdigen, und es gelingt schon gar nicht, das Zueinander von Informationen aus verschiedenen Sinnessystemen zu koordinieren.

Die im nachhinein rekonstruierten Abläufe, was in so einer Angstsituation alles geschieht, sind daher auch oft das Ergebnis unserer Phantasie und weniger die Wiedergabe dessen, was tatsächlich geschah.

Alle nun folgenden Anregungen und Übungen zielen im wesentlichen darauf, *in den Angstprozeß* mehr Bewußtsein, oder besser *mehr Gewahrsein einzubringen.* Der Begriff Gewahrsein wird gewählt, weil er eher die laufende Wahrnehmung akuter Abläufe und Ereignisse kennzeichnet, als das mit dem Begriff Bewußtsein geschieht. Bewußtsein enthält im allgemeinen Sprachgebrauch immer noch Interpretationen, Bewertungen usw., die von diesem Prozeß des Gewahrseins gerade unterschieden werden sollen. Gewahrsein ist die Wahrnehmung dessen, was für mich tatsächlich gegenwärtig ist. Im Grunde geht es um die Beobachtung und Beantwortung zu folgenden Fragen:

1. Was nehme ich gerade *jetzt* wahr? Spüre ich mich in meinem Körper oder bin ich mit meiner Aufmerksamkeit draußen? Wie ist das was ich spüre? Wie ist das was ich draußen wahrnehme jetzt genau?

2. Was tut mein *Denken* in diesem Augenblick? Beschäftigt es sich mit den Dingen, die in mir oder außer mir jetzt gerade gegenwärtig sind? Oder ist es der Zeit vorausgeeilt, beschäftigt es sich mit dem was werden kann? Benutzt es eine Bedrohung, um die Angst zu steigern? Wie tut es das, was sind genau seine Aussagen? Schließt es z.B. jede zukünftige Perspektive mit einer bösen Ahnung oder dem Hinweis ab, daß ich ungeeignet bin, mit der Situation umzugehen, weil mir ohnehin immer die komischsten Sachen passieren. Oder macht mir mein Denken durch seine Aussagen Mut, mit zukünftigen Ereignissen umzugehen? Beschäftigt es sich vielleicht mit Vergangenem, kaut irgend einen Mißerfolg immer wieder durch? Verhindert es damit die Wahrnehmung der Gegenwart? Wie ist es gerade *jetzt* in mir während ich das denke, wie spüre ich mein Denken? Was sonst spüre ich *jetzt?* Und jetzt? Und jetzt . . . ?

3. Was *wünsche* ich in diesem Augenblick? Ist mir die Situation, so wie sie ist, angenehm? Soll es so bleiben, oder möchte ich etwas verändern? Wie geschieht das, wenn ich mir etwas anders wünsche als es ist? Stell ich mir dabei vor, wie es anders sein könnte? Oder ist es einfach die Unlust des Ist-Zustandes? Ist dieses Wünschen nach Veränderung ein Gefühl, das ich gut kenne und häufig produziere? Wie ist der Zustand genau in dem Moment wo ich das wünsche? Was daran will ich nicht? Was leistet das Wünschen im Sinne eines nicht Wahrnehmen dessen was ist?

4. Was *tue* ich gerade jetzt? Ist mein Tun im Einklang mit meinem Denken, Fühlen und Wünschen? Wie erfolgreich ist mein Tun um die gewünschte Veränderung herbeizuführen? Wird mein Tun angetrieben durch das Bedürfnis, der Situation zu entfliehen? Oder wird es angetrieben durch das Interesse an Neuem?

5. Wie ist meine *Atmung* gerade jetzt? Ist sie flach, stockt sie, oder geht sie hektisch, ruhig, nur mit der Brust, oder nur mit dem Bauch, oder mit beidem? Was tun meine Schultern beim Atmen? Versuchen Sie den Prozeß des Atmens einfach konstatierend wahrzunehmen, ohne ihn gleich absichtlich zu verändern. Das ist schwer, und wenn es nicht geht, ist es auch nicht schlimm. Was fühle ich sonst, was spüre ich in meinem Körper gerade jetzt?

Es gibt nun zwei Möglichkeiten sich diesen Fragen wieder und wieder zu stellen. Die eine besteht darin, sich der Fragen fortlaufend, während der Alltagsgeschehnisse zu erinnern. Die andere Möglichkeit ist, sie systematisch in ganz bestimmten Angstsituationen einzusetzen. Und zwar hier wiederum entweder bei der Vorstellung von angsterzeugenden Situationen, aber auch in realen Situationen.

Um sich diese Fragen während des Alltags wieder und wieder stellen zu können, ist es notwendig sich daran zu erinnern, und das ist schwer genug. Wenn uns nämlich der Alltag mit seinen Ereignissen einfängt, vergessen wir uns selbst, vergessen es, uns in diesen Ereignissen wahrzunehmen. Damit sind wir in den Ereignissen gefangen, ihnen gleichsam ausgeliefert.

Jede Hilfe, die uns daran erinnert, uns selbst mit diesen fünf Fragen wahrzunehmen, ist wichtig. Diese Hilfe kann gegeben werden z.B., indem wir andere Personen ersuchen uns diese Fragen zu stellen. Eine andere Möglichkeit ist, den Tagesablauf in bestimmte Abschnitte zu teilen und diese Abschnitte zu nutzen, um sich diese Fragen zu stellen. Also z.B. Arbeitspausen, Essenszeiten und ähnliches. Es ist kein Zufall, daß in verschiedenen Religionen die Gebetszeiten über den ganzen Tag verteilt sind und den Gläubigen dadurch Gelegenheit zu einer häufigeren Besinnung gegeben wird. Man kann heute auch Uhren kaufen, die in gewissen Abständen einen Ton oder sonst ein Zeichen erzeugen, das den Ablauf der Ereignisse gleichsam segmentiert und uns Gelegenheit gibt, diesen Ablauf auch bewußt wahrzunehmen.

Wenn Sie Zeit haben, können Sie auch jedes Mal nach Beantworten der fünf Fragen ein wenig darüber nachdenken, *wo* Sie den Zustand, die Gefühle usw. mit denen Sie sich gerade herumschlagen, gelernt haben. Wie alt waren Sie, in welcher Konstellation, mit welchen anderen Menschen. Wie fühlten Sie sich damals, welche Möglichkeiten hatten Sie damals mit der Situation umzugehen? Vielleicht finden Sie Parallelen mit Ihren heutigen – ineffektiven und letztlich Angst erzeugenden – Lösungsversuchen?

Mag sein, daß diese Lösungsversuche damals sehr wichtig waren und Ihre einzige Möglichkeit darstellten. Sie sind aber mittlerweile zu dem für Sie typischen Prozeß geworden. Es ist aber fraglich, ob diese, vielleicht schon wie automatisiert ablaufenden, Methoden auch heute noch die optimale Lösung darstellen, mit bestimmten Belastungen umzugehen. Und wenn Sie noch mehr Zeit und Lust haben, können Sie auch noch über die Annahmen nachdenken, die diesem Problemlösungsversuch zugrundeliegen. Vielleicht können Sie sich aber die Freiheit geben, auch einmal etwas anderes auszuprobieren.

Neben der laufenden Selbstbeobachtung sollte wenigstens einmal täglich eine *systematische Beobachtungsübung* durchgeführt werden. Dafür gibt es verschiedene Vorgehensweisen. Man kann, um das Ganze nicht allzu eintönig werden zu lassen, abwechselnd einmal diese und einmal jene Übung durchführen. Beginnen wir mit dem Vorstellen einer Angstsituation.

Selbstbeobachtung: Angstsituation

Setzen Sie sich aufrecht, aber doch möglichst bequem zurecht und achten Sie darauf, daß Sie für einige Minuten nicht gestört werden. Nehmen Sie 10–15 tiefe Atemzüge. Wählen Sie aus dem eingangs beschriebenen Problembereich ein Thema aus und stellen Sie sich den Ablauf genau vor. Also die Situationen, die Person(en), Gerüche, Empfindungen usw. Versuchen Sie in der Vorstellung ein möglichst vollständiges Bild dieser Situation zu gewinnen und wie Sie in dieser Situation selbst agieren. Während dessen achten Sie auf das was Sie fühlen, spüren und denken. Was möchten Sie in der Situation, und was tun Sie innerlich und äußerlich dabei. Achten Sie darauf, wann die Tendenz kommt, die Vorstellung abzubrechen, also gleichsam innerlich zu flüchten. Achten Sie auch auf den Versuch, durch Muskelanspannung dem bei der Vorstellung entstandenen Gefühl zu entgehen. Welche sonstigen Flucht- und Vermeidungstricks treten auf, um sich der akuten Vorstellung einer schwierigen Situation und den dabei auftretenden Gefühlen, Phantasien und Gedanken zu entziehen? Brechen Sie die Vorstellung nicht auf dem Höhepunkt der Erregung ab, sondern versuchen Sie sich diese Situation und alles drum herum solange zu vergegenwärtigen, bis die Erregung im Abklingen begriffen ist. Keine Angst, irgendwann geschieht das ganz sicher.

Beobachtungsübung: Außenreize

Wählen Sie eine beliebige Situation, in der Sie jedoch einige Minuten nicht gestört werden – und suchen Sie darin irgendein Beobachtungsobjekt. Der Einfachheit halber kann das am Anfang ein lebloser Gegenstand, später dann ein Tier, zuletzt erst ein Mensch sein. Versuchen Sie sich in diesen Betrachtungsgegenstand zu „versenken", indem Sie ganz genau *registrieren, wie* dieser Gegenstand oder das Lebewesen ist. Achten Sie dabei auch auf die eigenen Kommentare, die diesen Beobachtungsprozeß begleiten. Das kann z.B. so sein, daß man sich selbst Vorwürfe macht, diese blöde Übung überhaupt durchzuführen, daß man ständig versucht Schluß zu machen, indem man sich innerlich sagen hört, daß diese Blume eben aussieht wie eine Blume und damit basta.

Oder kann es sein, daß Sie bei der Beobachtung von der reinen Registrierung dessen weggehen was wahrnehmbar ist, man beginnt zu *interpretieren,* oder die Blume mit wieder einem anderen Objekt zu vergleichen. Vielleicht beginnen Sie etwas in diese Pflanze „hinein" zu deuten usw.

Es ist vorläufig gar nicht wichtig, all diese Kommentare abzustellen, sondern es reicht vorerst sie einfach zu registrieren wenn sie auftreten. Daneben ist es für einen selbst aufschlußreich zu bemerken, wie man sich durch diese Kommentare von der Beobachtung dessen, was ist, abhalten läßt. Wenn Sie all das registriert haben, gehen Sie einfach wieder zurück zur Wahrnehmung dessen, was gerade da ist, was sichtbar ist.

Man kann diese Beobachtungsübung erweitern, indem man andere Sinnessysteme dazunimmt, etwa das Hören. Schließen Sie dazu die Augen und achten Sie einige Sekunden, vielleicht auch zwei, drei Minuten, nur darauf, welche Geräusche auftreten. Vielleicht merken Sie dabei auch, wie das *Erkennen* der Geräusche (aha, das war ein Lastauto), die *unmittelbare Wahrnehmung* des Geräusches behindert. Und achten Sie auch auf all die inneren Kommentare, die sich während des Zuhörens einstellen. Vielleicht merken Sie dabei auch, wie wir dadurch, daß wir uns auf ein Geräusch, oder eine Geräuschfolge *konzentrieren,* andere Geräusche unbeachtet lassen. Öffnen Sie die Augen und gehen Sie zurück zum Sehen des ersten Objektes, dann wechseln Sie zwischen dem Hören und Sehen hin und her, versuchen Sie dann beides gleichzeitig aufzunehmen; achten Sie darauf, wie es Ihnen gelingt.

Versuchen Sie das jetzt mit dem Tasten. Nehmen Sie irgendeinen Gegenstand, den Sie gut kennen, schließen Sie die Augen und beginnen Sie ihn zu betasten, um wirklich zu *spüren,* wie sich das anfühlt. Und registrieren Sie dabei auch wieder, durch welche inneren Vorgänge z.B. gedankliche Prozesse, Kommentare, Bewertungen, Vergleiche usw., Sie sich von der unmittelbaren Wahrnehmung des Spürens fernhalten lassen. Machen Sie dasselbe Experiment jetzt mit der Geruchswahrnehmung und achten Sie darauf, was an Gerüchen zur Zeit für Sie wahrnehmbar sind.

Bei all diesen Versuchen gilt es darauf zu achten und den Sinn dafür zu schulen, was an unmittelbaren Sinneseindrücken gegeben ist, und welche zusätzlichen inneren Kommentare sich dazu einstellen.

Innenwahrnehmung

Bereits in der vorangegangenen Übung wurde sehr viel Aufmerksamkeit auf diejenigen Prozesse gelenkt, die sich als *innere Reaktion* auf die Beobachtung eines „äußeren" Objektes einstellten. Bei der Innenbeobachtung wird ein körperlicher Vorgang oder eine körperliche Empfindung ausgewählt, und für einige Sekunden oder Minuten bewußt wahrgenommen. Das kann ein Kreuzschmerz, der Atemvorgang, der am Handgelenk gespürte Puls oder die Empfindungen irgendeiner Körperstelle, z.B. an den Augen, im Magen usw., sein. Auch hier ist die Aufgabe gleich wie vorhin, nämlich einerseits zu spüren, wie die Empfindung tatsächlich ist und gleichzeitig die dazu auftretenden gedanklichen Reaktionen einfach zu registrieren. Es ist wiederum nicht notwendig sie willentlich abzustellen, sondern ihr Auftreten einfach festzustellen und sie dann gleichsam beiseite treten zu lassen.

Im Laufe der Zeit wird dann das Zueinander von Gedanken und körperlichen Empfindungen klarer werden. Man kann beobachten, wie bestimmte Körpervorgänge, wenn man sie bemerkt, bestimmte Gedanken nach sich ziehen. Vielleicht sind es Befürchtungen, vielleicht beruhigende Kommentare. Gewiß ist lediglich, daß es uns schwer fällt, länger als einige Sekunden mit unserer Aufmerksamkeit an unserer Innenwahrnehmung zu bleiben. Vorläufig besteht die Aufgabe jedoch lediglich darin zu registrieren, was in uns an Empfindungen, Gefühlen und Gedanken vor sich geht.

B. Graduelle Angstkonfrontation – Konfrontation in der Vorstellung, in der Realität

1. Suchen Sie sich einen Ort, an dem Sie für ca. 20 Minuten ungestört sind. Setzen Sie sich aufrecht, aber doch möglichst bequem zurecht. Nehmen Sie 10–15 tiefe Atemzüge. Atmen Sie anschließend ruhig weiter, konzentrieren Sie sich vor allem auf das Ausatmen. Druckgefühle in der Brust oder Bauch signalisieren, daß Sie die Atmung nicht fließen lassen, sondern blockieren.

2. Lassen Sie sich für diese aufmerksame Entspannung Zeit. Es nützt nichts, „es schnell hinter sich zu bringen", weil Ihnen jetzt gleich die Angstsituation bevorsteht.
   Hektik ist der größte Feind einer erfolgreichen Angstlösung. Angstlösung gelingt nur im vollen Bewußtsein, daß die Angst da ist, und man sicher damit rechnen kann, daß „sie" kommt.

3. Vielleicht denken Sie, andere können leicht reden, weil sie keine Angst haben, oder Sie sagen sich, es sei viel zu schwer, Sie schaffen es nicht, und beginnen zu resignieren. Achten Sie darauf: Sind das nicht Ausweichmanöver? Woher wollen Sie wissen, daß Sie es nicht schaffen? Denken Sie daran: in der Phantasie sieht alles viel schlimmer aus als in Wirklichkeit, weil sie nicht vorwegnehmen können, wie Sie sich in der Situation verhalten werden. Ist dann die

befürchtete Situation da, werden Sie schon irgendetwas tun. Darauf können Sie sich verlassen.

4. Suchen Sie sich jetzt eine Angstsituation (oder -thema) heraus, die Sie heute anpacken wollen. Am Anfang sollten dies Angstthemen (-situationen) sein, die vermutlich eine mäßige oder mittlere Angstintensität hervorrufen könnten.

5. Jetzt stellen Sie sich Ihre Angstsituation vor. Malen Sie sich die Situation aus. Achten Sie dabei abwechselnd auf:
   a) Ihre körperlichen Erregungssymptome (z.B. Herzklopfen, Schwitzen, Zittern, Atemblockade, Druckgefühle).
   b) Ihre Versuche gegen das aufkommende Angst- oder Erregungsgefühl anzukämpfen. Z.B. sich einzureden, es wird schon nicht so schlimm werden, oder Sie lenken sich ab, denken an etwas anderes, oder Sie überlegen sich Sicherheits- oder Fluchthandlungen, z.B. Medikamente, Taxistände, Arztpraxisschilder, Krankenhäuser in der Nähe, Bekannte oder Freunde die mitgehen könnten; oder Sie sagen sich, es muß doch nicht sein, daß ich so leide, oder es ist viel gesünder, es nicht zu tun (z.B. lieber Treppen laufen, wenn ich Angst vor dem Lift habe) usw. Die Angstunterdrückungsstrategien sind wahrscheinlich unerschöpflich.
   Andere Unterdrückungsmaßnahmen sind: Blockieren der Atmung, vor allem der Ausatmung, sich verkrampfen, krampfhaft irgendwo festhalten etc. Manchmal sind Angstunterdrückungsmaßnahmen sinnvoll für *kurze Zeit,* aber Sie wissen: „lange Zeit seine Angst zu unterdrücken führt zu einem Angstaufschaukelungsprozeß, und am Ende steht Panik, und Sie fühlen sich hilflos. Aber das Angstaufschaukeln haben Sie selbst in der Hand. Wenn Sie Ihre Angst nicht massiv bekämpfen, kann es zwar sein, daß Sie *kurzfristig* mehr Erregung erleben, danach wird sie aber, wenn Sie auf Ihre Atmung achten, geringer sein.

6. So, jetzt hören Sie sich alle Befürchtungen an, was passieren könnte wenn Sie in Ihre Angstsituation gehen. Aber hören Sie sie nur an, geben Sie Ihnen keine Macht über Ihr Leben. Das geschieht am besten so, indem Sie kommentieren, was Sie gerade denken: „Ah, jetzt denke ich, ich werde ohnmächtig, jetzt denke ich, was werden die anderen Menschen von mir denken, jetzt meine ich, daß ich es sicher nicht schaffen werde, jetzt merke ich, daß ich mir gut zurede, jetzt meine ich, ich muß mich ärgern, weil es mir so schwer fällt, meine Angst nicht zu unterdrücken". Man nennt dies FESTSTELLENDES BEOBACHTEN und ist dem *angstmachenden* BEWERTENDEN BEOBACHTEN entgegengesetzt. Bewertendes Beobachten ist: Hoffentlich wird mir nicht schlecht, oje, oje, oje. O Gott, o Gott, es wird doch nichts mit meinem Blutdruck (Herz, Kopf, Rücken, etc.) sein.
   Bewertendes Beobachten verleiht den Gedanken die Macht und Kraft, einen zu zwingen etwas zu tun, was man gar nicht tun will.

7. Achten Sie darauf, ob Gedankenabläufe blockieren: Z.B. das schaff ich nicht, das schaff ich nicht, das schaff ich bestimmt nicht, oder wenn ich umfallen würde, das wäre furchtbar, wenn ich umfallen würde, das wäre furchtbar, wenn ich . . . ; oder wenn ich mich hier blamiere, das wäre eine Katastrophe,

wenn ich mich hier blamiere, das wäre eine Katastrophe, wenn ich . . . (Wirklich? Oder wäre es nur unangenehm, und was wäre dann, und dann und dann; Schauen Sie Ihre Denkblockaden an, und versuchen Sie weiterzudenken. Fragen Sie nach jeder unangenehmen Konsequenz: Ist es wirklich so? So schlimm? So katastrophal, unausweichlich? Versuchen Sie zu sehen, nicht nur das, was Sie verlieren oder riskieren, *sondern was können Sie dabei gewinnen?:* Unabhängigkeit, Selbstvertrauen, Selbstachtung, Lebensfreude?)

8. Jetzt entscheiden Sie sich, ob Sie die Situation aufsuchen. Eine schwere Entscheidung sicherlich.
Wenn Sie sich entscheiden, es nicht zu tun (meist entscheidet man sich abrupt fast wie in Trance und möchte dann nicht mehr darüber nachdenken), mahnen Sie sich darüber nachzudenken, was zu dieser Entscheidung geführt hat. Wenn es nicht gleich möglich ist, dann machen Sie sich einen Termin, wann Sie darüber nachdenken. Aber machen Sie ihn *unbedingt!!!!*
Gefühle der Resignation, Hoffnungslosigkeit, aber auch Ärger über sich versuchen Sie nur davon abzuhalten, zu klären, wie es zu Ihrer Entscheidung gekommen ist.
Ja, wie ist es zu Ihrer Entscheidung gekommen?
Vielleicht waren Sie heute etwas nervöser als sonst? Weshalb? Haben Sie sich über irgendetwas, irgendjemanden geärgert? Haben Sie von irgendjemanden etwas erwartet, und dieser jemand hat Sie enttäuscht? (Das kann schon einige Tage zurückliegen, aber Sie haben versucht, es wegzuschieben, sie haben sich gesagt, es ist mir nicht wichtig, haben aber etwas anderes gefühlt!) Vielleicht hatten Sie aber auch einen Wunsch, ein Bedürfnis, das wichtig war, aber Sie haben sich diesem Wunsch, diesem Bedürfnis nicht gestellt, weil seine Erfüllung Angst gemacht hätte, vor den Konsequenzen? Weil „man solche Wünsche gefälligst nicht haben sollte", oder: „wo kämen wir hin, wenn jeder nur versucht, seine Bedürfnisse zu befriedigen?"
Waren Sie gesundheitlich nicht auf der Höhe? Haben oder hatten Sie einen Infekt? Das kann die Angstempfindung schlimmer machen. Gab es einen Wetterumschwung? Haben Sie schlecht gegessen, tags zuvor zuviel getrunken? Haben Sie sich sehr geärgert, aber nicht gewagt, dies kundzutun? Haben Sie Ihren Ärger einfach geschluckt? Muten Sie sich in der letzten Zeit zuviel zu? Meinen Sie, Sie müßten die momentan anstehenden unangenehmen Dinge so schnell wie möglich hinter sich bringen? Um dann zur Ruhe zu kommen?

9. Nehmen Sie sich vor, obige Schwierigkeiten zu klären (das macht manchmal mehr Angst als die Angstsituation, die Sie gerade nicht aufsuchen wollten) und dann beschließen Sie, einen neuen Versuch, die betreffende Angstsituation aufzusuchen. Geben Sie sich sofort einen Termin, um die Angstsituation in Angriff zu nehmen.

10. Sie haben sich entschieden, die Angstsituation aufzusuchen. Sie haben sich dann entschieden, *obwohl* Sie Angst haben, es zu wagen. Sie tun es *mit* Ihrer Angst. Das ist echter Mut. Ihre Angst kann ja auch sehr hilfreich sein, beim Erkennen richtiger Gefahren, Menschen die Ihnen übel gesonnen sind und ähnliches.
Bitte gehen Sie jetzt los und erinnern Sie sich, daß Sie Ihre körperlichen Angstsymptome kontrollieren können durch Entspannung (Beine ausschütteln,

Kopf wiegen, Hände ausschütteln, Atmen und vor allem auf das Ausatmen achten).
Wenn Sie meinen, Sie bekommen keine Luft mehr, oder es wird Ihnen zu eng in der Brust, ist das immer ein Hinweis, daß Sie nicht richtig atmen. Schimpfen Sie deshalb nicht mit sich, denn Ärger birgt wiederum mehr Erregung in sich, die leicht als vermehrte Angst empfunden werden kann). Hören Sie sich Ihre panikmachenden Gedanken an, kommentieren Sie sie (s. weiter oben), aber folgen Sie Ihnen nicht. Schieben Sie sie aber nicht weg.
Die Angst wird auf und ab gehen, je nach dem was Sie tun oder denken.

11. Sie haben es geschafft!
Sie haben ein Recht stolz auf sich zu sein. Manche werden meinen, was Sie getan haben wäre nun wohl wirklich keine Leistung. Doch, es *ist wirklich* eine Leistung, weil Sie mit der Angst gegangen sind. Ohne Angst kann es wohl jeder. *Mit* der Angst, das ist die Leistung.

12. Sie hatten große Schwierigkeiten? Sie haben es mit Mühe geschafft? Sie haben es nicht geschafft? Sie sind umgekehrt?
Dann: Lesen Sie Punkt 8 und 9.
Waren Sie vorher schon von irgendeiner anderen Sache her nervös? Tragen Sie seit einiger Zeit schon irgendetwas unangenehmes mit sich herum, und haben Angst, es in Angriff zu nehmen? Vielleicht haben Sie momentan auch nicht die Kraft, diese andere Sache in Angriff zu nehmen. Dann lassen Sie sich Zeit, versuchen Sie sich nicht unnötig zu zwingen. Das führt zu Spannungen, Unterdrückung von Gefühlen, Verkrampfung und zu größerem Umwohlsein und u.U. zu größerer Angst. Machen Sie sich einen Termin, wo Sie über die andere Sache nachdenken, oder versuchen Sie Informationen zu gewinnen, die der Bewältigung dieser Sache dienlich sein könnten. *Und*
machen Sie einen Termin, so bald wie möglich die Angstsituation aufzusuchen, die Ihnen gerade soviel Schwierigkeiten bereitete.
Wenn es einmal nicht gelingt, heißt es nicht, daß es *nie* gelingt. Allerdings sollten Sie nicht unbedingt erwarten, daß es beim nächstenmal „besser" geht. Vieles im Leben muß man öfters durchmachen und durchstehen.

13. Manche Menschen haben überhaupt keine Angst, sagen sie. Tja, dann wären Sie wahrscheinlich schon längst tot. Wahrscheinlich können diese Menschen ihre Angst gut unterdrücken, so stark, daß sie ihre Angst selbst nicht wahrnehmen können. Manchmal klagen diese Menschen aber über Magenschmerzen, Magengeschwüre, Herzschmerzen, Migräne. Manche können selbst nicht einmal *diese* Symptome wahrnehmen, tyrannisieren aber ihre Umgebung, Frau, Mann, Kinder, ihre Untergebenen etc. Das bringt kurzfristige Entlastung mit sich, führt aber zu großer Einsamkeit mit der Zeit, und zu vermehrten körperlichen Symptomen.
Seine Angst zu akzeptieren, sie wahrnehmen, ist eine große Chance, sein Leben mit maximaler Freiheit und in voller Verantwortung für sich und die Menschen, die man liebt, zu gestalten. Das Leben kann man nicht bewältigen, man kann es nur leben. Angst ist die große Chance, einen Schritt

vorwärts zu tun bei der Veränderung eingefahrener Verhaltensweisen, persönlicher Sichtweisen, Einstellungen, Urteile, zwischenmenschlichen Beziehungen. Angst mobilisiert den ganzen Körper, um eine Situation, einen Konflikt, sein Verhalten zu ändern. Man kann sich dieser Kraft bedienen.
Manchmal rät die Angst zum Rückzug. Rückzug ist nicht Flucht!!! Rückzug heißt, Kraft sammeln, überdenken, ausruhen (wie die Nachtruhe ein Rückzug vom Tag ist), um irgendwann einmal es wieder anzupacken.
So gesehen, und so Angst zu behandeln, heißt: Sich für sein Leben, für seine Umgebung zu engagieren!

Register